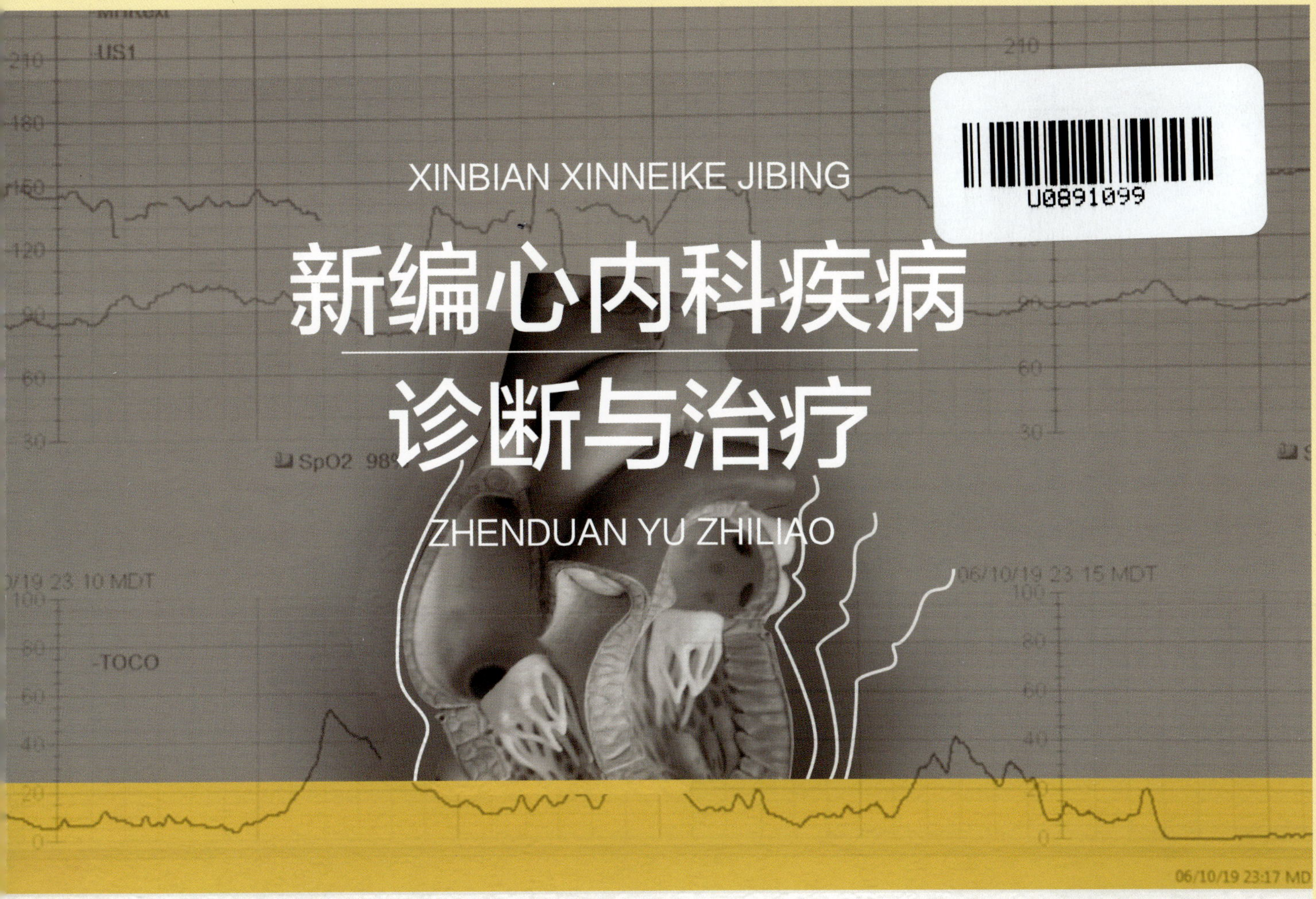

XINBIAN XINNEIKE JIBING

新编心内科疾病诊断与治疗

ZHENDUAN YU ZHILIAO

主编 周海棠 胡学俊 莫海亮 等

河南大学出版社
HENAN UNIVERSITY PRESS
·郑州·

图书在版编目（CIP）数据

新编心内科疾病诊断与治疗 / 周海棠等主编 . — 郑州 : 河南大学出版社 , 2019.7
ISBN 978-7-5649-3834-5

Ⅰ . ①新… Ⅱ . ①周… Ⅲ . ①心脏血管疾病 – 诊疗Ⅳ . ① R54

中国版本图书馆 CIP 数据核字 (2019) 第 160255 号

责任编辑： 孙增科
责任校对： 付会娟
封面设计： 卓弘文化

出版发行： 河南大学出版社
地址：郑州市郑东新区商务外环中华大厦 2401 号
邮编：450046
电话：0371-86059750（高等教育与职业教育出版分社）
0371-86059701（营销部）
网址：www.hupress.com
印　　刷： 北京虎彩文化传播有限公司
版　　次： 2019 年 7 月第 1 版
印　　次： 2019 年 7 月第 1 次印刷
开　　本： 880mm × 1230mm　1/16
印　　张： 9.25
字　　数： 300 千字
定　　价： 56.00 元

编 委 会

主 编 周海棠 胡学俊 莫海亮 王紫书

方 昱 高 扬 丁亚楠

副主编 樊明强 马晓芸 王 悦 仇巧玲

塔依尔·卡德尔 陆 莉

编 委（按姓氏笔画排序）

丁亚楠 郑州人民医院

马晓芸 新疆医科大学第一附属医院

王 悦 保定市第一医院

王紫书 广州医科大学附属第三医院

仇巧玲 深圳市龙华区中心医院

方 昱 安徽省第二人民医院

邹德利 北华大学附属医院

陆 莉 湖北医药学院附属襄阳市第一人民医院

周海棠 南京中医药大学附属盐城市中医院

胡学俊 宣城市人民医院

莫海亮 广东医科大学附属医院

高 扬 深圳市第三人民医院

塔依尔·卡德尔 新疆医科大学附属哈密市中心医院

樊明强 甘肃医学院附属医院（平凉市人民医院）

前言

心血管疾病是由心脏及血管病变引起的一系列疾病，又称为循环系统疾病。心血管疾病的发生、发展与人们的日常生活密切相关，其发病率在我国呈逐年增高的趋势，现已取代感染、肿瘤、饥饿等成为影响人类健康的第一杀手。其具有“发病率高，死亡率高，致残率高，复发率高”以及“并发症多”四高一多的特点，对健康危害极为严重。随着生命科学研究的不断深入，心血管疾病的治疗学发生了革命性的变化。新型药物的不断涌现与新技术的普遍应用，使心血管疾病的治疗水平迈上了一个新的台阶，对从事心血管疾病防治的医务工作者也提出了更高的要求。

为了适应更新迭代的医疗大环境，给心血管医师提供一本值得参阅的心血管书籍，我们本着以现代治疗为核心的原则，编写了《新编心内科疾病诊断与治疗》一书。本书概括了心血管疾病的诊断思维和最新诊疗技术，并通过病因、发病机制、临床表现、诊断与治疗等多个方面，详细介绍了心律失常、心力衰竭、心肌病、先天性心脏病、高血压、肺动脉高压和冠心病等常见疾病。其内容丰富新颖，通俗易懂，且具有较强的临床实用性。此外，参与编写此书的相关人员均为从事心血管内科工作多年的临床医生，他们具有扎实的理论基础和丰富的临床经验，多数于国内外知名期刊发表过数篇重要的科研论文，他们为本书倾注了大量的心血，为本书打下了坚实的理论基础和数据基础。在此，我们表示衷心的感谢！

本书力求涵盖心血管疾病的更多内容，但限于编者经验和水平，加之现代医学科技发展日新月异，医学成果不断推陈出新，写作中难免存在不足之处，敬请同道指正，以便不断完善和修正。

编　者

2019 年 7 月

目录

第一章 心脏病症状的诊断思维 1
第一节 胸痛的诊断思维 1
第二节 晕厥的诊断思维 11
第三节 呼吸困难的诊断思维 25
第二章 心律失常 31
第一节 期前收缩 31
第二节 心房颤动 36
第三章 心力衰竭 39
第一节 慢性右心衰竭 39
第二节 难治性心力衰竭 46
第四章 心肌病 53
第一节 限制型心肌病 53
第二节 酒精性心肌病 54
第三节 致心律失常型心肌病 57
第五章 心包疾病 62
第一节 急性心包炎 62
第二节 慢性心包炎 64
第三节 特殊类型的心包炎 66
第四节 心包积血 70
第五节 心包积气 70
第六节 乳糜心包 70
第七节 心包肿瘤 71
第八节 先天性心包异常 71
第六章 感染性心内膜炎 72
第一节 感染性心内膜炎的发病原理 72
第二节 感染性心内膜炎的临床表现及治疗 76
第七章 先天性心脏病 88
第一节 房间隔缺损 88
第二节 室间隔缺损 91
第八章 冠心病 94
第一节 不稳定型心绞痛 94
第二节 急性心肌梗死 101
第三节 慢性稳定性心绞痛 106
第九章 小儿病毒性心肌炎 112
第一节 新生儿心肌炎 112

第二节 小儿病毒性心肌炎 114
第十章 老年心脏病 125
第一节 老年高血压 125
第二节 老年人肺源性心脏病 127
第十一章 急性冠状动脉综合征的介入治疗 134
第一节 急性 ST 抬高的心肌梗死的 PCI 治疗策略 134
第二节 特殊人群急性冠状动脉综合征的 PCI 治疗策略 139
参考文献 144

第一章

心脏病症状的诊断思维

第一节　胸痛的诊断思维

一、胸痛的常见病因

（1）炎症病变：流行性胸痛、带状疱疹、乳腺炎、肌炎、肋软骨炎、肋间神经炎、肩关节周围炎等；胸腔感染如食管炎、心包炎、胸膜炎、肺炎、纵隔炎、膈下脓肿等。

（2）血供异常：心绞痛、心肌梗死、肺梗死、严重贫血致心绞痛等。

（3）机械因素：主动脉夹层、主动脉瘤、肥厚性脊椎炎、胸腔内原发性或转移性肿瘤、气管和食管内异物、胸部外伤以及肋骨骨折、脊椎压缩性骨折等。

（4）化学刺激：化学腐蚀剂引起的食管炎，有毒气体所致的气管与支气管炎等。

（5）神经精神因素：心脏神经症、焦虑症、忧郁症等也可引起胸痛。

（6）放射性疼痛：上消化性溃疡、急性胰腺炎、肝炎、肝癌、肝脓肿、胆道疾患、脾梗死、脾周围炎等引起的胸痛。

二、胸痛性疾病的临床分类

（1）急性胸痛和非急性胸痛：根据胸痛的病史和胸痛的发作时间区分为急性胸痛和非急性胸痛。急性胸痛是指突然的、短时间内发生的胸痛，非急性胸痛是指反复发作或持续数日、数天甚至数月的胸痛。急性胸痛和慢性胸痛是一个相对的概念，主要目的是将突然发生的胸痛与其他胸痛加以区分，以便筛查出急性胸痛中严重的并可能危及生命的疾病。

（2）心血管源性胸痛与非心血管源性胸痛：常见的心血管源性胸痛疾病包括心脏疾病和大血管（主动脉与肺动脉）疾病。在心血管源性胸痛中，不稳定性心绞痛、AMI、主动脉夹层、肺栓塞等，常因病情突发而危及生命。如果采取积极治疗措施包括溶栓、PCI、外科手术，可显著降低病死率。此种区分的目的是将心血管源性胸痛从胸痛性疾病中区分出来，以加强心血管源性胸痛的早期诊断。

（3）危险性胸痛和一般胸痛：危险性胸痛是指胸痛性疾病病情严重并可能危及生命；急性危险性胸痛是指病情突发且危重，如不稳定性心绞痛、AMI、主动脉夹层、主动脉窦动脉瘤破裂、肺栓塞等；而其他疾病引起的胸痛，病情相对稳定，不会因病情急剧发展而危及生命。在急性危险性胸痛中，急性冠状动脉综合征所占比例较高，但仍有约 70% 属于非缺血性胸痛。对于急性胸痛患者常留院观察，但仅有 30% 的患者最终被诊断为急性冠状动脉综合征，约 70% 的患者最终被除外急性冠状动脉综合征或未发现其他任何疾病。在急诊出院的患者中，仍有 2%~8% 的急性冠状动脉综合征患者因症状不典型而不适当出院，其中 16% 的患者发生死亡。

三、胸痛的常见疾病与临床特点

1. 胸痛性胸壁疾病的临床特点

（1）胸壁外伤：胸部外伤引起软组织损伤、骨膜受累、肋骨骨折可引起明显的胸痛，胸痛与损伤的部位有关，局限并有压痛是其临床特点。

（2）肋间神经痛：①带状疱疹，病毒感染所致，外伤肿瘤、发热可为诱因。起病前可先有神经痛、低热、皮肤感觉过敏，1~3天后局部皮肤发生不规则红斑，继而出现粟粒样至绿豆大丘疹，逐渐变为水泡，泡壁周围绕有红晕。疼痛与皮肤异常多发生于身体一侧，沿肋间神经分布，不超过正中线；疼痛程度不一，可为烧灼样或刀割样；病程2~4周。②肋间神经炎，邻近器官感染、毒素或机械损伤、压迫等均可引起肋间神经炎，胸痛沿一根或数根肋间神经支配区分布，呈刺痛、触电样或烧灼痛，转动身体或深呼吸、咳嗽均可加剧胸痛，沿肋间神经分布区有压痛，以脊椎旁、腋中线及胸骨旁为显著。③脊神经根痛，脊神经根后根可因感染、中毒、骨质增生或肿瘤压迫（如类风湿性脊椎炎、骨关节炎、脊髓内外肿瘤等）和受牵拉（脊椎后凸、椎间盘肿胀等）引起神经痛。常呈刺痛或锐痛，且放射于肩部、侧胸及前胸，弯腰、举臂及身体扭转均可使疼痛加重，脊椎X线片及脊椎造影有助于诊断。

（3）肌源性胸痛：①外伤、血肿、感染、肌纤维炎、骨化性肌炎等均能引起胸肌痛。②剧烈运动及持续性咳嗽，均能损伤胸肌纤维而引起胸肌痛。③流行性胸痛（Bornholm病），由柯萨奇B组病毒感染所致，多发生于夏秋季，呈散发或小流行；任何年龄均可罹病，但多见于青少年及儿童；潜伏期3~5天，突然起病，常合并干性胸膜炎，偶有少量积液；下胸部及上腹部肌肉痛，呈烧灼、刀割、痉挛、尖锐刺痛等，随呼吸活动加剧；可伴有发热、不适、咽痛、鼻炎、咳嗽等上呼吸道症状，膈胸膜受侵犯时有同侧肩痛。胸部X线检查正常或肋膈角变钝，血常规和红细胞沉降率正常，病毒分离或病毒中和抗体测定有助于诊断。

（4）骨源性胸痛：①肋软骨炎（Tietze病），病因尚不明确。多见于青壮年，女性略多。好发于第2~4肋软骨，为单个或多个肋软骨隆起、肿胀、疼痛与压痛，局部皮肤无红肿，咳嗽、侧身和同侧上肢活动均可加重疼痛，常在3~4周内逐渐缓解。肋软骨粗大但表面光滑，无继续增粗，有别于肋软骨瘤；X线检查无骨质破坏，有别于肋骨结核。②骨髓炎，急性骨髓炎（胸骨或肋骨）由外伤感染或败血症所致，常有毒性症状，局部皮肤可有红肿、疼痛和压痛，可发现病原菌，X线检查有助于诊断。慢性骨髓炎多有瘘管形成，X线检查有骨质损害、窦道及骨坏死，脓液中发现结核杆菌或进行病理组织检查可确诊。③骨髓瘤或肉芽肿，原发性或转移性骨瘤、急性白血病均可侵犯骨膜、骨质，嗜酸性粒细胞性肉芽肿也常侵犯胸骨。原发病表现、X线和骨髓检查有助于鉴别诊断。

（5）痛性肥胖症：病因不明，部分病例呈常染色体显性遗传。多见于35~50岁女性，临床特征为肥胖、疼痛和脂肪不规则沉积。如发生在胸背部，可有胸痛，疼痛程度不等，从压痛到自发性剧痛，常有软弱无力，伴有神经精神症状。患者显著肥胖，脂肪沉积于胸部、臀部和股部，而面部和足部不受影响。

胸痛性胸壁疾病的临床特点：①胸痛局限或沿肋间神经支配区分布；②可有皮肤异常或局限性压痛；③转动身体或深呼吸、咳嗽可加剧胸痛。

2. 胸痛性消化系统疾病的临床特点

（1）食管疾病：反流性食管炎，常有灼热感，与体位改变和进食有关，饱餐后、平卧位易发生。食管pH值值测定等有助于诊断。食管裂孔疝症状类似反流性食管炎。

（2）食管动力性疾病：包括食管狭窄、食管下端括约肌张力增高或其他动力性疾病。临床特点为胸痛多发生在进餐时或进餐后，常伴吞咽困难。食管镜和食管压力检查有助于诊断。

（3）上消化道溃疡：上消化道溃疡引起的疼痛位于左上腹部或剑突下，也可位于左上胸部。餐后痛或空腹痛为其特点，抑制胃酸分泌的药物有效。胃镜检查可确诊。

（4）胆道疾病：疼痛常位于右上腹，但也可在上腹部、下胸部。胆石症的特点为突发的绞痛，呈阵发性，腹部无压痛或轻微；胆囊炎、胆管炎具有相应的炎症反应症状，右上腹压痛比较固定。胆道疾病常伴明显的消化道症状。腹部B超有助于诊断。

（5）肝脏疾病：肝炎、肝脓肿、肝瘀血肿大等可引起右上腹痛，也可引起右胸部疼痛。但不同的肝脏疾病分别具有典型的临床表现，不难诊断。

（6）急性胰腺炎：突发性上腹部疼痛，或左下胸部及腰背部。常由暴饮暴食、酗酒等诱发，疼痛呈持续性，局部有固定的压痛，并有反跳痛及肌紧张，常伴有发热和消化道症状。血、尿淀粉酶和胰腺B超检查有助于诊断。

（7）胸痛性消化系统疾病的临床特点：①腹腔脏器引起的胸痛为放射性疼痛；②常伴有明显的消化道症状如吞咽困难、反酸、腹胀、恶心、呕吐等；③疼痛及有关的消化道症状与饮食有关；④腹腔脏器的病变尤其是炎症病变常有固定部位的压痛，波及腹膜时有反跳痛、肌紧张；⑤腹腔脏器疾病分别具有相应的实验室检查（血淀粉酶、肝功能）、B超（肝、胆、胰腺）、内镜（食管镜、胃镜、胆道镜）检查异常。

3. 胸痛性呼吸系统疾病的临床特点

（1）急性气管－支气管炎：咳嗽剧烈时常伴有胸骨下隐痛及紧迫感，容易诊断。

（2）肺炎：凡肺部炎症、肉芽肿性疾病累及壁层胸膜时均可引起胸痛，如肺炎、肺脓肿、肺结核、肺真菌感染、肺阿米巴病等。因以感染症状为主，胸痛仅为伴随症状，鉴别不难。

（3）急性胸膜炎：各种病因所致的胸膜炎均可引起胸痛。纤维素性胸膜炎的胸痛呈尖锐刺痛或撕裂样痛，多位于胸廓的腋前线及腋中线附近，随呼吸、咳嗽而加剧，伴有低热、咳嗽、呼吸浅快。患侧呼吸音正常或降低，有胸膜摩擦感和摩擦音，并随胸腔积液的出现和增多而消失，胸腔积液征变为显著。

（4）自发性气胸：因肿大肺泡或融合的肺大泡破裂，或肺结核、肺脓肿或癌性空洞溃破入胸膜腔所致。少量闭合性气胸可无症状. 若为大量气胸，常有突发性胸痛，疼痛呈尖锐刺痛、撕裂样痛并向同侧肩部放射，伴有呼吸困难、心率加快、出汗等症状。体检发现气胸征，胸部X线检查可见肺压缩、气管和纵隔向健侧移位征象。

（5）支气管癌：早期轻微胸部闷痛不适，病情进展后出现持续性胸痛，与咳嗽和呼吸无关。如果癌灶累及胸膜，呈尖锐胸痛，累及肋骨、胸壁或压迫脊髓神经根，则出现固定的持续性胸痛，局部可有压痛。凡中年以上者，咳嗽伴有血痰应考虑到本病，并进一步检查确诊。

（6）胸膜间皮细胞瘤：分为良性和恶性。良性可无症状，恶性因病变弥散，主要表现为胸痛。早期为钝痛、闷痛或刺痛，晚期累及肋间神经时出现难以忍受的剧烈胸痛，伴有气急、咳嗽。胸部X线检查可见胸膜上或肺边缘有局限性阴影，或大量胸腔积液和不规则的胸膜增厚。临床上应与癌转移性胸腔积液、结核性胸膜炎或胸膜增厚鉴别。胸痛性呼吸系统疾病的临床特点：①胸痛常伴有呼吸系统的症状如咳嗽、咳痰，或气短、胸闷、呼吸困难；②胸痛多伴有典型的体征，如肺炎具有肺部啰音，急性胸膜炎具有胸膜摩擦音，自发性气胸具有呼吸音减弱、胸部过清音和气管、心脏移位等；③胸部影像学检查具有突出的影像特征，如炎症阴影、占位病变、肺压缩或胸腔积液。

4. 胸痛性纵隔和膈疾病的临床特点

（1）纵隔炎症：外伤、开放性骨折、气管或食管穿破、邻近器官感染或败血症蔓延等，均可波及纵隔而引起急性纵隔炎。临床症状包括高热、胸骨后持续性疼痛，并放射于背部，吞咽时疼痛加剧，严重者有呼吸困难。体检可见胸骨上窝肿胀，胸骨有压痛。食管、气管破溃可引起皮下气肿。X线检查可见纵隔阴影增宽，侧位可见咽后部阴影扩大或有纵隔气肿。

（2）纵隔肿瘤：无论良性还是恶性，无论原发性还是转移性，均可因膨胀性生长而引起胸痛。若肿瘤压迫肋骨、胸椎，可引起持续性疼痛，也可累及周围组织器官而引起相应的表现，如咳嗽、气短、声音嘶哑、吞咽困难、头面部水肿等表现。诊断主要依靠胸部X线和CT等影像学检查。肿瘤影像学检查确定病变所在的部位对诊断有较大帮助，如位于后纵隔多系神经纤维瘤；位于中纵隔气管分叉处多为淋巴瘤、转移性肿瘤、淋巴结结核和主动脉瘤；位于前上纵隔多属胸腺瘤、异位甲状腺瘤；位于前下纵隔多为皮样囊肿、畸胎瘤、心包或支气管囊肿等。确诊最终需要病理组织学检查。

（3）纵隔气肿：常见原因为肺大泡破裂，气体沿肺间质至肺门再到纵隔；外伤、手术，以及肿瘤坏死引起食管、气管穿孔或溃破；颈部开放性创伤，气体侵入纵隔；腹腔积气经食管与主动脉周围进入纵隔。严重的纵隔气肿可引起胸骨下疼痛，并放射至颈部、肩部、背部或前臂，常伴有呼吸急促、心动过速及窒息感，吞咽时疼痛加重。颈部皮下气肿、心浊音界消失，心尖区闻及收缩期爆裂音是其重要体征。胸部 X 线检查前后位可见颈部、上纵隔、心脏及主动脉周围有条状透亮带，侧位见透亮带位于胸骨与心脏之间。

（4）膈胸膜炎：多见于肺炎，也可见于肺结核、肺栓塞、心包炎等。膈肌中央部位被累及时，疼痛向斜方肌、颈部、肩部放射；膈肌边缘受累及时，疼痛可放射至胸肋缘及上腹部。可有少量胸腔积液。体检有呼吸活动度和呼吸音降低。胸部 X 线检查可见膈肌活动度减弱及肋膈角变钝。

（5）膈下脓肿：邻近器官感染直接蔓延和（或）经淋巴管传播而引起。多见于右侧，除全身感染症状外，有下胸前部、背部、侧胸部疼痛，并可放射至肩部或胸肋缘，局部有压痛。X 线检查可见患侧膈肌抬高且活动度减低，膈下病变部位有液平面，穿刺有脓液。

胸痛性纵隔和膈疾病临床特点：①具有外伤、感染、肿瘤等原发性病变；②明显的全身中毒症状（如发热）或占位（脓肿、气肿、肿瘤）引起的压迫症状；③影像学检查（X 线胸片、B 超、CT 等）有比较典型的影像学特征，如纵隔增宽、透亮区、胸腔积液征、膈肌抬高与液平面等；④即使经过治疗，病情常持续较长时间甚至恶化。

5. 胸痛性心脏疾病的临床特点

（1）心绞痛：根据胸痛部位、性质、发作时间和诱发或缓解因素，将心绞痛分为典型心绞痛和非典型性心绞痛。典型心绞痛患者 90% 以上由冠心病引起，非典型性心绞痛由冠心病所致者 <10%。对于确定为心绞痛患者，应当迅速判定是稳定性心绞痛还是非稳定性心绞痛，并对非稳定性心绞痛进行危险分层，以决定治疗策略。同时注意非粥样硬化性冠心病引起的心绞痛，如冠状动脉肌桥、冠状动脉瘤、冠状动静脉瘘、冠状动脉炎等；也要注意非冠状动脉疾病引起的心绞痛样发作，如肥厚型梗阻性心肌病、心脏瓣膜病（如主动脉瓣或肺动脉瓣狭窄）、肺动脉高压、先天性心脏病。

（2）心肌梗死：胸痛突发而持续 >30 分钟，胸痛为压榨性、紧缩感和濒死感，休息和含化硝酸甘油无效，心电图相邻≥ 2 个导联 ST-T 波出现典型改变，心肌损伤标志物异常。可有低血压、心律失常、急性心力衰竭、心源性休克或猝死。在诊断方面要注意非 ST 段抬高性心肌梗死、急性右心室心肌梗死和微小梗死的诊断，同时还需注意心肌梗死的机械性并发症。

（3）急性心包炎：胸部刺痛、钝痛、闷痛或酸痛，最常见的是胸膜性刺痛。疼痛呈持续或间歇性，疼痛时间从 30 分钟至 24 小时不等。多位于心前区、胸背部及剑突下，可放射至左肩、左颈部和左前臂、胸骨下，坐位或胸部前倾位时疼痛减轻。可闻及心包摩擦音，随着心包积液的增多，其胸痛与心包摩擦音消失，并可出现心包压塞征。部分患者并发胸膜炎，疼痛可随呼吸、心搏、吞咽、咳嗽而加重。伴有发热、白细胞升高、红细胞沉降率增快。若有心肌损伤标志物异常，提示心肌同时受到损伤。心电图检查显示除 aVR 导联外，广泛导联出现 ST-T 波弓背向下的抬高，超声心动图检查可发现心包积液。

（4）主动脉瓣狭窄：可为先天性、风湿性或退行性病变引起。退行性钙化是中老年主动脉瓣狭窄的主要原因。胸痛症状类似于心绞痛，可有放射痛，并有运动诱发而休息缓解的特点，含硝酸甘油无效，甚至加重。伴有左心室扩大、心力衰竭、晕厥等。需要注意的是，约 2/3 的主动脉瓣狭窄患者合并冠心病，必须鉴别诊断。

（5）肥厚型心肌病：胸痛常发生于梗阻性肥厚型心肌病，非梗阻性患者心电图检查可有 ST-T 波缺血样改变，但很少发生心绞痛。临床症状及其严重程度取决于左心室流出道压力阶差。胸痛与心绞痛症状类似，劳累和静息时均可发作，但更常见于静息时，且胸痛发作时间长，含化硝酸甘油后胸痛尚无减轻反而加重。还可伴有呼吸困难、晕厥、心力衰竭，甚至猝死。

（6）心脏神经症：多见于青中年，女性多见。常诉胸痛、心悸。胸痛多位于心尖或乳房下部，呈尖锐刺痛，持续数秒或呈持续隐痛，与运动和休息无关。多伴有精神神经症状，如易激动、失眠、头痛、头晕、倦怠、乏力等。其诊断需排除器质性疾病为基础。

（7）其他心源性胸痛：高温、甲状腺功能亢进症、拟交感毒性药物可卡因的应用、高血压等可引起心肌需氧增多；重度贫血（血红蛋白 <70g/L）、低氧血症引起供氧减少。心源性胸痛疾病的临床特点：

①胸痛位于胸骨后，常表现为心绞痛或胸骨后压榨性、紧迫感；②急性冠状动脉综合征一般体征较少，而主动脉瓣狭窄和肥厚型心肌病等具有典型的体征；③心电图、超声心动图检查具有典型的改变，是确诊的重要手段；④疼痛放射至左肩及左手臂内侧是其特点；⑤可伴有心律失常、心力衰竭、休克、心包压塞等。

6. 胸痛性大血管疾病的临床特点

（1）主动脉夹层：多继发于主动脉硬化、主动脉瘤、主动脉炎和 Marfan 综合征等。胸痛部位与撕裂口的部位及撕裂方向与长度有关，升主动脉夹层常突发胸骨后、心前区或颈部疼痛，降主动脉夹层导致肩胛间或肩胛下疼痛，腹主动脉夹层导致腰背部或左腰部，甚至盆腔疼痛。疼痛程度初始即可达到高峰，呈绞痛或刀割样、撕裂样。发作时血压较高并伴有休克征象（如烦躁、大汗、心率加快等），单侧肢体脉搏减弱或无脉征，两侧上肢血压差增大（>20mmHg）或上下肢血压差异减小（<10mmHg），可伴有急性脑缺血征、主动脉瓣反流、急性心力衰竭、心包压塞或胸腔积液征象等。心电图检查可排除 AMI；X 线检查可见主动脉增宽，对诊断有提示价值；超声心动图可发现升主动脉增宽及真假腔，但阳性率较低，常需要心脏增强 CT 或 MRI 检查确诊。

（2）主动脉瘤：常由动脉粥样硬化、主动脉炎（如梅毒螺旋体、细菌、真菌感染）引起。最常见于升主动脉，其次为主动脉弓与近端降主动脉，少数发生于主动脉窦（主动脉窦动脉瘤）。主动脉瘤一般无症状，动脉瘤压迫邻近组织器官或破裂时产生症状和体征。突发剧烈胸痛呈撕裂样，与主动脉瘤破裂有关，常见于主动脉窦动脉瘤破裂，而持续胸痛由主动脉瘤压迫胸壁、椎体及神经引起。X 线检查显示主动脉有局限且边缘清晰的囊状或梭状搏动性致密影。超声心动图、心脏增强 CT 或 MRI 检查可确诊。

（3）肺栓塞：体静脉或右心腔内血栓脱落所致。常有体静脉血栓或右心内血栓形成的危险因素，栓子栓塞肺动脉干或大分支时，常突发胸痛，表现为剧烈的刺痛或绞痛，伴呼吸困难、咯血、发绀、晕厥、休克，甚至猝死，临床症状的轻重与栓塞肺动脉的大小有关。疼痛位于胸骨后，为刺痛、绞痛，可向颈部、肩部放射，随呼吸而加剧，可闻及胸膜摩擦音。心电图、胸部 X 线检查可提供诊断线索，CT 肺动脉造影或肺核素通气灌注扫描可明确诊断。

（4）肺动脉高压：无论何种类型的肺动脉高压，肺动脉压达到一定程度后均可出现胸痛，但胸痛不是其主要的临床表现。胸痛类似于心绞痛，可能与肺动脉高压所致的右室心肌缺血有关。胸痛位于胸骨后，体力活动后可诱发，多短暂而轻微。因肺动脉高压引起的气短、心悸、头晕、右心衰竭症状常较突出，可掩盖胸痛症状。对于右心衰竭伴胸痛者，应考虑到肺动脉高压的可能。胸部 X 线、多普勒超声检查可提供诊断线索，CT 肺动脉造影可确诊。

大血管疾病引起急性胸痛的特点：①胸痛多位于胸骨后，多表现为剧烈的绞痛或撕裂样痛；②伴随的症状和体征具有较高的特异性，如主动脉夹层伴高血压，且肢体之间动脉压呈显著差异性，肺栓塞伴有呼吸困难、咯血等；③影像学检查具有典型的影像改变，超声心动图检查作为筛查，CT 或 MRI 检查是确诊的重要手段；④心力衰竭、晕厥、休克、猝死发生率较高。

四、胸痛诊断相关问题

1. 胸痛疾病的病史采集

（1）疼痛的部位：胸痛的部位是否固定，胸痛是位于胸骨后、心前区还是其他部位，如左下胸部、右下胸部、左上胸部、右上胸部等，对诊断疾病最为关键。如心绞痛和 AMI 常在胸骨后或心前区，胸膜炎常在胸廓下侧部或前部，胸壁疾病常固定于病变局部且有压痛，腹腔脏器疾病常有患病脏器所在区域的腹痛，而胸痛为放射性等。

（2）疼痛的性质和程度：所患疾病不同，胸痛的性质也各有不同。胸痛多种多样，表现为隐痛、刺痛、钝痛、触电样或烧灼痛、闷痛、绞痛、压榨性、刀割样或撕裂样疼痛等。疼痛的程度因疾病和病情的不同而不同，自轻微到明显，甚至剧烈难耐。胸痛的性质和程度有助于疾病的诊断和鉴别诊断，特别是对急性危险性胸痛更有价值。临床上冠心病、AMI、主动脉夹层、胸膜炎、自发性气胸常具有各自典型的胸痛特征，肺癌早期可有胸部隐痛和闷痛，肋间神经痛呈刀割样、触电样或灼痛，肌痛常呈酸胀痛，骨痛多呈刺痛，食管疾病常呈烧灼样。

（3）疼痛的发作时间：胸痛是突发还是缓慢发作，是短暂还是持续，对诊断具有重要价值。心绞痛常短暂，一般<5分钟，很少>15分钟；心肌梗死引起的疼痛常>20分钟。自发性气胸疼痛突发而短暂，肺梗死引起的胸痛常持续数小时；急性胸膜炎所致的胸痛常持续数日。胸壁疾病引起的胸痛常持续数日，甚至数月不等。腹腔脏器引起的放射痛常持续存在，除非原发性疾病的病因解除。原发性或继发性肿瘤的疼痛由轻到重，并且持续存在。

（4）疼痛的放射性：心绞痛、AMI、心包炎等可引起放射性疼痛，对临床诊断具有提示价值。腹腔脏器疾病可放射至胸骨后、胸骨下、左下胸部或右下胸部，易与其他胸痛性疾病混淆。

（5）诱发和缓解因素：不同类型的胸痛性疾病诱发或加剧胸痛的因素不同，缓解因素也各不相同。心绞痛常与运动有关，而与呼吸动作无关。AMI多在精神紧张、体力活动中发作，休息或含化硝酸甘油不缓解。急性心包炎在平卧位、坐立位或前倾位时胸痛程度发生变化。胸膜炎常在深呼吸或咳嗽时加重。胸壁疾病、肋间神经炎、脊神经后根疼痛常在体位变动如身体转位或弯曲时发生。食管病变常在吞咽食物时加剧、消化性溃疡服用制酸剂有效。

（6）疼痛伴随表现：疼痛伴随症状对于判断病变部位也具有重要价值。AMI常伴有窒息感、濒死感及紧张焦虑等精神症状，肺梗死、自发性气胸常伴有气短或呼吸困难，胸壁疾病常有局限性压痛，食管疾病常有吞咽困难、食物反流，胸壁疾病常有局限性压痛，腹腔脏器疾患常伴消化道症状和固定压痛等。

（7）疼痛前驱病史：AMI患者有前驱反复的心绞痛病史，急性骨髓炎常有外伤或肿疖史，肺梗死常有下肢静脉血栓危险因素，如卧床、肢体制动或手术史，急性纵隔炎有颈部外伤、纵隔邻近组织器官的炎症病变史，急性食管炎有吞咽刺激性异物史。

2. 急性胸痛的病情评估

有条件的医院，应当建立胸痛中心，由经过专业培训并且富有胸痛诊治经验的医师对胸痛患者进行专门诊治，并建立以心内科、心外科、呼吸科、胸外科等多学科的急会诊体系。胸痛的评估主要包括以下几个方面。

（1）病情稳定性评估：首先评估病情是否稳定，如有无呼吸衰竭、急性心力衰竭、肺水肿、低血压、休克、致命性心律失常、心脏骤停等，目的是对病情不稳定的患者立即采取相应的救治措施，最大限度地挽救患者的生命。

（2）床旁检查评估：立即进行心电图、床旁X线、床旁超声心动图、高敏肌钙蛋白、D-二聚体、BNP或NT-proBNP等检查，目的是快速提供急性危险性胸痛的诊断与鉴别诊断依据。

（3）急会诊评估：在接诊并进行初步评估后，如属于急性危险性胸痛，即使目前病情稳定，也要立即请相关专业科室，如心内科、呼吸科急会诊，进一步评估病情并做出治疗策略。

（4）留院观察评估：排除危险性胸痛后，如患者胸痛显著或诊断仍不明确，可留院观察，进一步检查及治疗。如胸痛诊断明确，根据病情可门诊随访或收入专科病房治疗。

3. 急性胸痛疾病的诊断流程

（1）危险性胸痛的诊断流程：评估致命性征象→有，立即救治；否，进一步检查→心电图检查是否出现ST-T波异常→是，判定急性冠状动脉综合征的类型或急性心包炎；否，非心源性危险性胸痛，进一步检查→床旁X线胸片检查有无异常→有肺部影像学异常，判定肺部急性胸痛的疾病类型（如气胸、重症肺炎、急性胸膜炎）；有大血管疾病的影像学线索，评估大血管急性危险性胸痛的可能疾病（如主动脉夹层、主动脉瘤或肺栓塞），并进一步检查→床旁超声心动图或胸部CT检查是否出现异常→是，确诊大血管疾病的类型；否，非心肺及大血管急性危险性胸痛，进一步检查→床旁腹部X线胸片、血红蛋白或血尿淀粉酶检查是否异常→是，上消化道溃疡出血、穿孔或急性胰腺炎；否，非危险性胸痛→进入非危险性胸痛的诊断程序。

（2）非危险性胸痛的诊断流程：采集病史和相应体征→有胸壁疾病的重要线索，评估是否属于胸壁疾病→是，判定其类型（如带状疱疹、肋间神经炎、肋软骨炎），否，进一步检查→床旁X线胸片检查是否异常→有胸壁异常，确定胸部疾病类型（如肋骨骨折、脊椎压缩性骨折、肿瘤压迫或侵蚀）；

有肺部异常影像，确定肺部疾病类型（如肺炎、胸膜炎、肺部肿瘤）等；无，进一步检查→床旁腹部B超检查是否异常→是，确定腹部脏器疾病类型（如胆囊炎、胆石症、肝脓肿、膈下脓肿）；无，进一步检查→血尿淀粉酶或肝功能及胰腺、肝肿瘤标记物检查是否异常→是，急性胰腺炎或胆管炎、肝炎或癌症；无，进一步检查→消化道内镜检查是否异常→是，食管疾病、胃食管反流性疾病、上消化道溃疡、胃癌；否，心脏神经症。

4. 胸痛的鉴别诊断线索

（1）胸痛部位：①胸骨后疼痛，见于心脏与大血管疾病、食管疾病、腹腔脏器（如胃、胰腺、胆囊）；②剑突下疼痛，见于急性心包炎、纵隔炎症与气肿、腹腔脏器（如胃、胰腺、胆囊）疾病；③单侧胸痛，见于肺部疾病、肺栓塞、膈下脓肿、肿瘤侵犯胸壁、带状疱疹、心脏神经症；④双侧胸痛，神经源性胸痛、肌源性胸痛、骨源性胸痛等可引起双侧胸痛；⑤背痛，见于主动脉夹层、腹腔脏器疾病（如急性胰腺炎、胆囊炎、胆管炎、胆石症、膈下脓肿）。

（2）胸痛的性质：冠心病引起的胸痛以绞痛、压榨感、紧缩感为主；主动脉夹层或动脉瘤破裂多为剧烈的撕裂样痛；肺栓塞引起的胸痛可为剧烈的刺痛或绞痛；胸膜炎引起的疼痛呈剧烈尖锐刺痛及撕裂样；肺癌患者有时会出现闷痛；带状疱疹的疼痛呈刀割样；消化系统疾病引起的疼痛呈烧灼痛或闷胀痛；心脏神经症、焦虑症、忧郁症引起的胸痛呈多样性。

（3）胸痛持续时间：①短暂且反复发作，见于冠心病、心脏神经症、肥厚型心肌病、主动脉瓣狭窄、肺动脉高压、食管疾病、上消化道溃疡、胆石症等；②急性发作且长时间持续，见于AMI、急性心包炎、主动脉夹层、肺栓塞、急性胸膜炎、自发性气胸、腹腔脏器炎症（如急性胰腺炎、膈下脓肿）、肋软骨炎、流行性胸痛等；③缓慢发作且持续加重，见于癌症、肿瘤压迫、胆囊炎、胆管炎、带状疱疹、肋软骨炎等。

（4）胸痛伴随症状：①胸痛伴晕厥，见于AMI、急性心包压塞、肥厚型梗阻性心肌病、主动脉夹层、肺栓塞、自发性气胸；②胸痛伴呼吸困难，见于急性冠状动脉综合征伴急性心力衰竭、急性心包压塞、主动脉夹层、肺栓塞、大叶性肺炎、自发性气胸、神经官能症；③胸痛伴发热，见于AMI、急性心包炎、急性胸膜炎、肺部感染、纵隔及膈下炎症、腹腔脏器炎症、肋软骨炎；④胸痛伴咯血，见于AMI、急性气管-支气管炎、肺栓塞；⑤胸痛伴吞咽困难，见于食管炎症、肿瘤或贲门疾病；⑥胸痛伴胃肠道症状见于AMI，主动脉夹层常伴恶心、呕吐，腹腔脏器疾病常伴腹痛，并可同时伴有多种消化道症状。

（5）胸痛伴随体征：①胸痛伴低血压或休克征，见于AMI、急性心包压塞、主动脉夹层、主动脉瘤破裂、肺栓塞；②胸痛伴发绀：见于急性冠状动脉综合征伴急性心力衰竭、急性心包压塞、肺栓塞、大叶性肺炎、急性胸膜炎伴大量胸腔积液、自发性气胸；③胸痛伴脉搏减弱或双肢血压显著不等：见于主动脉夹层；④胸痛伴心脏扩大：见于心脏、大血管和纵隔疾病；⑤胸痛伴气管和心脏移位：见于胸腔积液、气胸；⑥胸痛伴单侧呼吸音降低：见于大叶性肺炎、肺栓塞、胸腔积液、气胸；⑦胸痛伴腹部压痛：见于腹腔脏器炎症病变；⑧胸痛伴皮疹：见于带状疱疹；⑨胸痛伴胸壁压痛：见于肋软骨炎、带状疱疹、肿瘤侵犯骨骼、骨折等。

5. 急性危险性胸痛特殊情况的鉴别诊断：急性危险性胸痛如AMI、急性重症心肌炎、急性心包炎、急性肺栓塞、主动脉夹层、应激性心肌病、嗜铬细胞瘤等都可出现急性胸痛、ST段抬高性心肌梗死与心肌损伤标志物（cTn、CK-MB）升高，虽然临床上少见，但给临床诊断造成困难，常误诊为AMI，需要临床上加以区别，否则会导致治疗不当，甚至发生不良后果，如主动脉夹层误诊为AMI。

（1）急性重症心肌炎：急性冠状动脉炎症或弥散性心肌炎症累及心包可引起胸痛、ST段抬高性心肌梗死，以及心肌损伤标志物异常，有时酷似AMI。与AMI区别点在于约90%的患者有上呼吸道感染或发热、腹泻病史，年龄较轻，少有冠心病的危险因素，无AMI的典型心电图变化，异常Q波常为可逆性，MRI检查显示心外膜下及心肌中层高信号和延迟强化，而不表现在心内膜下，AMI常位于心内膜下或心肌全层。

（2）急性心包炎：胸痛、ST段抬高性心肌梗死常见，心肌损伤标志物异常提示炎症累及心肌，三者同时出现时易误诊为AMI。鉴别诊断在于胸痛持续时间长，坐位或前倾位时减轻，可闻及心包摩擦音，出现心包积液后胸痛消失，除AVR外广泛的导联ST段出现弓背向下抬高。

（3）主动脉夹层：当主动脉根部夹层或升主动脉夹层逆行撕裂累及冠状动脉口时，在胸痛的同时出现 ST 段抬高性心肌梗死，以及心肌损伤标志物异常，实际上是主动脉夹层伴有 AMI。如果单纯诊断为 AMI，给予抗血小板和抗凝治疗，将会导致严重不良后果。主要鉴别点在于主动脉夹层的胸痛开始即达到高峰，疼痛性质有其不同的特征，多伴严重的高血压，D- 二聚体有助于初步鉴别诊断，超声心动图和心脏增强 CT 检查可明确诊断。

（4）急性肺栓塞：除胸痛外，当右心室负荷急剧加重导致右心室心内膜下心肌缺血时，可出现Ⅲ、aVF 导联 ST 段抬高，少数 V_1~V_3 导联也可抬高，可出现心肌损伤标志物轻度异常，类似于下壁和（或）前壁 AMI 的图形。主要鉴别点包括急性肺栓塞有深静脉或右心室血栓形成的危险因素，胸痛伴有呼吸困难，并且胸痛在咳嗽、深吸气时加重，ST 段异常很少累及Ⅱ和 V_4 导联，一般不演变为 Q 波，心肌损伤标志物无明显异常，D- 二聚体显著升高，超声心动图、CT 肺动脉造影或 MRI 肺动脉成像可明确诊断。

5）应激性心肌病：除突发胸痛外，大多数出现 ST 段抬高（多见于胸导联或下壁导联）. 半数以上出现 T 波异常，1/3 出现 Q 波，而且大多数患者心肌损伤标志物异常，临床表现酷似 AMI 尤其是前壁 AMI。与 AMI 的不同点在于 90% 见于绝经期后女性，发病前有精神或体力应激史，心电图检查 V_1 导联 ST 段无异常，而前壁 AMI 时 V_1 导联 ST 段抬高，超声心动图、心脏 CT 或 MRI 检查可发现特征性的改变。

（6）嗜铬细胞瘤：发生冠状动脉痉挛或儿茶酚胺性心肌毒性坏死时，可出现胸痛、ST 段抬高，以及心肌损伤标志物异常。与 AMI 的鉴别点在于阵发性或持续加重的高血压，具有头痛、心悸、出汗症状（三联征），血浆或尿儿茶酚胺检查有助于鉴别。

6. 急性胸痛疾病诊断的注意事项

（1）无论任何胸痛，床旁快速检查应当作为首选，如高度怀疑而又难以确诊时可采用实验室检查，或大型固定设备检查（如 CT）等。

（2）为了快速诊断，在心电图检查的同时准备床旁 X 线摄片、床旁超声检查，并且可同时进行即刻心肌损伤标志物、心力衰竭标志物和 D- 二聚体检查。针对不同疾病的辅助检查并不一定完全按照诊治流程进行，如果有慢性阻塞性肺病或肺大泡病史，可直接进行床旁 X 线检查；有深静脉血栓形成的高危因素和肺栓塞的典型征象，可直接进行 CT 肺动脉造影；如有消化道溃疡史并出现腹膜刺激征，可直接进行床旁 X 线腹部平片检查。

（3）临床表现是重要的诊断线索，胸痛的伴随症状和体征尤其要高度重视，在判定疾病的类型如心源性、大血管性、肺部疾病等方面具有重要价值。临床上应根据病史和体征的特点选择针对性的检查。对于病史、体征和床旁快速检查已明确诊断的危险性胸痛，无须为了鉴别诊断而进行其他相关检查。对于难以明确诊断而高度怀疑者，可直接选择敏感性和特异性高，检查时间短的有较高确诊价值的检查。

（4）心脏和大血管引发疾病出现的急性胸痛常属于危险性胸痛，应当常规进行心电图、hs-cTn、D- 二聚体的快速检查。在此基础上，应行床旁 X 线胸片检查，以排除肺部疾病尤其是危及生命的气胸。

（5）相关研究表明，在急诊科评估急性胸痛患者的策略中，早期使用 CT 冠状动脉造影可以改善急诊分流患者的临床决策水平，不仅可诊断和排除急性冠状动脉综合征，还可以评估患者的预后，同时能减少患者不必要的住院，从而缩短患者的住院时间，减少医疗费用，提示 CT 冠状动脉造影有可能成为评估胸痛患者的有效手段。然而，CT 冠状动脉造影尚不能作为急性胸痛患者的常规检查，因高危患者，由于其病变的复杂性，钙化灶显著，可直接影响 CT 冠状动脉造影的影像结果。

（6）接诊医师进行初步评估并作出初步诊断后，对于危险性胸痛患者立即采取措施治疗，同时请相关专业科室医师会诊，共同决定下一步的诊疗策略。

五、胸痛的相关检查

（1）急性胸痛的床旁即刻检查：胸痛的床旁快速检查，应根据危险性胸痛发病率高低、床旁检查所需时间合理安排检查顺序。急性危险性胸痛患者即刻检查顺序为：心电图→床旁 X 线→床旁超声心动图→即刻检测高敏肌钙蛋白 + D- 二聚体 + BNP 或 NT-proBNP →床旁腹部超声等。

①心电图：目的是发现是否具有临床意义的 ST-T 波改变，其为诊断或排除心绞痛、AMI、急性心

包炎提供快速的诊断依据。要求10分钟内完成18导联心电图检查，如果初始心电图检查无ST-T波异常，应于30分钟内重复心电图检查。急性胸痛具有典型ST波缺血改变，对冠心病尤其是AMI具有确诊价值，而广泛导联的ST-T波弓背向下的抬高则具有重要的提示价值。同时可显示肺栓塞引起的右心室负荷过重的心电图变化，典型表现为$S_{Ⅰ}Q_{Ⅲ}T_{Ⅲ}$。

②床旁X线检查：可进行床旁胸部或腹部X线检查。首先床旁快速检查胸部X线，主要目的是发现肺栓塞、肺部炎症、胸腔积液和气胸征象，同时也能为心脏病变（如主动脉瓣狭窄、心包积液）、大血管病变（主动脉瘤）、肺部占位病变（如肺癌、胸膜间皮细胞瘤）、肋骨或胸椎病变（骨增生或骨质破坏）、纵隔或膈病变（纵隔增宽或膈肌抬高）提供诊断线索。

③床旁超声心动图检查：主要目的是诊断和排除主动脉瓣狭窄、肥厚型心肌病、急性心包炎、升主动脉夹层、主动脉瘤，同时也可显示AMI与主动脉夹层的机械性并发症。

④高敏肌钙蛋白（high-sensitivity cardiac troponin，hs-cTn）检查：主要目的是诊断或排除AMI。对临床表现可疑的胸痛、胸闷及其他不典型症状，可立即检测hs-cTn。①对临床症状和（或）心电图特征高度符合急性冠状动脉综合征的患者，就诊时首次hs-cTn检测值明显高于就诊机构给出的参考范围上限，可确诊为AMI;②对患者在胸痛发作6小时内就诊，首次hs-cTn检测值低于参考范围上限，或虽有升高，但不显著，应在3小时内重复检测hs-cTn；③对胸痛发作后>6小时就诊的患者，如果首次hs-cTn检测值低于参考范围上限，此时无胸痛症状，可排除AMI。

⑤D-二聚体检查：是交联纤维蛋白在纤溶过程中产生的可溶性降解产物，血栓纤维蛋白溶解时使其血中浓度升高。血浆D-二聚体是急性深静脉血栓形成和急性肺栓塞重要的筛查方法。其价值在于排除急性深静脉血栓形成和急性肺栓塞，确诊仍需要深静脉多普勒超声和CT肺动脉造影。即刻D-二聚体检查已用于临床，仅作为急诊的初步筛查手段，在诊断的敏感性、特异性及临床价值方面需要进一步研究证实。实验室检查D-二聚体对急性肺栓塞的敏感性达92%~100%，但其特异性较低，仅为40%~43%，手术、外伤、感染、AMI、心力衰竭、主动脉夹层、恶性肿瘤、妊娠时D-二聚体也可升高。若D-二聚体<500μg/L可排除急性深静脉血栓形成和急性肺栓塞，主要用于低度可疑或中度可疑者。高度可疑时D-二聚体检查意义不大，需进行CT肺动脉造影检查。

⑥即刻BNP或NT-proBNP检测：主要价值在于对胸痛伴有呼吸困难患者进行鉴别诊断，帮助鉴别呼吸困难是心源性原因还是肺源性原因。

⑦床旁腹部超声检查：主要目的是排除可能引起胸痛的腹腔脏器疾病（如肝脏、胆囊、胰腺）。作为急性危险性胸痛疾病的鉴别性检查，仅用于高度怀疑腹腔脏器疾病引起的胸痛。

（2）急性胸痛疾病影像学检查的选择：心电图、X线胸片、床旁超声、即刻cTn、D-二聚体及相关实验室检查，能够识别大多数急性危险性胸痛，但对于大血管疾病引起的急性危险性胸痛的诊断价值有限，常需要大型固定的影像学检查设备进行诊断。

①主动脉夹层：a. X线胸片检查，>80%的患者可见上纵隔或主动脉弓影增大，主动脉外形不规则，有局限性膨出，常出现于病变起始部位，但无特异性，仅具有提示价值。b. 超声心动图检查，经胸壁超声能够显示夹层部位、真腔、假腔及附壁血栓，识别有无主动脉瓣反流、心包积血等。诊断升主动脉夹层敏感性为78%~100%，降主动脉夹层敏感性仅为36%~50%。经食管超声较经胸超声更优越，能够显示内膜撕裂的位置、假腔内血栓，对胸主动脉夹层和腹主动脉近端夹层的敏感性为78.3%~98%，特异性为63%~96%。推荐用于外科手术麻醉前检查，对手术有较大的指导价值。但对腹主动脉远端及其分支夹层敏感性较低，仅为40%。c. 增强CT检查，最常用的诊断方法。主动脉增强CT检查可发现主动脉增宽和主动脉钙化，通过钙化内膜的内移和显示夹层的真假腔而做出诊断，对降主动脉夹层诊断的敏感性为83%~94%，特异性为87%~100%，对升主动脉夹层的敏感性较低（<80%）。不足之处是对撕裂口的位置、有无主动脉瓣反流，以及主动脉分支情况的判定有难度，而且对升主动脉和主动脉弓由于主动脉扭曲或血管重叠影，可产生假阳性或假阴性。d. MRI检查，能够直接显示主动脉夹层的真假腔，清晰显示内膜撕裂位置和剥离的撕裂片或血栓，确定夹层的范围，有利于主动脉夹层的分型，同时能够显示夹层与主动脉分支的关系。其敏感性和特异性可达98%~100%，被认为是诊断主动脉夹层的“金标

准”。e. 主动脉造影检查，因其技术复杂和存在风险性，仅用于心电图检查提示病变可能累及冠状动脉或外科手术前的评估。

②主动脉瘤：a. X线检查，胸部X线后前位及侧位片上发现主动脉扩大，并可通过阴影估测瘤体的大小、位置、形态。胸部X线透视下可见肿物膨胀性搏动，对诊断价值更大. 但瘤体内有血栓形成时搏动不明显。b. 超声心动图检查，可显示升主动脉的动脉瘤. 病变处主动脉扩张。c. CT或MRI检查，对主动脉瘤的诊断更有价值。d. 主动脉造影，胸主动脉瘤需要与附着于主动脉上的实质性包块（同样可出现传导性的搏动）鉴别，主要依靠主动脉造影。

③肺栓塞：a. 超声心动图检查，直接征象为肺动脉近端血栓或右心腔血栓影，但阳性率低，如患者的临床表现同时符合急性肺栓塞，可明确诊断。间接征象多为右心负荷过重的表现，如右心室壁局部运动幅度下降，右心室和（或）右心房扩大，三尖瓣反流速度增快（>2.8m/s）、室间隔左移运动异常，肺动脉干增宽、下腔静脉扩张（吸气时不萎陷）等征象。床旁经胸或经食管超声心动图检查是对疑诊急性大面积肺栓塞或围术期疑诊肺栓塞患者的首选检查，也是肺栓塞中度和高度疑诊患者的重要筛查方法。b. 胸部X线平片，肺栓塞在X线胸片上的阳性率低（约30%），仅具有提示肺梗死的征象，不能直接提供诊断的确切证据，但可提供鉴别诊断的相关信息。表现为局部肺缺血征象（如纹理稀疏、透光度增强）、肺动脉高压征象（如肺动脉段突出或瘤样扩张、右下肺动脉干增宽或呈截断征，右心扩大）、肺梗死征象（如尖端指向肺门的楔形浸润阴影、盘状肺不张）。c. CT肺动脉造影检查，直接征象为肺动脉内低密度充盈缺损或完全充盈缺损；间接征象包括肺野楔形条带状的高密度影或盘状肺不张影，中心肺静脉扩张及远端血管分布减少或消失等。其敏感性为90%，特异性为78%~100%。局限性在于对亚段及远端肺小动脉的敏感性较差。即使CT肺动脉造影检查结果为阴性，也不能除外单发的亚段或远端血栓，需要进一步结合下肢静脉超声、肺通气灌注扫描或选择性肺动脉造影等检查明确诊断。d. 核素肺通气灌注扫描，典型征象为肺段灌注扫描缺损与通气显像正常不匹配。诊断肺栓塞的敏感性为92%，特异性为87%，且不受肺动脉直径的影响，尤其在诊断亚段肺栓塞中具有特殊价值。但任何引起肺血流或通气受损的因素，如肺部炎症、肿瘤、左心衰竭、重度吸烟等，均可造成局部通气血流比例失调而影响检查结果，并且肺动脉未完全阻塞时可出现假阴性。e. MRI肺动脉成像，在首次屏气下（20秒内）完成扫描，可确保肺动脉内较高信号强度，直接显示肺动脉内栓子及肺栓塞所致的低灌注区，对肺段以上肺栓塞诊断的敏感性和特异性均较高，分别为85%和96%。无须使用造影剂，可重复检查,但检查所需时间较长,不适宜于重症患者。不建议作为肺栓塞的常规检查,仅适用于碘造影剂过敏、肾衰竭或妊娠者。f. 选择性肺动脉造影，诊断急性肺栓塞的“金标准”。其敏感性为98%，特异性为95%~98%。急性肺栓塞的直接征象为肺动脉内造影剂充盈缺损，伴或不伴轨道征的血流阻断；间接征象为肺动脉造影剂流动缓慢，局部低灌注，静脉回流延迟。因属于有创检查，具有潜在风险，仅适用于其他检查难以确定诊断的患者。

六、急性危险性胸痛的紧急处理原则

对所有诊断未明的胸痛患者均应密切观察6~8小时，对诊断明确地患者根据所患疾病及其严重程度分别采取相应的治疗措施，特别是急性危险性胸痛患者。

（1）基础处理：吸氧，建立静脉通道，监测生命体征，快速床旁检查. 常规实验室检测等。

（2）心肺复苏：心脏骤停、呼吸停止的患者立即给予高质量的心肺复苏。

（3）急性冠状动脉综合征：10分钟内完成心电图检查；快速嚼服或含服阿司匹林与口服氯吡格雷300mg; 无禁忌时尽早口服β受体阻滞剂、ACEI、他汀类药物；根据目前指南合理选择冠状动脉再灌注治疗（溶栓或PCI）；内科保守治疗者根据出血的危险性合理选择抗凝剂，如肝素、低分子肝素、比伐卢定或磺达肝葵钠。

（4）急性心包压塞：立即心包穿刺引流，缓解心包压塞，但应注意是心脏穿孔引起还是急性心包炎所致，因决定着心包抽液的数量和后续治疗。

（5）主动脉夹层：镇痛镇静，控制血压，控制心率，评估病情，根据病情合理选择外科手术或介入治疗，必要时应用杂交技术。

（6）主动脉瘤破裂：维持生命体征，根据病情决定急诊外科手术或择期手术。

（7）肺栓塞：符合溶栓指征者进行静脉溶栓治疗，对于溶栓禁忌的高危患者可采用肺动脉血栓外科摘除术或经静脉导管碎栓与抽吸术以及球囊成形术。内科保守治疗主要是抗凝。

（8）自发性气胸：伴有呼吸困难或肺压缩 >30% 且压缩持续加重者．应行胸腔穿刺闭式引流。

七、急性胸痛诊治的现代观念和机制

（1）有胸痛莫忽视：急性剧烈而持续的胸痛往往能够引起患者重视，而轻微、短暂的胸痛容易忽视。然而，稳定性心绞痛、急性冠状动脉综合征引起的胸痛可不典型，患者不能及时到医院就诊，从而延误了诊断和失去了最佳治疗时机。解决此问题的关键在于对公众进行胸痛基础知识的教育，尤其是重点人群的教育，如具有冠心病危险因素、静脉血栓形成高危因素、慢性阻塞性肺病、心力衰竭、老年心血管病患者等。

（2）有胸痛到医院：不论胸痛轻重，一旦发生，立即到医院诊治。对于急性胸痛性疾病应当呼叫院前紧急救援系统，由救护车转运，并采取必要的诊治措施。紧急救援系统必须信息传递及时，人员反应敏捷，装备配置到位，具有基础诊治能力。建立病史资料和诊治情况的信息传输系统，及时将信息资料传递到医疗机构或胸痛中心，以便接受诊疗指导。

（3）有胸痛快诊治：医疗机构应当建立胸痛中心，对急性危险性胸痛具有快速迎接、快速检查、快速诊断和快速治疗的能力和水平。快速迎接主要是指快速的预检和分诊，快速检查是指床旁快速检查项目齐备并迅速实施，快速诊断是指配备具有丰富诊断经验的医师全天候接诊，并快速识别急性危险性胸痛患者，快速治疗是指溶栓、血运重建、主动脉或心脏瓣膜置换等特殊治疗措施能够迅速实施。

第二节　晕厥的诊断思维

一、晕厥的概念及其发病情况

2009 年欧洲心脏病学会 / 欧洲心律协会（ESC/EHRA）等联合公布新的《晕厥诊治指南》将晕厥（syncope）定义为：晕厥是一过性脑血流灌注不足引起的短暂意识丧失，以发病迅速、意识丧失、持续时间短、可完全自行恢复为特征。有别于其他原因引起的类似晕厥或假性晕厥。

（1）特殊情况：典型晕厥发作是短暂的，血管迷走神经性晕厥的意识完全丧失的时间为 5~12 秒，通常 <20 秒。个别晕厥发作时间较长可达数分钟，应与其他原因的意识丧失相鉴别。有些晕厥有先兆症状，但更多的是意识丧失突然发生。通常随着晕厥的恢复，行为和定向力也立即恢复。有时可出现逆向性遗忘，多见于老年患者。有时晕厥出现后可有明显乏力。

（2）发病机制：脑血流突然中断 5~8 秒即可引起完全的意识丧失。体循环压力下降是脑血流灌注骤减导致晕厥的病理生理基础。脑质量虽仅有体质量的 2%，但其血流量占心排血量的 10%~15%，且与脑循环的灌注压呈正比，与血管阻力呈反比。正常情况下，脑循环的灌注压为 80~100mmHg，当体循环收缩压降低至 <60mmHg 时，脑循环的灌注压下降，导致脑血流减少，从而引起一系列的临床症状或晕厥。体循环的血压取决于心排血量和外周血管阻力，任何一种变量的降低都可引起晕厥。一过性低心排血量主要是由神经反射性心动过缓、器质性心脏病所致每搏量下降、静脉回流显著减少引起。外周阻力降低的原因包括神经反射性血管扩张和（或）心动过缓、功能性或器质性自主神经系统障碍。

（3）发病情况：晕厥在普通人群中较常见，首次发病多出现在特定年龄段，约 1% 的幼儿患血管迷走神经性晕厥，10~30 岁首发者更高，15 岁达高峰（其中女性为 47%、男性为 31%）。有研究显示，40~65 岁者 5% 首发晕厥，65 岁以上发病率再次升高。另有研究表明，年龄 >70 岁，晕厥发病率急剧上升，平均年发病率由 5.7%（60~69 岁）增至 11.1%（70~79 岁），其中以神经反射性晕厥最常见，其次为心血管疾病性晕厥。

（4）晕厥的危险性：伯明翰研究显示，各种晕厥患者比非晕厥人群死亡危险性升高 1.31 倍，非致命性心肌梗死和冠心病的危险升高 1~27 倍，致命性和非致命性脑卒中危险性升高 1.06 倍。早期研究显示，心源性晕厥者 1 年病死率为 18%~33%，而非心源性晕厥为 0%~12%，不明原因晕厥为 6%。1 年的猝死发生率在心源性晕厥中占 24%，其他非心源性晕厥和不明原因晕厥为 3%~4%。但是近年来研究发现，以非晕厥人群作为对照组直接比较非心源性晕厥和不明原因晕厥人群，发现尽管心源性晕厥病死率高于非心源性和不明原因的晕厥，但并不高于其他同等程度的心脏病。

晕厥患者的危险性取决于原有心脏病的性质及其严重程度，也取决于晕厥复发的频率。器质性心脏病及原发性电生理疾病是心源性猝死及晕厥患者总体病死率的高危因素；合并联合病变的直立性低血压患者与普通人群相比，其死亡风险升高 2 倍；年轻且无器质性或电生理异常性心脏病的反射性晕厥患者，预后较好。大多数预后不良或死亡的患者多与基础疾病有关，而非晕厥本身的严重程度。晕厥发生的次数是预测其复发的最佳指标，如诊断不明、低风险及年龄 >40 岁、曾有 1~2 次晕厥发作史者，其 1 年内复发率为 15%，2 年内复发率为 20%; 有 3 次发作史者，1 年内复发率为 36%，2 年内复发率为 42%。

器质性心脏病是晕厥患者猝死和死亡的主要危险因素。左心室射血分数（left ventricular ejection fraction，LVEF）20% 的晕厥患者，1 年猝死的危险性为 45%，而无心力衰竭的患者为 12%。主动脉瓣狭窄的晕厥患者，如果不进行瓣膜置换，平均生存期为 2 年。若是年轻肥厚型心肌病患者，伴有晕厥和严重呼吸困难，或有猝死家族史，则猝死的危险性很大。致心律失常性右心室心肌病的晕厥患者和有症状的室性心动过速患者预后较差。有器质性心脏病合并快速室性心动过速的病死率和猝死率很高；心功能严重受损的患者预后较差。有些心源性晕厥病死率并不高，包括大多数室上性心动过速和病态窦房结综合征。

心律失常性晕厥的预后与 4 种因素有关，包括年龄≥ 45 岁、严重心力衰竭病史、室性心律失常史和异常心电图（非特异性 ST 段改变除外）。无危险因素的患者 1 年内心律失常死亡的发生率为 4%~7%，有 3 个或更多危险因素的患者则逐步增高到 58%~80%。

预后较好的晕厥包括以下几个方面：①心电图正常、无心脏病、平素健康的年轻患者。目前尚未发现无心脏病、心电图检查正常的年轻患者（年龄 <45 岁）病死率增高的证据。主要为神经介导的晕厥和不明原因的晕厥。②大多数应用倾斜试验诊断的神经介导性晕厥的随访研究显示，病死率几乎为 0。患者心脏大都正常，无猝死的相关报道。③直立性低血压晕厥的病死率取决于原发病。部分由血容量不足或药物引起，不会造成远期影响。原发性和继发性自主神经功能障碍影响长期预后，病死率是否增高取决于相关疾病的严重程度。老年直立性低血压患者的预后与伴发病有密切关系。④不明原因晕厥的预后不一，危险性为中度。此类患者第 1 年的病死率约 5%。病死率在很大程度上取决于原发性疾病，包括良性原因引起的晕厥和漏诊的心源性晕厥。其危险性处在神经介导性晕厥和心源性晕厥之间。由于原因不明，患者长期受到生活方式和职业的限制。

二、晕厥的分类

国内将晕厥分为 5 类. 即神经介导性晕厥、直立性低血压性晕厥、心律失常性晕厥、器质性心脏病或心肺疾患所致的晕厥、脑血管性晕厥。

（1）神经介导性晕厥：①血管迷走神经性晕厥，可为典型性晕厥或非典型性晕厥，如情绪异常（恐惧、疼痛、医疗器械检查、晕血）引起的晕厥及立位性晕厥；②颈动脉窦性晕厥；③情境性晕厥，如急性出血、咳嗽、打喷嚏、胃肠道刺激、排尿后、运动后、饱餐后等，其他如铜管乐器吹奏、举重；④非典型性晕厥，诱因不明和（或）症状不典型。

（2）直立性低血压性晕厥：①原发性自主神经异常性晕厥，如单纯自主神经调节失常、多系统萎缩、伴有自主神经障碍的 Parkinson 病、路易体痴呆等；继发性自主神经功能异常性晕厥，如糖尿病性神经病变、淀粉样变性神经病变、尿毒症、脊髓损伤等。②药物致体位性低血压，如乙醇、血管扩张剂、利尿剂、吩噻嗪类药物、抗抑郁剂等。③血容量不足，大量出汗、腹泻、呕吐、出血、Addison 病。

（3）心律失常性晕厥：①窦房结功能障碍，如心动过缓、慢快综合征；②房室传导系统障碍；③阵发性室上性心动过速；④室性心动过速；⑤遗传性心律失常，如长Q–T间期综合征、Brugada综合征、儿茶酚胺依赖性室速、致心律失常性右心室心肌病等；⑥置入抗心律失常器械（起搏器、ICD）功能障碍；⑦药物诱发的心律失常。

（4）器质性心脏病或心肺疾患所致的晕厥：梗阻性心脏瓣膜病、AMI或心肌缺血、肥厚型梗阻性心肌病、心房黏液瘤、心包疾病或心包压塞、急性主动脉夹层、肺栓塞或肺动脉高压、严重先天性心脏病、先天性冠状动脉异常等。

（5）脑血管性晕厥：偏头痛、窃血综合征、椎基底动脉系统一过性脑缺血发作等。

《2009年欧洲晕厥指南》将晕厥分为3类，即神经反射性晕厥、直立低血压性晕厥和心源性晕厥。神经反射性晕厥即神经介导性晕厥，心源性晕厥包括心律失常性晕厥和器质性心肺疾病所致的晕厥，无脑血管性晕厥的分类。

三、晕厥诊断相关问题

（1）诊断思路：收集病史与体征以明确以下情况：①是否完全意识丧失？②是否发作较快且时间短暂？③是否完全自行恢复且无后遗症？④是否有肌紧张消失？如果4项均具备，则晕厥可能性极大；如果有1项或1项以上不具备，诊断晕厥前应先排除其他原因引起的意识丧失。诊断时还应注意：病因是否明确？是否有心血管事件或死亡高危因素？

（2）晕厥病史资料的收集

①发作前即刻情况：询问患者发作前的情况，如体位（卧位、坐位、站立）、活动（静息、姿势改变、运动、排尿、排便、咳嗽、吞咽）、易患因素（环境拥挤、炎热、长时间站立、餐后）、促发因素（恐惧、紧张、疼痛、颈部活动）。

②发作开始情况：询问发作开始时有无先兆表现，如恶心、呕吐、腹部不适、冷汗、心悸、眼花、视物模糊、四肢无力、颈部或肩部疼痛等。

③发作当时情况：有目击者时，询问摔倒的方式（跌倒、跪倒）、皮肤颜色（苍白、发绀、潮红）、意识丧失持续时间、呼吸方式（打鼾）、肢体活动（强直、阵挛、强直－阵挛、肌阵挛、多动症）及其持续时间、摔倒与活动开始的关系、咬舌等。

④发作结束时情况：询问发作后有无恶心、呕吐、冷汗、精神错乱、胸痛、心悸、头痛、头晕、肌痛、皮肤颜色、损伤、大小便失禁、肢体活动情况等。

⑤发作背景情况：详细询问猝死、先天性致心律失常性心脏病或晕厥家族史，器质性心脏病史；神经系统疾病史（帕金森病、癫痫、发作性嗜睡），代谢性疾病史（糖尿病等），用药史（抗高血压、抗心绞痛、抗抑郁、抗心律失常、利尿剂、延长Q–T间期的药物），饮酒史，以及复发信息（反复发作者），如首次发作时间、发作次数等。

（3）诊断流程：鉴别是否为真正的晕厥→如为非晕厥发作，进行相关检查确诊或请专科医师会诊；如为晕厥发作，根据病史、发作特点及初步检查进行初步评估→评估结果为原因明确、原因基本明确和原因不明确→原因基本明确者，如心源性、神经介导性或直立性低血压，需做相关检查（如心源性晕厥检查超声心动图、持续心电监测、负荷试验、电生理检查和置入式心电事件记录仪等价值较大；神经介导性晕厥检查主要为倾斜试验、颈动脉窦按摩和置入式心电记录仪）；原因不明确者通常进行神经系统检查→原因仍不明确，根据发作情况和严重程度决定是否进一步检查。

（4）提示晕厥病因的临床特征：有些患者仅仅根据病史就能诊断出晕厥的原因，体检有助于晕厥病因的诊断，晕厥病因的查找应注意特征性临床表现：①神经介导性晕厥，无心脏病史，既往有晕厥发作史，具有比较明确地诱因，如不愉快的视觉、听觉、气体刺激或疼痛之后，或长时间站立或处于拥挤、闷热的环境中，或伴有恶心、呕吐，或在进餐过程中或进餐后，或发生于头部旋转、颈动脉窦压迫（如肿瘤、剃须、衣领过紧），或劳力后。②直立性低血压所致晕厥，体位变换为直立位时发作，有明确地诱因如与降低血压药物的使用和剂量改变有密切关系，或长时间站立尤其是处于拥挤、闷热的环境中，或存在自主神经病变或震颤麻痹（parkinsonism），或劳力后。③心源性晕厥，存在明确地器质性心脏病，发生于劳力中或仰卧时，晕厥之前有心悸或有胸痛，可有心脏猝死家族史。④窃血综合征，在上肢锻炼时出现，双上肢的血压水平和脉搏强度明显不同。

晕厥患者 12 导联心电图检查正常，往往提示心源性晕厥的可能性小。如果发现异常则高度提示心律失常性晕厥。心电图异常是预测心源性晕厥和死亡危险性的独立因素，应该进一步检查引起晕厥的心脏原因。提示心律失常晕厥的心电图表现包括：①双束支传导阻滞（LBBB 或 RBBB 伴左前分支或左后分支阻滞）；②室内传导异常（QRS 时限≥ 0.12 秒），Ⅱ度Ⅰ型房室传导阻滞（atrial ventricular block，AVB）；③未使用负性变时药物的无症状性窦性心动过缓（<50 次 / 分），≥ 3 秒的窦房传导阻滞或窦性停搏；④预激波；⑤ Q-T 间期延长；⑥伴 V_1~V_3 导联 ST 段抬高的 RBBB（Brugada 综合征）；⑦右胸导联 T 波倒置、Epsilon 波和心室晚电位（提示致心律失常性右心室心肌病）；⑧病理性 Q 波。

（5）晕厥的初步评估：普通人群中最常见的晕厥是神经介导性晕厥，其次是心律失常性晕厥，晕厥的原因和年龄密切相关。儿童和青少年发生晕厥多为神经介导性晕厥和心理性假性晕厥，以及原发性心律失常如长 QT 综合征或预激综合征。神经介导性晕厥也是老年人发生晕厥的主要原因，中老年人发生情境性晕厥及直立性低血压晕厥多于年轻人。老年人发生于主动脉瓣狭窄、肺栓塞或器质性心脏病基础上的心律失常性晕厥较多。神经反射性晕厥和直立性低血压晕厥多为良性，患者预后良好；而心源性晕厥和脑血管病性晕厥预后不良，易导致猝死。通过病史和体格检查可发现 32%~74% 晕厥患者的病因，心电图检查可明确 1%~11% 的原因，通常可以明确神经介导的晕厥、直立性低血压、心律失常和急性冠状动脉综合征。

初步评估的首要问题是确立晕厥还是类似晕厥的“非晕厥性”疾病，同时寻找病因。初步评估除询问病史、体检、必要的辅助检查外，还需要有针对性地实施以下检查：①年龄 >40 岁者，不明原因的晕厥应进行颈动脉窦按摩；②已确诊有心脏病或继发于心血管事件的晕厥患者，应进行超声心动图检查；③疑有心律失常性晕厥者，立即做心电图检查；④与体位有关或疑有反射性晕厥者，应进行仰卧站立试验和（或）直立倾斜试验；⑤疑有非晕厥性短暂意识丧失时，可进行神经系统或血液系统检查。

短暂意识丧失除晕厥外，还有多种情况或疾病引起类似晕厥，需要认真鉴别。大体分为两类：伴有完全意识丧失但与晕厥的发病机制不同的疾病，如癫痫发作、低糖血症、严重缺氧伴高碳酸血症（如过度换气）和中毒；伴有假性意识丧失的情况或疾病，如倾倒发作（drop attacks）、猝倒症（cataplexy）、跌倒和心因性假性晕厥。倾倒发作是一种非常特殊的良性情况，表现为中老年妇女的突然跪地或倒下，不伴有意识障碍。猝倒症是指全身肌张力突然下降，表现为突然倒地，无意识丧失，但不能移动或应答，常因情绪亢奋诱发。心因性假性晕厥是一组心理疾病，如转换症、自为症或佯病症，意识丧失时间较长，不符合一过性意识丧失的特征。有基础疾病的类似晕厥较易鉴别，但有时与癫痫的鉴别诊断较为困难。

（6）初步诊断与进一步评估

初步评估后，将晕厥分为病因诊断明确、病因诊断基本明确和病因诊断不明 3 种情况。病因明确者相对较少，更多见的是初步评估后仅能做出倾向性的诊断，此时需要进一步检查证实。如果仍难以明确病因诊断，应当考虑为不明原因的晕厥，需要进一步评估。

①初步评估后的诊断：a. 典型血管迷走神经性晕厥，有明确诱因如恐惧、剧烈疼痛、悲痛、吹奏乐器或长时间站立导致的前驱症状。b. 情境性晕厥，在排尿、排便、咳嗽或吞咽期间或紧跟其后发生。c. 直立性低血压晕厥，证实直立性低血压与晕厥或近乎晕厥有关。d. 心肌缺血：无论发生机制如何，晕厥伴有急性缺血的心电图证据，则诊断为心肌缺血相关性晕厥。e. 具有以下心电图的异常情况可诊断为心律失常性晕厥：心率 <40 次 / 分的窦性心动过缓或反复出现的窦房传导阻滞或≥ 3 秒的窦性停搏，Ⅱ度Ⅱ型或Ⅲ度 AVB，交替性左右束支传导阻滞，快速阵发性室上性心动过速或室性心动过速，起搏器出现故障时发生的心脏停搏。

②进一步评估的内容：a. 初步评估后倾向性诊断需要进一步检查证实，如倾向于心源性晕厥需进行心脏方面的相关检查，倾向于神经介导性需进行倾斜试验和颈动脉窦按摩。b. 初步评估后诊断不明即为不明原因的晕厥，根据发作频度和严重程度的需要进行不同的检查，但对于偶尔发作的不明原因的

晕厥，通常无须进一步检查。c. 经过进一步评估后晕厥原因仍未明确地患者，应进行重新评估。重新评估包括详细询问病史、重新体格检查及重温所有的临床资料，在综合分析的基础上做出可疑性的诊断，以便选择进一步检查项目。

③进一步检查项目：a. 实验室检查仅适用于可能由循环血容量不足或代谢原因引起的晕厥；b. 疑为心脏病的患者，应首先做超声心动图检查和心电监测，如果仍未明确诊断，可以进行有创心电生理检查；c. 对于伴有心悸的患者，首先进行超声心动图检查；d. 对于胸痛的患者在意识丧失前后可能有心肌缺血，应做运动试验、超声心动图和心电监测；e. 反复晕厥的年轻患者，若不考虑心脏病或神经系统疾病，应首先做倾斜试验；f. 对于在转头时诱发晕厥的患者，应首先做颈动脉窦按摩；g. 劳力中或劳力后发生晕厥的患者，应首先进行超声心动图和运动试验；h. 有自主神经功能障碍和神经系统表现的患者，应作出相应的诊断；i. 晕厥频繁发作伴有躯体其他部位不适的患者，通过初步评估发现患者有紧张、焦虑和其他精神疾病，应该进行精神疾病的评估，并请精神专科会诊。

四、晕厥的相关检查

1. 晕厥与颈动脉窦按摩

（1）操作方法：患者取仰卧位或立位，一般在倾斜床上进行。检查中应持续监测心电、血压，记录基础心率、血压后，在胸锁乳突肌前缘环状软骨水平，用力按摩右侧颈动脉窦 5~10 秒，如果未获得阳性结果，1~2 分钟后按摩对侧。一般应取仰卧位和直立位两种体位按摩。如果触发心脏停搏，则静脉注射阿托品 1mg 或 0.02mg/kg，重新评估减压反射的作用。颈动脉窦按摩的反应传统上分为心脏抑制型（如心脏停搏）和血管抑制型（收缩压下降）或混合型（室性停搏持续≥ 3 秒，收缩压下降≥ 50mmHg）。

（2）适应证：适用于经初步评估原因不明、年龄 >40 岁的晕厥者。有研究提示，颈动脉窦按摩阳性者自发性心脏停搏的发生率较高。有颈动脉疾病和脑卒中危险性的患者应避免做颈动脉窦按摩，老年患者、有明显器质性心脏病的患者也不宜使用。

（3）判定标准：按摩颈动脉窦如果出现窦性停搏 >3 秒和（或）收缩压下降 >50mmHg，可诊断为颈动脉窦过敏；如同时伴有自发性晕厥，则为颈动脉窦综合征。

2. 晕厥与心电监测

（1）合理选择：所有检查完毕晕厥原因仍不明确者，但临床症状或心电图检查提示有心律失常性晕厥的可能性，应当进行心电监测。选择心电监测类型和时间取决于晕厥的发作频度和严重程度：①住院心电监测，仅适用于致命性心律失常高危因素者。② Holter 监测，频发（每周≥ 1 次）晕厥或近乎晕厥者建议进行 Holter 监测，并有助于指导下一步检查如心电生理检查。③体外循环记录仪，适用于晕厥间歇期≤ 4 周者，与 Holter 监测相比可提高确诊率。但患者佩戴时间难以坚持数周，晕厥发作不频繁者较难记录到有症状的心电图。④埋藏式心电循环记录仪（implantable loop recorder，ILR），对于早期评估原因不明、无晕厥高危因素而又反复发作，心电图检查和临床表现提示为心律失常性晕厥的患者。如果心功能正常，可以尽早置入 ILR，不必等到常规检查完成后。不明原因的晕厥患者置入 ILR 后 1 年，≥ 90% 的患者能够获得有价值的诊断信息。对于反射性晕厥伴频繁发作或有外伤性晕厥发作者，评估起搏治疗前心动过缓对晕厥的影响情况，经充分评估仍不明确或需特殊治疗者，可置入 ILR。

（2）诊断价值：①心电监测发现晕厥与心电异常（缓慢或快速性心律失常）相关，即可做出诊断。②心电监测发现晕厥时为正常窦性心律，可以排除心律失常性晕厥。③晕厥发作时未发现心电改变应进行其他检查，但除外以下情况：清醒状态下心室停搏 >3 秒；清醒状态下发现Ⅱ度Ⅱ型或Ⅲ度 AVB；快速阵发性室性心动过速。近乎晕厥不能真正诊断为晕厥，因而不能依据晕厥进行治疗。

3. 晕厥与心室晚电位：所谓心室晚电位（VLP）是指在 QRS 波终末部和 ST 段上高频、低振幅的碎裂电活动，是受损心室肌电活动延迟所致，提示心室内有产生折返的可能，在伴有室性心动过速的冠心病，尤其是心肌梗死患者中常见心室晚电位的异常表现。

（1）VLP 的病理生理基础：心肌组织学形态和电生理功能呈不均匀状态是 VLP 病理生理学的基础。大量研究证实，在心肌梗死愈合部位，有岛状存活心肌、坏死心肌及纤维化间质交织存在。细胞电生理学研究表明，岛状存活心肌传导速度并未减慢，而心肌坏死和纤维化可导致局部的缓慢传导，从而使被纤维化分隔存活心肌的电活动形成了传导方向和速度的不同步。缓慢传导和不同步是折返形成的条件，可见 VLP 与折返性室性心动过速密切相关有其病理生理的基础。采用微电极通过心内膜或心外膜标测，能记录到高频、低振幅或多个分离且延迟出现的碎裂电位的区域（致心律失常电生理基质），这是潜在折返激动的起源处。但其并不意味着有缓慢的心室激动，存在潜在的折返径路，也并不一定发生室性心动过速。如果有一个或多个触发因素，如室性期前收缩、心肌缺血、自主神经功能张力失衡等，均能激发致心律失常电生理基质，有可能引发折返性室速，并可在折返径路内持续。至于 AMI 早期就出现心室晚电位异常，因其尚无纤维组织增生，其病理生理基础与 AMI 恢复期和陈旧性心肌梗死有所不同，可能是 AMI 早期心肌局部缺血、损伤、坏死、心肌代谢障碍，使心肌电活动极不稳定，非同步电活动异常增强. 心肌传导和不应期异常，导致延迟除极的碎裂电位。VLP 的确切病理生理机制目前尚不清楚。

（2）VLP 的检测和分析方法：有创直接记录法分别在心外膜标测或心内膜标测，该具有风险性，且费用高，仅限于研究和极少数特殊的临床情况。无创体表记录法采用时间信号平均技术检测（临床应用广泛）和空间信号平均技术检测（少用）。分析方法分为时域分析和频域分析，其中频域分析又包括频域和三维频谱分析。

（3）临床应用：大量临床研究显示，对有持续性心动过速的患者，尤其是心肌梗死患者，VLP 的敏感性为 58%~92%，特异性为 72%~100%，初步肯定了 VLP 在预测恶性心律失常方面的价值。在电生理检查中，能诱发出持续性室性心动过速的心肌梗死患者中，VLP 阳性率为 3%~92%，无室性心动过速者为 7%~15%，正常人 <6%。尚有研究认为，VLP 的阴性预测值更大（81%~99%）。综合分析可见，VLP 可作为冠心病，尤其是心肌梗死患者预测室性心律失常的筛查方法之一，如果与心率变异性、T 波电交替检测相结合，可提高预测价值。临床上有 10%~35% 不明原因的晕厥者能诱发出持续性室性心动过速，尤其是冠心病心肌梗死后更为多见，病死率高达 30%。由于 VLP 与持续性室性心动过速关系密切，可采用 VLP 检测以评估不明原因的晕厥是否由持续性室性心动过速所致，也可作为有创电生理检查前的筛查。有研究表明，VLP 在晕厥患者中识别和诱发持续性室性心动过速的敏感性为 73%~82%，特异性为 89%~91%。

总之，心室晚电位阳性仅具有预测价值，能够预测室性心动过速引起的晕厥，但不能作为诊断晕厥的依据。对于心室晚电位阳性的患者，如果有器质性心脏病，尤其是冠心病和心肌梗死，应当进一步实施电生理检查，以决定下一步的治疗策略。

4. 晕厥与 T 波电交替：T 波电交替（T wave altenmns，TWA）可能是室性心动过速的重要预测指标。研究表明，TWA 与恶性心律失常（单形或多形性室性心动过速、心室颤动）、心源性猝死密切相关。目前被公认为对心律失常事件最具预测性的无创电生理指标。

（1）TWA 电生理机制：①正常电生理状态下，T 波顶点与终点分别与心外膜心肌的复极终点和中层心肌的复极终点相对应，表明心外膜心肌的复极时间最短，中层心肌的复极时间最长。T 波的顶点与终点的时限(Tp-Te)就可以代表心外膜心肌与中层心肌复极时间的差异,即跨室壁复极离散度(transmural dispersion of repolarization）。②在心内膜心肌、中层心肌、心外膜心肌复极离散形成 T 波基础上，心肌复极交替不均一而导致复极离散度增大，于是形成 T 波电交替。在不同的动物模型上，TWA 的发生对应的病理生理机制有差异，但本质上都是动作电位时程交替的幅度增加、复极离散度异常增大所引起。中层心肌和心外膜心肌在 T 波电交替中起到了重要作用。③ TWA 产生频率依赖性，但并不呈线性关系。仅在心率提高到一定阈值后才出现 TWA。然而在同等的交替幅度下，起始心率越慢，发生室性心动过速（心室颤动）的概率越大。④心肌复极过程中离子流尤其是钙离子流的变化是产生 TWA 的主要机制。钙离子流具有自身调节并保持稳态功能，若发生钙瞬变会明显影响动作电位时程以及心肌兴奋性和传导性。心率过度增快时，心肌不能完全复极，扰乱钙离子流的稳态而发生钙瞬变。钙瞬变值的整复性变化可导致动作电位时程的交替，这是形成 TWA 的基础。此外，KATP 通道在心肌不同部位的敏感性差异、心肌细胞内 ATP 代谢障碍，心肌细胞膜上连接蛋白的表达异常以及心肌细胞间的失耦联都可能引起复极离散度的增大，参与 TWA 的形成。⑤动物实验和临床研究均表明，交感神经在 TWA 发生中产生重要影响，交感神经活性增强可触发 TWA，对恶性心律失常患者注射 β 受体阻滞剂后 TWA 的增幅减少，少数 TWA 转为阴性。

（2）TWA 分析方法：常采用频域分析法。通过运动、药物或快速起搏的方法使患者的心率稳定维持在较快水平（目标心率），可使用特殊电极及检测系统检测微伏级 TWA。①阳性标准，踏车运动试验心率≤ 110 次 / 分时，T 波交替幅度 >1.9V，且持续 1 分钟以上，交替率 >3%。②阴性标准，心率 110 次 / 分时持续 1 分钟而无明显的 TWA，或噪声引起的记录不清晰，或房（室）性期前收缩 <10%。③不确定性，如果房（室）性期前收缩 >10%、房室结文氏现象和噪声引起的过多干扰为不确定。④影响因素，当心率 >120 次 / 分时，正常人也会出现 TWA，属于正常的生理反应（假阳性）；异位心律可引起 TWA，应当排除所有的异位心律；TWA 对动作电位时程正常的患者有重要的预测价值，而 QRS 时限 >120 毫秒时 TWA 没有意义：噪声与干扰对 TWA 有明显的影响，在检测时应当尽可能避免。

（3）临床应用：①预测恶性心律失常：大量研究证明，TWA 在冠心病、心力衰竭、扩张型心肌病、肥厚型心肌病、高血压左心室肥厚等器质性心脏病患者中显著增多，尤其是 AMI、充血性心力衰竭患者，而且 TWA 阳性者发生室性心动过速（心室颤动）的比例增高，阴性者发生比例较低。荟萃分析表明，TWA 阳性者发生心律失常的风险较 TWA 阴性者高出近 4 倍，TWA 的阴性预测值为 97%，阳性预测值为 51%。②指导预防性 ICD 置入，对左心室功能障碍（缺血或非缺血）置入 ICD 一级预防的前瞻性研究表明，TWA 可对快速性心律失常事件提供准确的预测价值，阴性者快速室性心律失常事件年发生率仅为 0.3%。据此提出，首先依据 LVFF 进行危险分层，如果 LVEF ≤ 35%，且 TWA 阳性或不能确定时建议置入 ICD，TWA 阴性者建议每年检查 TWA（因 TWA 的有效预测价值仅维持 12~15 个月）；而对 LVEF>30%，且存在心源性猝死的危险因素（如既往心肌梗死、非持续性室性心动过速等），若 TWA 阳性则推荐进一步电生理检查，TWA 阴性者建议每年检查 TWA。荟萃分析发现，TWA 阴性、LVEF ≤ 35%、无室性心律失常发作史、未置入 ICD 的患者较置入 ICD 的患者病死率降低 4 倍。由此看出，TWA 对缺血性和非缺血性左心室功能障碍患者的检测，有助于危险分层和明显提高预防性置入 ICD 的益处。也有研究表明，TWA 阳性的长 QT 综合征患者发生心脏事件的危险性明显增高。③评价抗心律失常药物的效果，小规模对照研究提示，胺碘酮能降低 TWA 患者 TWA 的发生率，维拉帕米可预防 TWA 的发生，β 受体阻滞剂降低 TWA 的发生率并降低其幅度。

总之，T 波电交替可以作为某些需要做电生理检查的晕厥患者的一种重要的筛查方法。但是，无论检查结果如何，高危患者仍然需要进行电生理检查。也就是说，T 波电交替具有预测价值，对晕厥的诊断意义不大。

5. 晕厥与超声心动图：当病史、体格检查和心电图检查不能发现晕厥的原因时，超声心动图检查是发现包括心脏瓣膜病在内的器质性心脏病的有效方法。通过该检查还能发现肺动脉高压和右心室扩大等提示肺栓塞的表现。体格检查正常的晕厥或近乎晕厥患者，超声心动图检查最常见的发现是二尖瓣脱垂（4.6%~82%）。其他心脏异常包括心脏瓣膜病（最常见的是主动脉瓣狭窄）、心肌病、心肌梗死（心肌节段性异常）、冠状动脉畸形、浸润性心脏病（如心肌淀粉样变、心脏肿瘤、动脉瘤、左心房血栓）等。超声心动图检查为判断晕厥的类型、严重程度及危险分层提供重要的信息。如果发现中、重度的器质性心脏病应考虑心源性晕厥，仅发现轻微的心脏结构病变则心源性晕厥的可能性较小。通过超声心动图检查可发现的心脏疾病包括严重主动脉瓣狭窄、肥厚型梗阻性心肌病、心房黏液瘤、AMI 机械并发症、心包压塞、主动脉夹层等。

6. 晕厥与直立倾斜试验：直立倾斜试验有助于诊断神经介导性晕厥，其敏感性和特异性与检查方法密切相关，通常诊断的敏感性差异较大（26%~80%），特异性高（为 90%）。即使倾斜试验阴性的患者，如果没有心肌缺血和器质性心脏病的证据，神经介导性晕厥的可能性也较大。

（1）直立试验的结果判定：由卧位改为立位，如收缩压下降 ≥ 20mmHg，或舒张压下降 ≥ 10mmHg，或收缩压 <90mmHg 且伴晕厥者，即为试验阳性；如无晕厥者，则为可疑阳性。

（2）倾斜试验的操作要点：①倾斜试验前无药物输注诱发晕厥时卧位至少 5 分钟，有药物输注诱发者至少 20 分钟；②倾斜角度 60° ~ 70° ；③被动倾斜时间 20~45 分钟；④如果基础倾斜试验阴性时静脉应用异丙肾上腺素或舌下应用硝酸甘油作为激发药物，药物试验时间为15~20分钟；⑤异丙肾上腺素剂量1~3μg/min，使平均心率增高20%~25%，不必将患者放回仰卧位；⑥直立位舌下硝酸甘油喷雾剂固定剂量为400μg；⑦试验终点为诱发晕厥；⑧完全试验过程包括药物诱发出现晕厥发作即试验阳性。

（3）倾斜试验的注意事项：试验室安静且光线柔和。试验前患者禁食2小时，卧位20~45分钟，应与血管迷走刺激（如输液）有一定间隔，以减少其影响。无静脉液体的试验，试验前安静时间可以减少至5分钟。实验过程中，应用持续无创方法逐一心搏测量手指动脉压。试验床位能迅速平稳竖立，试验结束时迅速放平（<10秒），以免意识丧失时间过长。

（4）倾斜试验的反应：倾斜试验出现迷走反射症状至意识丧失，一般需要3分钟或更短时间，收缩压<90mmHg时出现近乎晕厥，而<60mmHg时出现晕厥。所有倾斜试验诱发的晕厥均有前驱症状，一般前驱症状出现1分钟后发生晕厥。在前驱症状阶段血压显著下降，血压下降前后常有心率减慢，而试验开始阶段心率降低常不明显。依据血流动力学的变化，将倾斜试验分型：①1型，混合型。晕厥时心率减慢，但心室率>40次/分，或<40次/分的时间<10秒，伴或不伴有时间<3秒的心脏停搏，心率减慢之前出现血压下降。②2A型，无心脏停搏的心脏抑制。心率减慢，心室率<40次/分，持续时间≥10秒，但<3秒的心脏停搏，心率减慢前出现血压下降。③2B型，有心脏停搏的心脏抑制。心脏停搏>3秒，血压下降在心率减慢前或同时出现。④3型，血管减压型。晕厥高峰时心率减慢<10%。

（5）适应证：绝对适应证包括从事高危职业的不明原因单次发作的晕厥患者；反复发作但无器质性心脏病的患者；有器质性心脏病但已经排除心源性晕厥的患者；临床提示可能为神经介导性晕厥的患者。相对适应证包括为了解晕厥前后血流动力学改变类型以调整治疗方案；晕厥伴抽搐与癫痫的鉴别；评估不明原因反复晕倒的患者；评估反复发作的近乎晕厥。

（6）禁忌证：不适用于评估治疗效果；无外伤的单次发作且从事非高危职业者；已明确神经介导性晕厥的诊断且不可能改变治疗方案，而仅仅为了证明是血管迷走神经性晕厥。对于缺血性心脏病者禁用异丙肾上腺素倾斜试验。

（7）诊断价值：①无器质性心脏病的患者，当倾斜试验诱发出自发性晕厥时可以作出诊断，无须进一步检查；②有器质性心脏病的患者，在考虑倾斜试验阳性所致的神经介导性晕厥前，应首先排除心律失常或其他心源性晕厥；③倾斜试验除诱发出晕厥外，对于其他异常反应的临床意义尚不清楚。

（8）诊断标准：①无器质性心脏病的患者，如果出现反射性低血压和（或）心动过缓伴晕厥，或出现心动过缓伴有直立性低血压（无论有无晕厥症状），即可分别诊断为反射性晕厥和直立性低血压；②无器质性心脏病的患者，如仅出现反射性低血压和（或）心动过缓而无晕厥者，可能为反射性晕厥；③在考虑倾斜试验阳性所致的反射性晕厥前应先排除器质性心脏病、心律失常或其他心血管疾病引起的晕厥；④无低血压和（或）心动过缓而出现意识丧失，可能为心理障碍性晕厥。

7. 晕厥与运动试验

（1）适应证：运动中或运动后即刻发生晕厥，应进行症状限制性运动试验，并于运动中和恢复阶段均要监测心电和血压；有冠心病病史及其危险因素的患者，应该进行运动试验；运动试验也用于筛查儿茶酚胺依赖性多形性室性心动过速。

（2）结果判定：如运动中或运动后即刻诱发出晕厥、心电图检查有异常改变或严重低血压者具有诊断意义；运动中出现Ⅱ度Ⅰ型或Ⅲ度AVB，即使未发生晕厥也有诊断意义。运动中发生晕厥可能是心脏原因所致，也有病例报告晕厥可因运动过程中过度反射性血管扩张引起。而运动后晕厥几乎均是神经介导机制所致，临床特点为出现与心动过缓或心脏停搏有关的低血压。运动相关性心动过速诱发的位于房室结远端的Ⅱ度或Ⅲ度AVB是发生永久性AVB的先兆。对于年龄<40岁的患者，运动中血压下降或不升高，常提示肥厚型梗阻性心肌病或冠状动脉左主干病变，是预后不良的重要表现。

（3）诊断价值：运动试验对于运动性晕厥具有重要价值，而对于其他晕厥诊断价值不大，目前尚无证据支持晕厥患者常规进行运动试验。

8. 晕厥与电生理检查：电生理检查包括无创和有创电生理检查，能够评估窦房结功能与房室传导功能，发现室上性心动过速和室性心动过速。初步评估正常患者的电生理检查仅有3%有阳性发现。

（1）检查方法：①应用比窦性心律快 10~20 次 / 分的频率进行心房起搏 30~60 秒，测定窦房结恢复时间（sinus node recovery time，SNRT）和校正的窦房结恢复时间（corrected sinus node recovery time，CSNRT）。②测定基础和心房递增刺激下的 HV 间期，评估希 - 蒲纤维系统的传导功能。如果基础评估不能得出结论，可以进行药物诱发试验。③在右心室两个部位（心尖部和流出道）进行心室程序刺激诱发室性心律失常，以两个基础周期（100~120 次 / 分和 140~150 次 / 分）增至两个额外的期前刺激。④应用心房刺激程序诱发室上性心动过速。

（2）适应证：①有创电生理检查适用于初步评估考虑为心律失常性晕厥的患者，如心电图异常、器质性心脏病、晕厥时伴有心悸或有猝死家族史；②为明确诊断，冠心病伴晕厥的患者，如果 LVEF ≤ 35%，应进行电生理检查；③已明确为心律失常性晕厥，评估心律失常的性质；④高危职业必须除外心源性晕厥的患者；⑤反复发作伴有潜在损伤和严重晕厥的患者。对于心电图正常、无心脏病、无心悸的患者不作为常规检查。电生理检查的灵敏度和特异度通常偏低，对于 LVEF 严重下降的晕厥患者，不建议进行电生理检查。

（3）诊断价值：由于标准心电图检查不能完全排除心律失常性晕厥，仅依靠临床表现和异常心电图也不能确诊晕厥的病因，因此电生理检查具有重要价值。①疑诊心动过缓。窦性心动过缓和 CSNRT 显著延长。心电图或心电监测存在无症状窦性心动过缓（心率 <50 次 / 分）或窦房传导阻滞时，应高度怀疑晕厥相关性心动过缓。SNRT ≥ 1.6 秒或 2 秒，或 CSNRT ≥ 525 毫秒，即可诊断为 SNRT 延长。研究显示，SNRT 延长与起搏症状有关。小型前瞻性研究报道 CSNRT ≥ 800 毫秒者发生晕厥的风险性是 CSNRT<800 毫秒者的 8 倍。②疑诊心动过速。诱发出持续性单形性室性心动过速或导致低血压和自发性晕厥的快速室上性心律失常，即可确诊，无须再行其他检查。但晕厥患者和疑为 Brugada 综合征者是否采用电生理检查及 I 类抗心律失常药诱发试验尚存在争议。③双束支传导阻滞伴晕厥（近似高度 AVB）。70 毫秒 <HV 间期 <100 毫秒，应怀疑缓慢心律失常性晕厥；若 RBBB 伴有基础 HV 间期≥ 100 毫秒，发生高度 AVB 的风险较高；心房频率递增刺激时出现Ⅱ度和Ⅲ度希氏束或希氏束以下阻滞，高度提示可能发生 AVB，但敏感性很低。I 类抗心律失常药诱发自发性 AVB 的敏感性较高，但药物诱发 HV 间期延长≥ 120 毫秒而未出现 AVB 时，其预后价值尚不清楚。约 1/3 电生理检查阴性者置入循环记录仪，经随访发现有间歇性或永久性 AVB，这证实电生理检查的敏感性和特异性较低。④ Brugada 综合征、致心律失常性右心室心肌病和心脏骤停幸存者，诱发出多形性室性心动过速或心室颤动，可以考虑诊断。④缺血性或扩张型心肌病患者，诱发出多形性室性心动过速或心室颤动的预测价值低。

9. 晕厥与三磷酸腺苷或腺苷试验

（1）试验机制：倾斜试验引起晕厥的触发因素可能是内源性腺苷的释放。静脉注射三磷酸腺苷（adenosine triphosphate，ATP）后，ATP 通过快速分解为腺苷和腺苷对嘌呤受体作用，强烈抑制房室结传导起到受体刺激作用，引起 AVB，导致心室停搏，这可能是自发性晕厥的原因。

（2）适应证：静脉注射腺苷或 ATP 可用于不明原因晕厥的检查。

（3）禁忌证：由于 ATP 和腺苷可能引起气管痉挛和冠状动脉窃血，哮喘和严重冠心病患者禁用。

（4）试验方法：静脉快速注射（<2 秒）20mg ATP 或腺苷 3mg，立即观察心电变化。

（5）判定标准：如出现 AVB 伴室性停搏持续 >6 秒，或出现 AVB 持续 >10 秒为异常。ATP 可诱发某些原因不明晕厥者（尤其是无器质性心脏病的老年女性）的异常反应. 提示阵发性 AVB 可能是部分不明原因性晕厥的病因。但近期有研究发现自发性晕厥者，经 ATP 诱发的 AVB 与心电监测（ILR）记录结果无相关性，提示 ATP 试验的预后价值较低。

10. 晕厥与神经系统及精神学的评估

（1）自主神经功能障碍：①原发性，由原发性中枢神经系统退行性疾病引起，均发生于中年人和老年人，包括单纯自主神经功能障碍和多系统硬化。②继发性，是指其他疾病引起的自主神经系统损害，许多疾病均可发生，主要见于糖尿病、肝肾衰竭和酗酒。③药物引起，最常见的药物是三环类抗抑郁药、吩噻嗪类药物、抗组胺药物、L- 多巴和单胺氧化酶抑制剂。

自主神经功能障碍的类型与原发病不一定相关。当出现显著的立位性低血压或伴有阳痿和尿频的自主神经功能障碍时，应进行神经系统的检查。存在其他神经系统体征特别是 Parkinson 病、糖尿病或服用某些药物（抗抑郁药）有助于诊断。

（2）锁骨下动脉窃血综合征：发生于上肢血管闭塞，脑血管系统血流产生分流，当上肢循环需求量增大（如单侧上肢运动时）引起脑干灌注不足导致意识丧失。一般仅在其他颅外动脉硬化时才发生短暂性缺血发作。椎基底动脉窃血的症状包括眩晕、复视、视物模糊、基底神经功能障碍、晕厥和猝倒症。短暂意识丧失不伴有脑干损伤体征的锁骨下窃血的可能性很小。两肢血压明显不同提示存在窃血现象。

（3）短暂脑缺血发作（transient ischemic attack，TIA）：一侧颈动脉缺血不会引起意识丧失，只有椎基底动脉系统缺血和严重双侧颈动脉缺血时才会引起晕厥，多伴有神经系统定位体征或症状如瘫痪、眼球运动障碍，一般以眩晕为主。不存在这些特征的意识丧失，TIA 的诊断难以成立。

（4）非晕厥发作性疾病：是指无晕厥或有类似晕厥的疾病，如癫痫引起的晕倒、猝倒症等。一般不将此类疾病归为晕厥。2006 年美国心脏协会 / 美国胸科医师学会（AHA/ACCP）晕厥评估声明倾向于将其归为晕厥。

（5）精神学评估：适用于药物引起的真正晕厥和精神因素所致的假性晕厥。用于治疗精神分裂症和抑郁症的药物能够引起直立性低血压导致真正的晕厥，如疑为药物所致，应该在精神科医生的指导下调整药物。焦虑、癔症、惊恐和极度沮丧也可引起类似晕厥的症状，临床上应注意鉴别诊断。心理性假性晕厥一般发病较年轻，但晕厥发作频繁，其诊断是排他性的诊断。如确为心理性假性晕厥，应进行心理治疗，大部分患者治疗后晕厥的发作次数明显减少。

（6）神经系统的检查：适用于不能诊断为晕厥的意识丧失。当怀疑短暂意识丧失为自主神经功能失调或脑血管窃血综合征引起的晕厥时，应做神经系统检查。当症状提示为心理性假性晕厥或治疗精神疾病的药物引起的晕厥，应进行精神病学评估。

五、抽搐病史对癫痫与晕厥的鉴别价值

晕厥与癫痫的鉴别有时较为困难，除详细询问既往史外，还要详细询问发作前、发作过程中和发作后的情况，掌握和区别发作的相关特征，加以鉴别。Chiesa 等调查研究发现，19% 的晕厥患者在发作后出现“走出梦境感”，而癫痫发作患者无此现象，这有助于鉴别。

（1）晕厥时的表现：癫痫发作时痉挛抽搐持续时间较长，与意识丧失同时出现，可反复发作，如为偏侧痉挛抽搐，可出现自主运动如咀嚼或咂嘴唇（局部癫痫），常有咬舌，伴有面部发绀；晕厥伴有痉挛性抽搐持续时间较短，通常 <20 秒，发生于意识完全丧失后，常为一过性，无偏侧痉挛抽搐、咬舌、面部发绀等表现。

（2）晕厥前的症状：癫痫患者发作前有先兆症状如异味等；晕厥患者多数无先兆表现，少数患者有短暂的恶心、呕吐、腹部不适、发冷、出汗等神经反射性症状，但多数无先兆表现。

（3）晕厥后的症状：癫痫发作后意识模糊时间长，肌肉疼痛；晕厥发作后意识模糊时间较短，有恶心、呕吐、苍白等神经反射性症状。

（4）其他怀疑癫痫的表现：家族史，事件发生在夜间，发作前头晕眼花、大小便失禁、摔伤，发作后头痛、困乏等，诊断癫痫的特异性低。

六、晕厥的处理

1. 神经介导性晕厥的处理

（1）物理治疗：已成为治疗反射性晕厥的一线方案。两项临床试验显示，物理阻抗训练如交叉腿或握力训练能显著升高近乎晕厥者的血压，从而能在多数情况下避免或延迟晕厥的发生。对体位诱发因素高度敏感的反复血管神经性晕厥者，逐渐延长站立时间（亦称倾斜训练）可减少晕厥发作，但短期倾斜训练并不能降低复发率。

（2）药物治疗：因反射性晕厥患者的周围血管不能适时适度收缩，故有学者认为可用 α_2 受体激动剂（如依替福林和米多君）。但有研究证实依替福林并不能降低晕厥发作的频率与次数；而米多君能显

著降低晕厥的发生率，据此不主张使用依替福林。但米多君对尿量有不利影响，老年男性患者应慎用。另有研究显示，反射性晕厥单用 α_2 受体激动剂疗效不理想，偶发晕厥者不推荐长期应用。β_2 受体阻滞剂对血管迷走神经性晕厥的治疗在于其负性肌力作用，具体作用机制尚未明确。β_2 受体阻滞剂可能会加重颈动脉窦综合征患者的心动过缓，5 项长期随访研究显示该类药物对神经反射性晕厥无效。故目前不推荐使用 β_2 受体阻滞剂。

（3）心脏起搏：有研究发现，经起搏治疗者有 21% 复发晕厥，未经起搏治疗者为 44%（$P<0.001$）。有荟萃分析表明，所有双盲对照试验中经起搏治疗者的晕厥复发率仅下降 17%，可能是因为起搏只对心脏抑制引起的血管迷走神经性晕厥有效，而对以血管抑制为主者无效。目前研究表明，反射性晕厥起搏治疗效果不明显，除非有严重自发性心动过缓。

（4）综合评价：物理阻抗训练、健康教育及避免诱发因素是治疗血管迷走神经性晕厥的首选方案。经改变生活方式及物理阻抗训练后症状未改善者，考虑倾斜训练，尤其是年轻、症状严重及对诱发因素高度敏感者。情境性晕厥主要是消除或避免诱因；如果诱因难以消除，应及时采取治疗措施如保持血容量、保持适当体位或缓慢变换体位。反复神经性晕厥、年龄 >40 岁及心电监测显示以心脏抑制为主者也可考虑心脏起搏。倾斜试验中出现心脏抑制反应、频发近乎晕厥、年龄 >40 岁且改变治疗方案无效者，实施心脏起搏尚无足够证据证明有益。对于非心脏抑制为主的反射性晕厥，不建议使用起搏器。

2. 直立性低血压性晕厥的处理

（1）治疗原则：直立性低血压性晕厥均需要治疗，先采用非药物治疗，无效时应用药物治疗。直立性低血压性晕厥应当明确病因和诱因，去除病因和诱因是首要的治疗，反复发作者采用相应的措施积极预防和治疗。神经功能障碍引起者常需药物治疗。

（2）处理措施：健康教育及改变生活方式可明显改善体位性低血压的症状。动态血压监测有助于了解白天不同环境的血压变化，了解高血压患者药物对卧位或夜间血压的影响。直立性低血压性晕厥最常见的原因是药物诱发的自主神经功能失调，常见的药物是利尿剂和血管扩张剂，对此应当停药或调整用药方案。乙醇也是常见原因，劝导患者戒酒。在去除诱因基础上，如晕厥仍发作，应根据患者具体病情适当选择以下措施：①无高血压患者鼓励长期多进食盐，并每天饮水 2~2.5L 或 10g 氯化钠以扩充血容量，快速摄入冷开水对运动中或餐后低血压者有明显疗效；②高枕位睡眠（头部抬高 10°）可防止夜间多尿，维持适量的体液量及改善夜间高血压；③佩带腹带或加压弹力袜以减轻下肢血液蓄积，尤其是老年患者；④少量多餐，减少糖类摄入；⑤有近乎晕厥时可采取交叉腿和蹲位姿势等预防措施；⑥进行腿部和腹部肌肉运动的项目特别是游泳；⑦应用便携式坐椅；⑧应用小剂量氟氢化可的松（hydrocortisone）0.1~0.2mg/d; ⑨米多君（midodrine）2.5~10mg, 每日 3 次，可能有效；⑩其他治疗如去氨加压素用于伴夜尿增多者，奥曲肽（octreotide）用于餐后低血压，促红细胞生成素用于贫血等。

3. 房室传导系统障碍性晕厥的处理

（1）房室传导系统障碍：①窦房结功能障碍，治疗必须依据心律失常的性质、严重程度及基础疾病。窦房结功能障碍伴缓慢心律失常或 SNRT 异常引起的晕厥，起搏治疗效果显著。窦房结功能障碍患者在应用负性频率药物时可导致心脏停搏而引起晕厥，老年人中更为常见，停用药物是预防晕厥的重要措施。如果没有合适的替代药物，必须进行心脏起搏治疗。②自主神经系统功能失调导致晕厥，特点为反射性心动过缓和低血压，可以单独出现或与原发性窦房结功能障碍伴发引起晕厥，通常需要心脏起搏治疗，但应避免或减少单纯心室起搏（VVI）。③严重的获得性 AVB，包括莫氏Ⅱ型、高度和完全性 AVB，可引起晕厥。心动过缓引起的复极延长容易伴发多形性室性心动过速，特别是尖端扭转型室性心动过速。有些暂时性严重的 AVB，除应用阿托品、异丙肾上腺素外，还可采用临时起搏器。起搏器治疗可能预防束支传导阻滞和间歇性 AVB 导致晕厥的危险。

（2）起搏器治疗的适应证

绝对适应证为：①窦房结功能障碍导致晕厥；②窦房结功能障碍导致有症状的心动过缓，虽无晕厥，但必须使用引起或加重心动过缓的药物；③Ⅱ ~ Ⅲ度 AVB 导致晕厥；④Ⅱ ~ Ⅲ度 AVB 虽无晕厥，但必须使用引起或加重心动过缓的药物。

相对适应证为：①不能证明晕厥系由于AVB，但排除了其他原因，特别是室性心动过速；②不明原因的晕厥，存在窦房结功能异常；③长Q–T间期综合征伴有2 ∶ 1AVB或Ⅲ度AVB。AVB引起的晕厥需要起搏治疗，永久右心室心尖部起搏的危害已获证实，但其替代起搏位点仍有争议。AVB伴LVEF下降、心力衰竭及QRS间期延长所致者，可考虑双腔起搏治疗。

4. 快速性心律失常致晕厥的处理：阵发性室上性心动过速和室性心动过速或典型房扑引起的晕厥，应首选导管消融术。尖端扭转型室性心动过速所致晕厥的主要原因是应用引起Q–T间期延长的药物所致，应立即停药。心功能正常或轻度受损者，如出现室性心动过速伴晕厥，可考虑导管消融或药物治疗。心功能不全、室性心动过速或心室颤动伴晕厥且病因无法祛除者，应该置入ICD。

室上性心动过速一般很少引起晕厥，而室性心动过速引起晕厥常见，是晕厥的主要原因。导管消融治疗能够有效治疗阵发性室上性心动过速。室性心动过速的病因、类型和心功能状态不同，处理措施也不同：①尖端扭转型室性心动过速引起的晕厥并不少见。获得性Q–T间期延长主要是停用相关药物和纠正电解质紊乱（如低钾血症）。②心脏正常或有心脏病但心功能轻度受损的患者，应选择抗心律失常药物治疗．首选Ⅲ类抗心律失常药物如决奈达隆或胺碘酮。严重心功能不全患者属于高危人群，应置入ICD。③导管消融技术是少数室性心动过速的首选治疗方法，包括右心室流出道室速、束支折返性室性心动过速和维拉帕米敏感性左心室性室性心动过速。束支折返性室性心动过速伴严重心功能不全患者也可置入ICD。根据前瞻性临床研究结果，室性心动过速伴严重心功能不全患者置入ICD可降低死亡的危险性，由此推测室速伴严重心功能不全导致晕厥的患者也应及早置入ICD。④遗传性离子通道病能引发室性心律失常导致晕厥和猝死，最常见的是遗传性长Q–T间期综合征和Brugada综合征。前者是常染色体遗传病，特点是Q–T间期延长（QT interval corrected for heart rate，QTc》450毫秒、T波改变和发作尖端扭转型室性心动过速。QTc<440、460~500和>500毫秒患者，一生中发生晕厥、心脏骤停和猝死的危险性分别为5%、20%和50%。治疗包括限制剧烈运动，避免使用延长QT间期的药物，应用β受体阻滞剂及ICD治疗。Brugada综合征是遗传性钠离子通道性疾病，表现为胸前导联V_1~V_3导联ST段抬高并有特征性改变（部分呈间歇性），易致多形性室性心动过速。伴有晕厥的Brugada综合征患者2年内发生猝死的危险性为30%。治疗主要是置入ICD。

ICD虽不能有效预防晕厥复发，但可降低猝死的风险。其适应证包括：①明显室性心动过速及器质性心脏病者；②既往有心肌梗死、电生理检查显示持续单型室性心动过速者；③明显室性心动过速伴遗传性心肌疾病或离子通道异常者。ICD的禁忌证有：①不明原因的晕厥，没有可诱发的室性快速性心律失常性晕厥，亦没有器质性心脏病的证据；②心室颤动或无休止性室性心动过速；③由暂时或可逆性因素引起的室性快速性心律失常性晕厥，如AMI、电解质紊乱、药物或肿瘤等；④严重的精神疾病可能因器械的置入加重或拒绝系统随访；⑤终末期疾病预期寿命<6个月；⑥冠心病左心室功能异常、QRS波时程延长，而无频繁发作或可诱发的持续或非持续性室性心动过速，其正准备实施CABG；⑦纽约心脏病协会（new york heart association，NYHA）心功能分级Ⅳ级，药物难治性心力衰竭，没有心脏移植指征的患者。

5. 置入式起搏器和除颤器故障致晕厥的处理：置入永久性起搏器和ICD故障的患者，出现晕厥一般与之无关。起搏器依赖患者与起搏器或ICD功能障碍有关的晕厥可能是脉冲发生器电池耗尽、电极脱位等原因引起，应考虑替换电池、重置电击等排除故障的措施。部分患者的症状可能由“起搏器综合征”导致的低血压引起，重新设置起搏程序大多能消除症状，个别患者需要更换起搏器，如用心房起搏替代心室单腔起搏。ICD故障如果不能有效诊断和（或）及时治疗心律失常，可能导致晕厥的发生，应该重新设置ICD程序，同时进行病因治疗和有选择地进行抗心律失常药物治疗。

6. 器质性心脏病或心肺疾病致晕厥的处理

（1）冠心病导致的晕厥：患者死亡危险性与左心室功能呈正相关，冠心病患者反复缺血发作导致晕厥应考虑心律失常。冠心病导致的晕厥需要评估缺血的程度、心脏病变和心律失常。即使血运重建后，仍然需要对心律失常进行评估。但是，ST段抬高性AMI时发生的室性心动过速或心室颤动，无须进行特殊的评估，特别是左心室功能正常的患者。完成缺血性评估后，冠心病晕厥患者应该进行电生理检查，以诱发室性心动过速并评价患者猝死的危险性。冠心病患者无论 LVEF 如何，如果诱发出单形性室性心动过速，应该置入 ICD 治疗。严重缺血性心肌病（LVEF ≤ 35%）的晕厥患者，无论电生理检查结果如何，均是置入 ICD 的指征。

（2）扩张型心肌病引起的晕厥：晕厥可增高扩张型心肌病患者的病死率。晕厥的原因以心功能不全导致的心律失常性晕厥较为多见。扩张型心肌病引起的晕厥要注意与直立性低血压和肺栓塞引起的晕厥鉴别。对于扩张型心肌病患者，由于心功能不全引起的神经反射功能异常和治疗药物如 ACEI、β 受体阻滞剂的影响，单纯直立倾斜试验异常不能诊断血管抑制性晕厥。扩张型心肌病电生理检查的价值较陈旧性心肌梗死小。目前尚无一致性证据支持非侵入性检查可对不明原因的晕厥和扩张型心肌病患者进行危险分层。没有证据表明扩张型心肌病患者晕厥后评估为原因不明时是否应用抗心律失常药物，但置入 ICD 是合理的。

（3）肥厚型心肌病所致的晕厥：晕厥是肥厚型心肌病猝死的重要危险因素，特别是反复发作或在运动中发作的患者。除阵发性室性心动过速外，其他原因也可以引起肥厚型心肌病发生晕厥，如室上性心动过速、严重的流出道梗阻、缓慢性心律失常、运动中血压不能正常升高和血管迷走反射性晕厥。频繁非持续性室性心动过速或心肌显著肥厚是主要的危险因素。电生理检查在肥厚型心肌病危险分层中的作用很小。基因分型有助于发现高危患者。肥厚型心肌病伴不明原因晕厥，尤其是发作间期短（<6 个月）、相对危险度 >5 的患者，其猝死风险较高，置入 ICD 效果明显。

（4）致心律失常性右心室心肌病伴发的晕厥：具有特征性的临床表现和病理改变，30%~50% 有家族史，年龄 <35 岁的患者猝死率高达 20%，是青少年猝死的主要遗传性疾病。猝死可以是首发表现，但多数表现为室性期前收缩、晕厥或伴有 LBBB 的持续性室性心动过速。电生理检查诱发出室性心动过速对危险分层的价值尚不明确。对于年轻、严重右心室发育不全、左心室功能障碍、多形性室性心动过速、心室晚电位、epsilon 波及有猝死家族史者，如无其他病因，应考虑置入 ICD。

（5）其他器质性心脏病合并晕厥：严重二尖瓣或主动脉狭窄、心房黏液瘤所致的晕厥，可考虑手术治疗；心包压塞需紧急心包穿刺抽液；肺栓塞考虑溶栓或手术治疗，肺动脉高压、限制型心肌病等难以纠正基础疾病，治疗困难。遗传性离子通道异常性心脏病常以晕厥为先兆表现，但该类患者是否应置入 ICD 仍有争议。

七、老年人和儿童晕厥的临床特点及处理

1. 老年人晕厥的临床特点及处理

老年人每年发生跌倒的比率为 30%，其中 30% 的跌倒由晕厥所致。老年人最常见的跌倒原因为直立性低血压、颈动脉窦过敏、反射性晕厥和心律失常。老年人因主动脉瓣狭窄、肺栓塞或有心脏病基础的心律失常导致的晕厥较年轻人增多。高龄患者晕厥原因和临床表现多种多样，在晕厥评估时需要考虑以下几个方面：①是否与年龄相关；②是否有多种临床表现，如跌倒、步态失衡、眩晕以及健忘；③是否存在药物的相互作用；④是否伴随其他多种疾病。老年患者出现与年龄相关的退行性变，常预示晕厥的发生。生理性的显著变化以及老年患者服用多种药物是导致晕厥发生的重要危险因素。并存的心脏疾病、自主神经功能减退、病理性步态以及直立性低血压等因素，均与年龄密切相关。老年人口渴中枢反应迟钝，使用利尿剂、血管扩张剂以及处在不良环境中，易产生低血容量而致体位性低血压。

直立性低血压在高龄患者中常见，占高龄晕厥患者的 6%~33%。颈动脉窦过敏是高龄晕厥患者易被忽略的原因。神经介导性晕厥由于临床表现不典型常被忽视。需要强调的是，老年人的晕厥仅半数与应用药物有关。继发于中枢神经系统改变的步态异常，常伴有直立性低血压及其他慢性自主神经功能紊乱。临床上不明原因的晕厥为某些神经退行性疾病，如 Parkinson 病的首发表现。老年患者中神经反射性晕厥很难见到典型的临床表现。约有 40% 的高龄患者伴有完全的健忘症。

对于高龄患者晕厥的诊断性评估目标是，排除危及生命的疾病和预防反复跌倒，同时积极应对直立性低血压及心率变化。在评估中，要认真询问病史，尽可能寻找目击者，详细了解用药情况，上午测量直立体位的血压和颈动脉窦按摩作为基本检查。老年人颈动脉粥样硬化斑块发生率较高，应高度警惕发

生脑卒中的危险性。对神经反射性晕厥要进行对因治疗。老年晕厥患者常见多种病因并存，要注意分别予以处理。特别强调的是，应该对联合用药、直立耐受性差、自主神经功能紊乱、颈动脉窦过敏等要有足够重视。

2. 儿童晕厥的临床特点及处理

（1）发病情况：约 15% 的儿童患者 18 岁前至少发生过 1 次晕厥。高达 5% 的初学走路的孩子有类似的症状即屏气发作。神经反射性晕厥最多（61%~71%），其次是脑血管和心理性晕厥（11%~19%），再次是心源性晕厥（6%）。

（2）鉴别诊断：认真询问病史、家族史及体格检查. 是鉴别良性反射性晕厥与其他晕厥的关键。大多数反射性晕厥患儿的一级亲属有晕厥史，对鉴别诊断很有帮助。年轻患者的晕厥可能为少见但危及生命疾病的首发表现，包括长 Q–T 间期综合征、Keams–Sayre 综合征（眼外肌麻痹和进行性心脏传导阻滞）、Brugada 综合征、预激综合征合并心房颤动、儿茶酚胺依赖性多形性室性心动过速、致心律失常性右心室心肌病、先天性心脏病修补术后心律失常、肥厚型心肌病、冠状动脉畸形、肺动脉高压和心肌炎。

（3）病史中获得潜在致命性原因的诊断线索：①响声、惊吓或情绪激动诱发的晕厥；②运动中发生的晕厥；③仰卧位发生的晕厥；④年龄 <30 岁的年轻人猝死的家族史。对此应进行详细全面的检查，以排除遗传性心脏猝死综合征。

（4）诊断方法：对于有典型病史的神经反射性晕厥患者，体格检查和心电图检查无异常，一般可以作出诊断，无须进行其他检查。直立倾斜试验的假阴性率和假阳性率都很高，对于首次发作的神经介导性晕厥患者应慎重进行。直立倾斜试验中，健康的少年儿童仅在建立静脉通路后近乎晕厥的发生率就高达 40%。用于成年人的直立倾斜试验的方案，对少年儿童患者缺乏特异性。为此，儿童倾斜试验的时程应较成年人短。临床研究显示，倾斜 60° 和 70° 的时间 <10 分钟的特异性 >85%。无论倾斜试验的结果如何，长期随访发现，几乎所有的神经反射性晕厥患者经过简单的干预后，症状均可改善或消失。对其他非神经反射性晕厥的诊断检查应该个体化：与心悸有关的晕厥要进行 24 小时动态心电图的检测或埋藏式心电事件记录仪；对于有心脏杂音的患者要进行超声心动图检查；电生理检查对儿童患者意义较小；意识丧失时间较长、惊厥、昏睡症和意识模糊的患者，应进行脑电图检查。

（5）治疗：儿童神经反射性晕厥的治疗包括改良生活习惯、增加盐和液体入量及药物治疗。治疗性生活方式改变可能与药物治疗同等重要。对治疗性生活方式改变后仍有症状的患者，应当采取药物治疗。非对照研究发现，β 受体阻滞剂、氢化可的松和 α 受体激动剂对儿童患者有效。即使对心脏抑制型晕厥的患者，应尽量避免置入起搏器。屏气发作不需治疗，除非长时间心脏停搏引起潜在的脑损伤。

八、与晕厥相关的名词解释

（1）屏气发作：为婴儿短暂意识丧失，有苍白型和发绀型两种类型，发绀型较苍白性常见。其发生机制为血管迷走神经性晕厥。一般预后良好，见于婴儿和小儿。

（2）典型血管迷走神经反射性晕厥：既包括了交感神经反射造成的血管抑制，也包括了迷走神经反射造成的心脏抑制，可以作为神经介导性晕厥的同义词。通常将疼痛、精神刺激、吹奏乐器和长时间站立触发的神经介导的晕厥，称为血管迷走神经反射性晕厥。

（3）痉挛性晕厥：四肢无意识的抽搐常被认为是癫痫。由于癫痫和晕厥涉及治疗决策的不同，因此必须认真鉴别。痉挛性晕厥是指伴有痉挛性抽搐或其他无意识动作的晕厥。

（4）自主神经功能异常与自主神经功能失调：自主神经功能异常是指“家族性自主神经功能障碍”或 Riley–Day 综合征。自主神经功能失调是指自主神经系统各种类型的功能失调。

（5）过度通气性晕厥：过度通气通过收缩血管减少脑血流量，而意识丧失时恢复了自主神经对过度通气的控制。目前，尚不清楚过度通气是否引起真正的意识丧失。过度通气性晕厥一般是过度惊恐状态下过度通气导致晕倒。

（6）近乎晕厥：当脑血流量减少或脑血流停止时，在意识完全丧失前患者往往有预感，主诉头晕目眩、视物模糊、视野缩小、动眼障碍、头痛、恶心、出汗等症状。

（7）神经反射性晕厥：与神经介导性晕厥是同义词，神经反射性晕厥强调了晕厥的发生机制. 神经介导性晕厥强调了神经系统在晕厥中的作用。建议应用神经介导性晕厥。

（8）神经心脏性晕厥：可与神经介导性 / 反射性晕厥互用，与血管迷走神经性晕厥互用可能更合适。神经心脏性晕厥是一种反射性晕厥的特殊形式，晕厥触发因素在于心脏本身。此称谓的不足之处是强调了心脏方面的原因，忽视了周围血管阻力的降低。

（9）血管减压性晕厥：是指具有反射性血压下降而无反射性心动过缓的晕厥。强调了交感神经和副交感神经两个方面的作用，突出强调了外周阻力的降低在晕厥中占主导地位。

（10）一过性意识丧失：具有意识丧失、时间短暂、自限性及不引起脑损伤 4 种特征的临床表现，原因尚未完全明确。

第三节　呼吸困难的诊断思维

一、呼吸困难的相关概念

（1）呼吸异常：是指呼吸的频率、节律与深度的改变。

（2）呼吸困难（dyspnea）：当患者感到空气不足或呼吸急促. 并出现呼吸用力、呼吸肌及辅助呼吸肌均参与呼吸运动，通气增大，呼吸频率、深度与节律都发生明显变化，即称为呼吸困难。辅助呼吸肌参与呼吸是呼吸困难的重要标志。

（3）吸气性呼吸困难：由于上呼吸道不完全阻塞或肺组织顺应性广泛降低，表现为以吸气相为主的呼吸困难，而呼气相不明显。多见于上呼吸道异物、喉水肿、喉癌等，也见于肺间质纤维化、广泛性炎症、肺水肿等。

（4）呼气性呼吸困难：由于呼气时支气管特别是细支气管不完全阻塞，气体不易呼出，表现为以呼气相为主的呼吸困难，而吸气相相对较轻或不明显。多由急性细支气管炎、慢性支气管炎、支气管哮喘、肺气肿等引起。

（5）混合性呼吸困难：病理状态下通过多种机制而影响呼吸，表现为吸气性和呼气性呼吸困难同时存在。临床常见于大量胸腔积液、严重气胸、呼吸肌麻痹、胸廓限制性疾病。

（6）限制性呼吸困难：由各种原因引起的胸廓、胸膜、呼吸肌等异常而明显限制肺通气功能，肺呼吸活动度严重受限，从而导致呼吸困难。

（7）劳力性呼吸困难：患者用力或活动时出现的呼吸困难，经休息后可缓解。常见于左心功能不全或慢性阻塞性肺病的患者。发生机制为用力或活动时心输出量或肺活量不足所致。

（8）夜间阵发性呼吸困难：平卧或睡眠中出现的突发性呼吸困难，患者被迫半卧位甚至坐立位，然后症状缓解。属于左心功能不全的典型表现，又称为心源性哮喘。发生机制为膈肌上抬、静脉回心血量增多，以及入睡后中枢神经敏感性降低，导致明显的缺氧。

（9）端坐呼吸：是指呼吸困难的严重阶段，患者因呼吸困难不能平卧或不能长时间平卧，且呼吸困难难以缓解。常见于严重心功能不全和慢性阻塞性肺病的患者。

二、呼吸困难的病因

呼吸困难的病因复杂，临床上常见的病因为呼吸系统疾病、心血管疾病、纵隔与膈疾病、中毒性疾病、神经系统疾病及精神性疾病等，休克与酸中毒并不少见。

（1）呼吸系统疾病：①上呼吸道疾病，咽喉壁脓肿、扁桃体肿大、喉内异物、喉水肿、喉癌等；②支气管疾病，支气管炎、支气管哮喘、广泛支气管扩张、支气管肿瘤、气管异物等；③肺脏疾病，慢性阻塞性肺病、严重肺炎、重症肺结核、肺不张、肺水肿、巨大肺囊肿、各型尘肺、肺癌、结节病、弥散性肺间质纤维化、肺泡微结石症、肺淀粉样变、肺泡蛋白沉积症、多发性动脉炎、肺肉芽肿病、成人呼吸窘迫综合征等；④胸膜疾病，大量胸腔积液、气胸、胸膜广泛增厚、胸膜间皮瘤等；⑤纵隔疾病，纵隔炎症、纵隔气肿、纵隔肿瘤（如淋巴瘤、畸胎瘤、胸腺瘤）、主动脉瘤、胸内甲状腺肿等；⑥胸壁限制性疾病，胸廓畸形、脊柱后侧凸、肋骨骨折、肋软骨炎、类风湿性关节炎、呼吸肌麻痹、硬皮病、重症肌无力、过度肥胖症等；⑦阻塞性睡眠呼吸暂停综合征。

（2）心脏与大血管疾病：各种原因引起的心力衰竭，如缺血性心肌病、急性心肌梗死（AMI）、心脏瓣膜病、高血压性心脏病、心肌炎、感染性心内膜炎、渗出性或缩窄性心包炎、肺源性心脏病、先天性心脏病、心肌病、心肌淀粉样变、快速性心律失常及各种原因引起的休克。主动脉夹层与主动脉窦动脉瘤破裂（机械并发症）、肺栓塞、肺动脉高压等大血管疾病。

（3）纵隔与膈疾病：纵隔的炎症、气肿、肿瘤，以及膈肌麻痹、膈疝、膈下脓肿等。

（4）中毒性疾病：①药物中毒如吗啡、巴比妥类药物中毒等；②农药中毒如有机磷中毒、灭草剂中毒等；③化学毒物中毒如亚硝酸盐、苯胺、氰化物、一氧化碳、强酸蒸气、氮氧化合物、氯气、氨气、光气、臭氧、二氧化硫、甲醛等中毒。

（5）神经系统疾病：脑炎、脑脓肿、脑肿瘤、颅脑损伤、急性脑血管疾病、各种原因所致的脑水肿、呼吸中枢异常所致的低通气综合征、中枢性睡眠呼吸暂停、急性感染性多发性神经炎（Guillain–Barre 综合征）。

（6）精神疾病：神经官能症、焦虑症、忧郁症等。

（7）血液系统疾病：重度贫血、白血病、红细胞增多症、输血反应。

（8）其他相关因素：酸中毒、严重肾功能不全、大量腹腔积液、气腹、腹内巨大肿瘤、孕后期、肺出血型钩端螺旋体病、肺出血－肾炎综合征、中暑、高原性肺水肿。

三、呼吸困难的确定

疑有呼吸困难的患者，首先确定是否为呼吸困难。此时应观察患者呼吸频率、呼吸深度、呼吸节律、患者体位，腹式呼吸还是胸式呼吸、有无“三凹征”等临床体征。

（1）呼吸频率异常：包括呼吸频率加快和减慢。>20 次 / 分为呼吸频率加快，见于呼吸系统疾病、心血管疾病、贫血、发热等；<10 次 / 分为呼吸频率减慢，为呼吸中枢抑制的表现，常见于麻醉药物、镇静催眠药物中毒，也见于颅内压增高、尿毒症、肝性脑病等。

（2）呼吸深度异常：包括呼吸加深和呼吸变浅。呼吸加深常见于多种原因的代谢性酸中毒，如糖尿病酮症酸中毒、尿毒症性酸中毒。因酸中毒刺激呼吸中枢，出现深而慢的呼吸（Kussmaul 呼吸）。呼吸变浅见于肺气肿、呼吸肌麻痹及服用镇静药物等。

（3）呼吸节律异常：常见的呼吸节律异常为潮式呼吸（Cheyne–Stokes 呼吸），表现为呼吸暂停或呼吸缓慢后逐渐增强的呼吸（潮气量和呼吸频率均加快），然后呼吸逐渐减慢或暂停，并循环往复，反映了呼吸中枢调节呼吸的能力明显降低，是病情严重的表现。常见于中枢神经系统疾病和脑部血液循环严重障碍，如颅内压增高、严重脑动脉硬化、重度心力衰竭、尿毒症、糖尿病急性并发症等。比奥（Biot）呼吸表现为呼吸加快和突然呼吸暂停交替出现，间期多变，属于不规则的节律异常，偶见于中枢神经系统感染、中暑、颅脑外伤。

（4）腹式呼吸或胸式呼吸：男性和儿童常为腹式呼吸，女性则以胸式呼吸为主。呼吸形式的突然改变对提示疾病有一定价值，如急性腹膜炎、大量腹腔积液限制腹部运动而产生胸式呼吸，胸膜炎或其他原因的胸痛可引起胸式呼吸变浅。

四、呼吸困难诊断相关问题

（1）呼吸困难的病史：病史包括既往史和现病史。既往史在诊断呼吸困难的原因方面具有重要的提示价值，绝大多数呼吸困难具有基础疾病和诱发因素，可通过相关的既往史找到诊断线索，而呼吸困难的发病急缓、严重程度和伴随情况有助于进一步明确诊断。

①基础病因：询问是否有呼吸系统疾病、心血管疾病、毒物接触史等病史。从既往病史中寻找可能引起呼吸困难的病因，如有支气管哮喘、慢性支气管炎、慢性阻塞性肺病、职业病病史. 多为肺源性呼

吸困难；如有高血压、冠心病、心肌病、先天性心脏病等，应考虑心源性呼吸困难的可能；中毒性呼吸困难常有药物或毒物接触史；神经系统疾病的呼吸困难多为颅脑疾病的严重阶段，原发病的临床表现比较典型；精神性疾病有既往反复发作的病史；酸中毒引起的深大呼吸常有糖尿病病史等。

②诱发因素：劳力性呼吸困难或胸痛常为慢性或急性心肺疾病的重要诊断线索。劳力诱发的呼吸困难见于各种原因的心力衰竭，也见于慢性阻塞性肺病、尘肺等肺部疾患；劳力诱发的反复发作的胸痛常为心绞痛，劳力诱发的持续性胸痛常为 AMI、自发性气胸。神经官能症、焦虑症、忧郁症等精神疾病引起的呼吸困难，常由精神紧张、激动、劳累等反复诱发。

③发病急缓：部分呼吸困难有反复发作史，呈慢性进展过程，病情相对稳定，临床上可有比较充足的时间询问病史、体格检查和辅助检查进一步明确诊断。少数患者呼吸困难突然发生，呈急性进展，并可危及生命，常见于重症哮喘、肺栓塞、急性呼吸窘迫综合征、气胸、窒息、急性心力衰竭、心包压塞、中毒性疾病等，需要立即救治。

④伴随症状：呼吸困难的伴随情况在部分疾病中虽有重叠，但不少症状在疾病诊断中具有重要提示价值，如呼吸困难伴发热提示感染性疾病，伴有呼吸道症状提示呼吸系统疾病，伴有胸痛常提示 AMI 或肺栓塞，急性呼吸窘迫综合征常有休克、创伤和感染病史。

⑤表情与姿态：重度心力衰竭常呈端坐位；大量胸腔积液常向患侧卧位；肺气肿患者常呈静坐呼吸；AMI、肺栓塞、急性肺水肿常有焦躁不安及惊恐等急性表现；神经系统疾病常有意识障碍、颅内压增高等表现；精神疾病常有反复发作的精神紧张、焦虑、忧郁等表现。

⑥年龄因素：老年人多考虑慢性阻塞性肺病、冠心病、肿瘤等，青壮年多考虑结核、胸腔积液、风湿性心脏病等，儿童多考虑呼吸道异物、先天性心脏病及急性感染等。

（2）呼吸困难伴随情况的提示价值

①呼吸困难伴发热：多见于感染性疾病，如急性呼吸道感染、肺炎、急性胸膜炎、急性心包炎、感染性心内膜炎、纵隔和膈肌炎症，也见于 AMI、肿瘤或累及肺部的结缔组织病。

②呼吸困难伴声音嘶哑与喘鸣：多见于急性上呼吸道疾病，如咽后壁脓肿、急性喉炎、喉部异物、喉水肿等，严重时可导致窒息和猝死。

③呼吸困难伴咳嗽（痰）：见于呼吸系统感染性疾病，如急性呼吸道感染、肺炎。

④呼吸困难伴胸痛：见于 AMI、急性心包炎、急性胸膜炎、气胸和肺栓塞。

⑤呼吸困难伴胸部饱满：见于大量胸腔积液和张力性气胸。

⑥呼吸困难伴肺部叩诊音异常：大叶性肺炎、胸腔积液、肺不张叩诊为浊音，肺气肿叩诊呈过清音，气胸叩诊呈鼓音。

⑦呼吸困难伴呼吸音异常：单侧呼吸音减弱见于大叶性肺炎、胸腔积液、气胸、肺栓塞等，而对侧呼吸音增强；双侧呼吸音减弱见于肺气肿、急性呼吸窘迫综合征、胸腔积液等。

⑧呼吸困难伴干性啰音：见于支气管哮喘、急性支气管炎、慢性支气管炎急性发作、急性细支气管炎、支气管肺炎等，也见于急性左心衰竭。

⑨呼吸困难伴心浊音界扩大：见于心脏器质性疾病尤其是高血压心脏病、心脏瓣膜病（二尖瓣或主动脉瓣）、心肌病、心包积液，也见于纵隔疾病如纵隔炎症、气肿、肿瘤等。

⑩呼吸困难伴血压急剧升高：各种原因的急性左心衰竭均可有血压升高，但对于血压增高显著且无慢性心力衰竭病史者，高度提示高血压性急性左心衰竭的可能。

⑪呼吸困难伴脉搏异常：脉搏细速常为快速性心律失常的表现，心率过快可诱发急性心力衰竭；脉搏缓慢常提示缓慢性心律失常，如病窦综合征、高度或完全性房室传导阻滞（AVB），心率过慢也出现急性心力衰竭的表现。

（3）呼吸困难实验室检查的临床价值

①血常规：识别有无感染、贫血、嗜酸性粒细胞增多症等。

②电解质：判定有无电解质异常，有助于预防或纠正心律失常。

③肾功能：评价有无肾功能不全及其严重程度。

④血糖与酮体：识别有无糖尿病并发症，特别是糖尿病酮症酸中毒。

⑤心力衰竭标志物：鉴别肺源性还是心源性呼吸困难，具有重要临床价值。

⑥心肌损伤标志物：识别有无心肌炎症和坏死，评估病情的危险性。

⑦ D- 二聚体：筛查有无深静脉血栓形成和肺栓塞的重要指标。

⑧血气分析：评估低氧血症、二氧化碳潴留和判定酸碱失衡的类型。

⑨肺功能检查：识别慢性阻塞性肺病及评估其严重程度。

（4）呼吸困难影像学检查的临床价值

①心电图：识别有无缺血性心脏病和 AMI，提供心包积液和肺栓塞的诊断线索。

② X 线胸片：判定有无肺部疾病，评估肺部疾病的类型。

③超声心动图：评估有无心脏扩大、瓣膜疾病、心肌肥厚、心包积液、肺动脉高压等。

④穿刺抽液：既可用于诊断性抽液，又可用于治疗性抽液。

⑤ CT 肺动脉造影：评估肺动脉有无栓塞、狭窄与扩张等异常，具有确诊价值。

⑥颅脑 CT 检查：判定急性脑血管病的类型及其严重程度。

⑦内镜检查：对难以明确诊断呼吸道疾病的患者可选择喉镜、支气管镜等检查。

⑧活组织检查：明确某些疾病的诊断，如肿瘤、肺间质纤维化、肺泡蛋白沉积症等。

五、呼吸困难的常见疾病与临床特点

（1）呼吸系统疾病的临床特点

①上呼吸道疾病：多见于儿童或老年人，多起病急骤，表现为吸气性呼吸困难，伴有声音嘶哑和喘鸣音，部分进展为窒息，甚至死亡。在儿童中以咽后壁脓肿、急性喉炎、吞咽异物多见，老年人以痰液、食物引起的呼吸困难甚至窒息常见。

②支气管疾病：a. 急性支气管炎，成年人极少发生呼吸困难，多见于儿童，表现为急性细支气管炎，伴严重的中毒症状和呼吸道阻塞、呼吸困难严重，甚至危及生命；b. 慢性支气管炎，多发于冬春季，中年以上反复发作的咳嗽、咳痰病史，逐渐发展为慢性阻塞性肺病和（或）肺源性心脏病，病程长，呼吸困难逐渐加重，但在急性感染时可出现严重的呼吸困难；c. 支气管哮喘，急性发作并具有季节性，喘息伴有咳嗽、咳痰，肺部满布干性啰音，一般无湿性啰音；d. 支气管阻塞，常见于异物、黏痰、血块、肿瘤阻塞或压迫，可呈急性发作的呼吸困难，完全阻塞支气管时表现为肺不张，部分阻塞时表现为肺气肿。

③肺部疾病：a. 肺炎，急性起病，中毒症状严重，高热或肺实变均可引起呼吸困难，肺部湿性啰音可提示诊断，血白细胞计数升高，X 线检查显示肺部阴影和痰培养阳性可明确诊断；b. 慢性阻塞性肺病，具有支气管疾病的反复发作史，早期为劳力性呼吸困难，逐渐发展为静息时呼吸困难，以呼气性呼吸困难为主要表现，伴有干性和（或）湿性啰音，肺气肿体征和 X 线征象有助于诊断，确诊需要肺功能检测。c. 肺不张，局限性肺不张常无明显症状，大块性肺不张常出现呼吸困难，甚至休克，多为支气管异物、痰液、血液、肿瘤所致，体征因肺不张的部位和大小而异. X 线检查可明确肺不张的部位和大小，但难以明确病因。d. 肺结核，广泛的肺结核病变如慢性纤维空洞型肺结核、干酪性肺炎，以及急性粟粒性肺结核可出现呼吸困难，X 线和痰结核菌检查有助于诊断。e. 尘肺，渐进性呼吸困难，诊断主要依据职业病史和 X 线胸片检查（结节影或网状影）。f. 肺癌，肺癌弥散性浸润肺部，以及伴有肺不张、支气管肺炎或转移引起的大量胸腔积液、上腔静脉综合征时，可出现呼吸困难。X 线检查有助于明确肺癌引起呼吸困难的临床情况。g. 结节病，慢性非干酪性肉芽肿，可波及全身，但以肺损害为主。呼吸困难为晚期表现，伴有发热、咳嗽、皮肤结节等。X 线检查显示肺门淋巴结肿大及两肺结节影或纤维化影。h. 急性肺水肿，主要发生于急性左心衰竭、肺炎、刺激性气体、颅脑外伤、输血或输液过快及高山缺氧等。病因较为明确，突然发病，严重呼吸困难伴发绀，咳大量白色或粉红色泡沫痰，双肺弥散湿性啰音，多有休克征象。X 线检查显示尖端指向肺门的蝶形阴影。i. 急性呼吸窘迫综合征，继发于休克、创伤、严重感染等疾病，表现为突然发生的难以解释的呼吸困难和持续加重的低氧血症。诊断主要依据临床表现和血气分析。肺部湿性啰音和 X 线影像体征并非为早期表现。j. 弥散性肺间质

纤维化，进行性呼吸困难，伴咳嗽、咳痰、胸痛，严重者出现发绀。典型X线表现为肺野弥散性条索状肺纹理增多并延及外周。确诊需依靠活检。k. 肺泡蛋白沉积症，少见且病因不明，发病隐匿，咳嗽多痰，呼吸困难呈进行性加重，甚至出现呼吸衰竭。典型X线表现为中、下部肺野弥散性放射性模糊阴影（呈羽毛状）。确诊有赖于肺组织活检或痰PAS染色检查。

④胸膜疾病：a. 自发性气胸，发病急骤，呼吸困难的程度因肺压缩程度的不同而不同，伴胸痛，胸部体征和X线检查有助于明确诊断。b. 胸腔积液，急性形成的大量胸腔积液伴呼吸困难，体征和X线检查有助于确定胸腔积液；明确胸腔积液性质和病因需要诊断性穿刺和病理学检查。c. 胸膜肿瘤，呼吸困难常见于恶性肿瘤，原发性以胸膜间皮瘤多见，可引起广泛性胸膜增厚、大量血性积液而导致呼吸困难；转移性常见于肺癌、乳腺癌、胃癌等，呼吸困难由大量胸腔积液引起。

（2）心脏及大血管疾病的临床特点

①心力衰竭：分为急性心力衰竭和慢性心力衰竭，两者的病因有所不同，而且呼吸困难的程度和类型也不相同。注意识别AMI、主动脉夹层，以及主动脉窦动脉瘤破裂引起的机械性并发症所导致的急性心力衰竭和心源性休克。

②心包积液：急性或慢性心包炎引起的大量积液时都可出现呼吸困难，需注意的是心包积液的症状主要取决于心包积液的速度，急性非大量积液也可产生心包压塞。其特点是发病初期常有胸痛、发热，可有明显的呼吸困难，常伴有心包压塞的其他症状和体征，超声心动图是敏感的检查方法，明确心包积液的病因需要心包穿刺及病理学检查。注意识别AMI、主动脉夹层及主动脉窦动脉瘤破裂所致的急性心包压塞。

③肺栓塞：具有深静脉血栓或右心血栓形成的危险因素，突发的呼吸困难伴有胸痛、咯血或发绀，常伴有烦躁、大汗、低血压等休克征象。D-二聚体是主要的筛查手段，心电图和X线检查可提供诊断线索，确诊需要CT肺动脉造影和肺核素灌注通气扫描。

（3）其他系统疾病的临床特点

①纵隔及膈疾病：纵隔病变可引起显著纵隔扩大，压迫邻近器官如心脏、支气管和肺等引起呼吸困难，影像学检查如X线、CT显示纵隔异常影像。膈肌病变引起的呼吸困难在X线胸片上显示膈肌上抬并呈水平状，膈肌活动度减弱或消失。

②中毒性疾病：具有药物或毒物接触史，明确地中毒途径，典型的临床表现，相应的辅助检查异常，特效解毒剂和拮抗剂有效。

③神经系统疾病：见于重症中枢神经系统疾病，因损害部位和程度不同而出现不同的异常呼吸类型，如潮式呼吸（间脑和中脑上部损害）、中枢型呼吸（深快而均匀伴鼾音和吸气凹陷，为中脑下部及脑桥上部损害）、间歇呼吸（脑桥下部与延脑上部损害）、延脑型呼吸（呼吸不规则伴暂停，呼吸频率<12次/分）等。

④精神疾病：多见于青年女性，紧张、激动、劳累可诱发；突发呼吸困难，呼吸快速而表浅；因通气过度而出现呼吸性碱中毒和手足搐搦；具有反复发作的特点。

六、急性呼吸困难的快速诊断和处理原则

（1）急性呼吸困难的常见疾病：①呼吸系统疾病，重症支气管哮喘、严重肺炎、肺栓塞、急性呼吸窘迫综合征、气胸、窒息等；②心血管疾病，急性左心衰竭（AMI、严重心律失常、严重高血压、心脏机械性并发症）、心包压塞等；③中毒性疾病，主要为农药中毒或化学毒物中毒；④神经系统疾病，颅脑损伤、急性脑血管意外等；⑤其他，中暑、高原性肺水肿等。对于急性呼吸困难要抓住关键要素，立即采取抢救措施，以挽救患者的生命。

（2）急性呼吸困难的快速诊断流程：有无毒物接触史和中毒途径→有：中毒性；无，进一步询问病史和伴随症状→寻找诊断线索并确定属于哪个系统（呼吸系统或心血管系统）→即刻检查心力衰竭标志物、D-二聚体、床旁心电图或床旁X线→相应的检查异常时，如心力衰竭标志物显著异常诊断为心力衰竭，D-二聚体显著升高提示肺栓塞，床旁心电图异常则诊断AMI或提示心包积液（需床旁超声心

动图确诊）；床旁X线胸片异常提示肺部病变；检查正常时，考虑非心源性和肺源性，进一步颅脑CT检查→异常，确诊脑血管病；正常，考虑精神疾病。

（3）诊断中注意的问题：①依据病史、体征和伴随症状可以对大多数呼吸困难的病因进行初步判定. 确诊需要实验室和器械检查；②床旁快速检查是初步诊断的主要手段，对急性呼吸困难的病因和危险性判定十分重要；③对难以明确诊断的患者，可同时进行床旁多种检测项目；④部分疾病即使床旁检测异常，也需要通过实验室或大型固定设备检查进一步诊断，如CT或MRI、穿刺抽液检验或病理组织学检查;⑤危及生命的呼吸困难必须坚持先抢救后检查的原则,首先处理危及生命的紧急情况和严重征象。

（4）急性呼吸困难的处理原则：①对于所有呼吸停止、心脏骤停患者必须进行常规的心肺复苏，并在积极心肺复苏的基础上积极处理病因；②对于非心肺复苏患者但有危及生命的紧急情况如窒息，需要立即处理并予以解除；③对于呼吸困难严重而病情不稳定患者，如低血压、休克、肺水肿等，应给予相应处理，同时快速进行实验室检测以尽快明确病因，以便进一步采取救治措施；④对有呼吸困难但病情尚稳定者，如果诊断明确，应该积极治疗原发病和纠正诱发因素；若诊断仍不明确，应当进行必要的检查以尽快制做出诊断。

第二章

心律失常

第一节　期前收缩

期前收缩是指起源于窦房结以外的异位起搏点而与基本心律中其他搏动相比在时间上过早发生的搏动，又称过早搏动，简称早搏。几乎 100% 的心脏病患者和 90% 以上的正常人均可发生，是临床上最常见的心律失常。

一、病因

（1）生活习惯：过多的茶、烟、咖啡或腹内胀气、便秘、过度疲劳、紧张或忧虑等精神刺激或情绪波动常常是发生期前收缩的诱因。

（2）神经反射，特别是通过胃肠道的感受器所激发的神经反射更为常见。当运动或饱餐使心率加快，随后在休息时心率又逐渐减慢时容易出现。亦有人在卧床，准备入睡之际发生。

（3）药物：如麻黄碱、肾上腺素、异丙肾上腺素亦可诱发期前收缩。器质性心脏病患者，特别是心脏功能代偿失调发生了心功能衰竭时，期前收缩往往增多。服用强心药如洋地黄制剂后，心力衰竭得到控制，期前收缩减少或消失。若在继续服用洋地黄制剂过程中，反而引起更多的室性期前收缩，甚至发生二联律，这往往是洋地黄中毒或过量的结果。

（4）手术或操作：心脏手术过程中特别是当手术进行到直接机械性刺激心脏传导系统时，期前收缩几乎是不可避免的。此外，在左、右心脏导管检查术、冠状动脉造影术中，当导管尖端与心室壁，特别是与心室间隔接触时，或注射造影剂时，都往往引起各式各样的心律失常，其中期前收缩便是最常见的一种。此外，胆道疾病、经气管插管的过程中亦容易发生期前收缩。

（5）各种器质性心脏病：尤其是慢性肺部疾病、风湿性心脏病、冠心病、高血压心脏病等，房性期前收缩更加常见。一组多中心临床研究提供的 1372 例 65 岁以上老年人大样本资料，经 24h 动态心电图检测，发现房性期前收缩检出率为 97.2%，而超过连续 3 次以上的室上性心动过速几乎占一半。90% 以上的冠心病、扩张型心肌病患者可出现室性期前收缩。二尖瓣脱垂患者常见频发和复杂的室性期前收缩，如果伴有二尖瓣关闭不全造成的血流动力学损害、心源性晕厥病史、频发的室性期前收缩则提示可能有猝死的危险。而且，无论何种原因所致的心力衰竭，均常发生室性心律失常，频发室性期前收缩的发生率可达 80% 以上，40% 可伴短阵室速，常成为心力衰竭患者发生猝死的主要原因。

二、产生机制

（1）折返激动：折返激动是指心脏内某一部位在一次激动完成之后并未终结，仍沿一定传导途径返回到发生兴奋冲动的原发部位，再次兴奋同一心肌组织并引起二次激动的现象。在折返激动中，如果折返一次即为折返性早搏。由折返激动形成的早搏其激动来自基本心律的起搏点而并非来自异位起搏点，折返激动是临床上最常见的早搏发生原理。环行折返或局灶性微折返如折返途径相同则过早搏动形态一致；如折返中传导速度一致，则过早搏动与前一搏动的配对时间固定。

（2）并行心律：心脏内有时可同时有两个起搏点并存，一个为窦房结，另一个为异位起搏点，但其周围存在着完全性传入阻滞，因而不受基本心律起搏点的侵入，使两个起搏点能按自身的频率自动除极互相竞争而激动心房或心室。因异位起搏点的周围同时还有传出阻滞，故异位起搏点的激动不能任何时候都可以向四周传播，只有恰遇周围心肌已脱离不应期，才能以零星早搏的形式出现，若异位起搏点周围的传出阻滞消失，可形成并行心律性心动过速。并行心律是异位起搏点兴奋性增高的一种特殊形式，是产生早搏的一个重要原因。

（3）异位起搏点的兴奋性增高：①在某些条件下，如窦性冲动到达异位起搏点处时由于魏登斯基现象，使该处阈电位降低及舒张期除极坡度改变而引起过早搏动；②病变心房、心室或浦肯野纤维细胞膜对不同离子通透性改变，使快反应纤维转变为慢反应纤维，舒张期自动除极因而加速，自律性增强，而产生过早搏动。

三、分类

根据异位搏动发生部位的不同，可将期前收缩分为窦性、房性、房室交界性和室性期前收缩，其中以室性期前收缩最为常见，房性次之，交界性比较少见，窦性极为罕见。

描述期前收缩心电图特征时常用到下列术语：

（1）联律间期（couplinginterval）：指异位搏动与其前窦性搏动之间的时距，折返途径与激动的传导速度等可影响联律间期长短。房性期前收缩的联律间期应从异位 P 波起点测量至其前窦性 P 波起点，而室性期前收缩的联律间期应从异位搏动的 QRS 波起点测量至其前窦性 QRS 波起点。

（2）代偿间歇（compensatory pause）：当期前收缩出现后，往往代替了一个正常搏动，其后就有一个较正常窦性心律的心动周期为长的间歇，叫作代偿间歇。由于房性异位激动，常易逆传侵入窦房结，使其提前释放激动，引起窦房结节律重整，因此房性期前收缩大多为不完全性代偿间歇。而交界性和室性期前收缩，距窦房结较远不易侵入窦房结，故往往表现为完全性代偿间歇。在个别情况下，若一个室性期前收缩发生在舒张期的末尾，可能只激动了心室的一部分，另一部分仍由窦房结下传的激动所激发，这便形成了室性融合波。

（3）插入性期前收缩：指插入在两个相邻正常窦性搏动之间的期前收缩。

（4）单源性期前收缩：指期前收缩来自同一异位起搏点或有固定的折返径路，其形态、联律间期相同。

（5）多源性期前收缩：指在同一导联中出现 2 种或 2 种以上形态及联律间期互不相同的异位搏动。如联律间期固定，而形态各异，则称为多形性期前收缩，其临床意义与多源性期前收缩相似。

（6）频发性期前收缩：依据出现的频度可人为地分为偶发和频发性期前收缩。目前一般将≤ 10 次 / 小时（≤ 5 次 / 分）称为偶发期前收缩，≥ 30 次 / 小时（5 次 / 分）称为频发期前收缩。常见的二联律（bigeminy）与三联律（trigeminy）就是一种有规律的频发性期前收缩。前者指期前收缩与窦性心搏交替出现；后者指每 2 个窦性心搏后出现 1 次期前收缩。

四、临床表现

由于患者的敏感性不同，可无明显不适或仅感心悸、心前区不适或心脏停搏感。高血压、冠心病、心肌病、风湿性心脏病病史的询问有助于了解早搏原因指导治疗，询问近期内有无感冒、发热、腹泻病史有助于判断是否患急性病毒性心肌炎，洋地黄类药物、抗心律失常药物及利尿剂的应用有时会诱发早搏的发生。

五、体检发现

除原有基础心脏病的阳性体征外，心脏听诊时可发现在规则的心律中出现提早的心跳，其后有一较长的间歇（代偿间歇），提早出现的第一心音增强，第二心音减弱，可伴有该次脉搏的减弱或消失。

六、心电图检查

1. 房性期前收缩（premature atrial complex）　心电图表现：①期前出现的异位 P 波，其形态与窦性 P 波不同；② PR 间期 >0.12s；③大多为不完全性代偿间歇，即期前收缩前后两个窦性 P 波的间距小于正常 PP 间距的两倍（图 2–1 某些房性期前收缩的 PR 间期可以延长；如异位）。P 波后无 QRS–T 波，则称为未下传的房性期前收缩；有时 P 波下传心室引起 QRS 波群增宽变形，多呈右束支传导阻滞图形，称房性期前收缩伴室内差异性传导。

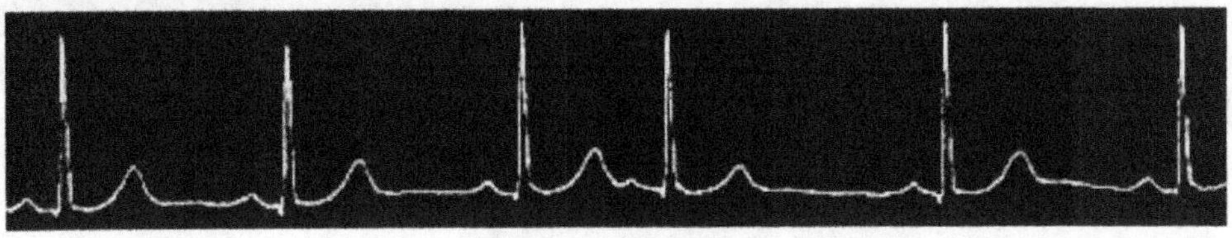

图 2–1　房性期前收缩

2. 房室交界性期前收缩（premature junctional complex）　心电图表现：①期前出现的 QRS–T 波，其前无窦性 P 波，QRS–T 波形态与窦性下传者基本相同；②出现逆行 P 彼（P 波在Ⅱ、Ⅲ、aⅦ导联倒置，aⅥR 导联直立），可发生于 QRS 波群之前（PR 间期 <0.12s）或 QRS 波群之后（RP 间期 <0.20s），或者与 QRS 波相重叠；③大多为完全性代偿间歇（图 2–2）。

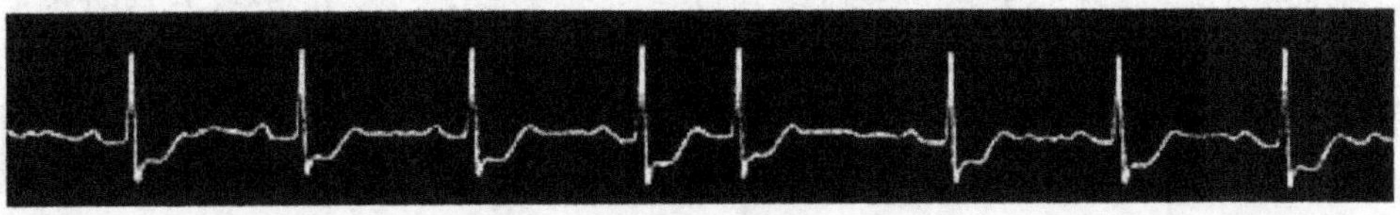

图 2–2　房室交界性期前收缩

3. 室性期前收缩（premature ventricular complex）　心电图表现：①期前出现的 QRS–T 波前无 P 波或无相关的 P 波；②期前出现的 QRS 波形态宽大畸形，时限通常 >0.12s，T 波方向多与 QRS 波的主波方向相反；③往往为完全性代偿间歇，即期前收缩前后的两个窦性 P 波间距等于正常 PP 间距的两倍（图 2–3）。

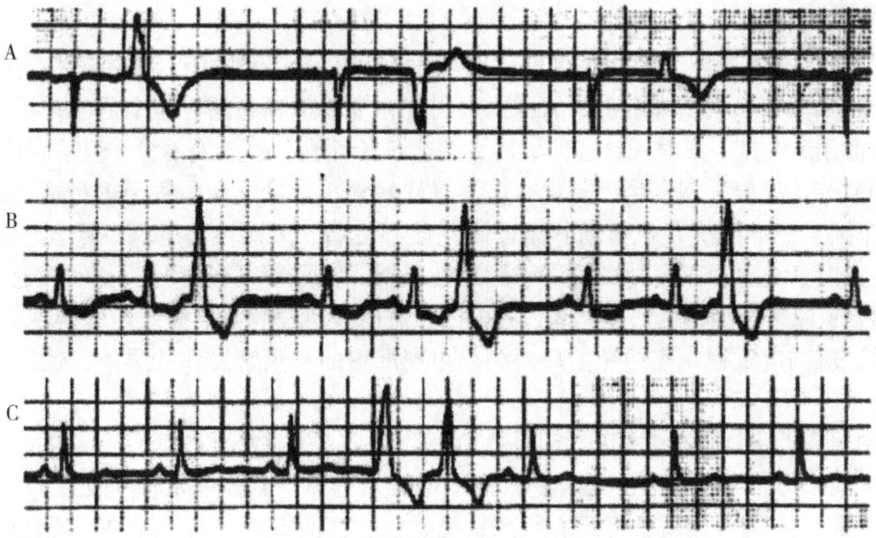

图 2–3　室性期前收缩

A. 多源性室性早搏；B. 三联律；C. 成对的室性早搏

室性期前收缩（室早）显著变形增宽，QRS 波 >160ms，常强烈提示存在器质性心脏病。室性期前收缩的配对间期多数固定，配对间期多变的室性期前收缩可能为室性并行心律。过早出现的室性期前收缩，靠近前一心动周期 T 波的顶峰上，称为 R on T 现象，易诱发室颤或室速，特别当心肌缺血、电解质紊乱及其他导致室颤阈值下降的情况时，R on T 现象具有较大危险性（表 2–1）。

表 2–1　室性前期收缩的 Lown 分级

分级	心电图特点
0	无室性期前收缩
1	偶发，单一形态室性期前的收缩 <30 次 / 小时
2	频发，单一形态室性期前收缩≥ 30 次 / 小时
3	频发的多形性室性期前收缩
4A	连续的，成对的室性期前收缩
4B	连续的或≥ 3 次的室性期前收缩
5	R onT 现象

七、诊断

根据体表心电图或动态心电图形态，房性期前收缩和室性期前收缩的诊断不难确定。临床上还需要对期前收缩进行危险分层，区分生理学和病理性期前收缩，尤其是对室性期前收缩要判断其对预后的影响。

房性期前收缩可见于正常健康人和无心脏病患者，但正常健康人频发性房性期前收缩极为少见。房性期前收缩多见于器质性心脏病患者。当二尖瓣病变、甲状腺功能亢进、冠心病和心肌病中发生频发性房性期前收缩时，特别是多源性早搏时，常是要发生心房颤动的先兆。以下房性期前收缩可能与器质性心脏病有关，常提示为病理性期前收缩：①频发持续存在的房性期前收缩；②成对的房性期前收缩；③多形性或多源性房性期前收缩；④房性期前收缩二联律或三联律；⑤运动之后房性期前收缩增多；⑥洋地黄应用过程中出现房性期前收缩。

八、治疗

早搏分为功能性和病理性两类，功能性早搏一般不需要特殊治疗，病理性早搏则需要及时进行处理，否则可能引起严重后果，甚至危及生命。了解和掌握功能性和病理性早搏的鉴别知识，及时进行判断，这对于疾病的预防和治疗具有重要意义。

1. 功能性早搏　在中青年人中并不少见，大多数查不出病理性诱因，往往是在精神紧张、过度劳累、吸烟、酗酒、喝浓茶、饮咖啡后引起的，一般出现在安静或临睡前，运动后早搏消失，功能性早搏一般不影响身体健康，经过一段时间，这种早搏大多会不治而愈，故无须治疗，但平时应注意劳逸结合，避免过度紧张和疲劳，思想乐观，生活有规律，不暴饮暴食、过量饮酒，每天进行适当的体育锻炼。

2. 病理性早搏　患心肌炎、冠状动脉粥样硬化性心脏病、风湿性心脏病、甲亢性心脏病、二尖瓣脱垂及洋地黄中毒时，也常出现早搏，这属于病理性早搏。常见于下列情况：发生于老年人或儿童；运动后早搏次数增加；原来已确诊为心脏病者；心电图检查除发现早搏外，往往还有其他异常心电图改变。对于病理性早搏，应高度重视，需用药治疗，如果出现严重的和频繁发作的早搏，最好住院进行观察和治疗。

3. 功能性和器质性室性期前收缩的鉴别

（1）QRS 波群时间：若心肌本身无病变，则不论心室异位起搏点在心室何处，QRS 波群时间均不会超过 0.16s。更宽大的 QRS 波群常提示心肌严重受累，这样的室性期前收缩是器质性的。

（2）QRS 波群形态：异位起搏点位于右室前壁（或室间隔前缘）和心底部的室早，多属于功能性的。

（3）QRS 波群形态结合 ST–T 改变：这是由 Schamroch，提出的鉴别方法（见表 2–2）。

表 2-2　Schamroch 功能性和器质性室早的比较法

心电图特点	功能性室早	器质性室早
QRS 波振幅	≥ 20mm	< 10mm
QRS 波时间	<0. 14s	>0. 14s
粗钝切迹	无	常见
ST 段等电位线	ST 段起始部无等电位线	有
T 波	不对称，与 QRS 波反向	对称、高尖、与 QRS 波同向

（4）运动负荷试验：一般认为休息时有室早，运动时消失者多属于功能性；运动时出现且为频发，则器质性的可能性大。

4. 房性早搏　应积极治疗病因，必要时可选用下列药物治疗：① β 受体阻滞剂，如普萘洛尔（心得安）；②维拉帕米（异搏定）；③洋地黄类，适用于伴心力衰竭而非洋地黄所致的房性早搏，常用地高辛 0.25mg，1 次 / 日；④奎尼丁；⑤苯妥英钠 0.1g，3 次 / 日；⑥胺碘酮。前两类药物对低血压和心力衰竭患者忌用。

5. 房室交界性早搏的治疗　与房性早搏相同，如无效，可试用治疗室性早搏的药物。

6. 室性早搏的治疗　室性期前收缩的临床意义可参考以下情况判断并予以重视：①有器质性心脏病基础，如冠状动脉疾病（冠心病）、急性心肌梗死、心肌病、瓣膜疾病等；②心脏功能状态，如有心脏扩大、左心室射血分数低于 40% 或充血性心力衰竭；③临床症状，如眩晕、黑矇或晕厥先兆等；④心电图表现，如室性期前收缩呈多源、成对、连续≥ 3 个出现，或在急性心肌梗死或 QT 间期延长基础上发生的 R on T 现象。治疗室性早搏的主要目的是预防室性心动过速，心室颤动和心脏性猝死。

室早的治疗对策如下：①无器质性心脏病的患者，室早并不增加其死亡率，对无症状的孤立的室早，无论其形态和频率如何，无须药物治疗。②无器质性心脏病的患者，但室性期前收缩频发引起明显心悸症状，影响工作和生活者，可酌情选用美西律、普罗帕酮，心率偏快、血压偏高者可用 β 受体阻滞剂。③有器质性心脏病，伴轻度心功能不全（左心室射血分数 40%~50%），原则上只处理心脏病，不必针对室性期前收缩用药，对于室性期前收缩引起明显症状者可选用普罗帕酮、美西律、莫雷西嗪、胺碘酮等。④急性心肌梗死早期出现的室性期前收缩可静脉使用利多卡因、胺碘酮。⑤室性期前收缩伴发心力衰竭、低钾血症、洋地黄中毒、感染、肺源性心脏病等情况时，应首先治疗上述病因。

7. 室性早搏的经导管射频消融治疗　导管消融术的出现极大地改变了心律失常临床治疗模式，使得心律失常的治疗从姑息性的控制转向微创性的根治术。经过十余年的发展，已经成为绝大多数快速性心律失常的一线治疗。

对于有明显临床症状、药物治疗无效或患者不能耐受、无伴发严重器质性心脏病的频发室性期前收缩患者，可考虑经导管射频消融。根据患者室性期前收缩发生时的体表心电图可以初步诊断室性期前收缩的起源部位在左心室或右心室，经激动标测结合起搏标测，可确定消融部位。目前还可以结合三维电解剖标测手段（Carto、Ensite3000），提高消融治疗成功率。

射频消融的适应证选择可参考下列条件：①心电图及动态心电图均证实为频发单形性室性早搏，室早稳定，而且频发，24h 动态心电图显示同一形态的室性早搏通常超过 1 万次以上，或占全天心律的 8% 以上；②有显著的临床症状，心理治疗加药物治疗无效或药物有效但患者不能耐受长期药物治疗或者不愿意接受药物治疗者；③因频发室早伴心悸、乏力症状和（或）精神恐惧，明显影响生活和工作者；④因频发室早影响到学习或就业安排，有强烈根治愿望。

射频消融的禁忌证：①偶发室性期前收缩；②多源性室性期前收缩；③器质性心脏病所致室性期前收缩。

室性期前收缩导管射频消融特点：①室性期前收缩多起源于右室流出道；②多采用起搏标测；③无早搏时不宜进行标测和消融；④消融成功率高，并发症少。

九、室性早搏的并发症

本病会诱发室性心动过速、心室颤动，在严重的情况下还会导致心脏性猝死。

1. 室性心动过速　室性心动过速是指起源于希氏束分叉处以下的3~5个以上宽大畸形QRS波组成的心动过速，与阵发性室上性心动过速相似，但症状比较严重，小儿烦躁不安，苍白，呼吸急促，年长儿可诉心悸，心前区疼痛，严重病例可有晕厥、休克、充血性心力衰竭者等，发作短暂者血流动力学的改变较轻，发作持续24h以上者则可发生显著的血流动力学改变，体检发现心率增快，常在150次/分以上，节律整齐，心音可强弱不等。

2. 心室颤动（VF）　是由于许多相互交叉的折返电活动波引起，其心电图表现为混乱的记录曲线，VF常可以致死，除非用直流电除颤（用胸部重击或抗心律失常药物除颤难以奏效）。

3. 心脏性猝死　猝死系-临床综合征，指平素健康或病情已基本恢复或稳定者，突然发生意想不到的非人为死亡，大多数发生在急性发病后即刻至1h内，最长不超过6h者，主要由于原发性心室颤动、心室停搏或电机械分离，导致心脏突然停止有效收缩功能。

第二节　心房颤动

（一）病因及发病机制

凡能够引起窦房结损伤、缺血、心肌病变或心房压增高、心房扩大的各种疾病均可发生心房颤动（atrial fibrillation，AF），是人类最常见的心律失常类型之一。青年人最常见的病因是风湿性心脏病，尤其是二尖瓣狭窄；老年人则常见于老年退行性心脏瓣膜病；还可见于心肌病、心肌炎、缩窄性心包炎、甲亢、先天性心脏病、预激综合征、冠心病等，亦可见于洋地黄中毒患者。部分阵发性心房颤动可见于正常人或无明确原因，反复发作，又称之为孤立性心房颤动或特发性房颤。在使用洋地黄过程中，若心房颤动伴室内差异性传导，提示洋地黄用量不足；若心房颤动出现室性早搏，心室率慢而节律齐，常提示中毒。其发生是由于心房内存在多个折返环，多发的环行激动使心房失去有效的收缩，而表现为心房颤动。其他机制，如心房内多个起搏点自律性增高尚未得到证实。房颤开始时，常表现为阵发性、反复发作，持续时间延长而转变为持续性或永久性房颤。

（二）临床要点

1. 症状与体征　心率慢者可无症状，或自觉心跳不规则；心室率快者可有心悸、疲乏、虚弱、头晕、无力、恶心、面色苍白等症状；严重二尖瓣狭窄者可诱发急性肺水肿。体征可有：①动脉脉搏和心搏完全不规则。②心脉率不一致而表现为脉短绌，心率越快则脉短绌越明显。③听诊心音强弱不等。

2. 心电图表现

（1）各导联P波消失，代之以形态、振幅、间期完全不一的基线波动（f波），频率为350~600次/min，心室律绝对不齐，即RR间期绝对不等，一般在120~180次/min，不超过200次/min，QRS波群一般呈室上性。f波在心电图上可能相当显著，类似不纯性扑动，也可能非常细小，甚至看不到。一般来说，f波愈粗大，频率愈低；愈纤细，频率愈高。

（2）心房颤动伴室内差异性传导：心房颤动时，下传的心室搏动其QRS波群可以正常或宽大，宽大的QRS波群可由于同时存在束支传导阻滞、预激综合征或时相性室内差异性传导引起：心房颤动，由于室率多快速而不规则，常有Ashman现象，故比心房扑动更易产生室内差异性传导，而形成宽大畸形的QRS波群。QRS波群多呈右束支传导阻滞图形（占90%），其起始向量多与正常心搏一致，偶可呈左束支传导阻滞图形。前一个心动周期愈长，“联律间期”愈短，则QRS波群增宽愈显著，同时无代偿间歇。

（3）心房颤动伴房室传导阻滞：①心房颤动伴Ⅱ度房室传导阻滞：出现不同程度的房室交界性或室性逸搏，发生在比较固定的长间歇后。RR间期虽长短不一，但不规则中有规律，如渐短突长或渐长突长的类文氏现象。心房颤动时f波频率为350~600次/min。生理性干扰、隐匿性传导是机体的保护性反应，也可造成长RR间期，不能单凭RR间期长短决定AVB的存在。②心房颤动伴Ⅲ度房室传导阻滞：心房颤动时，心电图示RR间期相等即说明合并Ⅲ度AVB。根据起搏点部位，QRS时间、频率不一，心室律可表现为非阵发性或阵发性结性心动过速，也可表现为阵发性或非阵发性室性心动过速。室性逸搏心律使QRS宽大畸形。

（4）预激综合征伴心房颤动：①心房颤动常为阵发性。②心室率较快，常大于200次/min，节律完全不规则。③QRS波群时间取决于下传途径，由异常路径下传时，QRS宽大畸形，可有典型预激综合征图形，较为常见。由正常径路下传时，QRS波群正常，此时如伴有室内差异性传导，可使QRS波宽大畸形，易被误认为房颤沿旁路下传；也可在心电图上呈现“手风琴”现象，QRS波群宽大与正常相间出现。

（三）诊断关键

1. 诊断 主要依据临床和心电图表现。

2. 病情危重指标 心房颤动发生后可为持续性，但也有阵发性者，而后反复发作呈持续型房颤。心房颤动时，由于心房失去有效收缩，使心室舒张期充盈不良，故心输出量减少25%~30%，可诱发或加重心力衰竭，尤其当心室率过快时更易发生。心房颤动发生后可能导致心房内血栓形成，尤其是二尖瓣狭窄的患者，当左房极度增大或心室率很快时心房内更易形成血栓，血栓脱落造成动脉栓塞的发生率达41%左右。孤立性房颤一般预后良好，但需预防发生栓塞。预激综合征伴心房颤动由于心室率极快，可引起严重血流动力学异常，甚至心室颤动和猝死。

3. 鉴别诊断

（1）心房颤动合并室内差异性传导与心房颤动合并室性心动过速：①前者心室节律绝对不齐，心室率极快时可基本规则；后者多基本规则（RR间期相差0.01~0.04s）。②前者QRS波多呈三相型，呈右束支阻滞图形，偶可呈左束支阻滞图形，QRS波群时间 <0.14s，易变性大；后者多呈单相性QRS波群，QRS波群时间可 >0.16s，易变性小（除非是多源性室速）。③前者宽大畸形的QRS波群的配对间期多不固定；后者则固定，并且与室性早搏的配对时间相等。④前者无代偿间期，后者有类代偿间歇。⑤前者无室性融合波，后者可有室性融合波及心室夺获。

（2）心房颤动合并预激综合征与心房颤动合并室性心动过速：①前者心室率多超过180次/min；后者常小于180次/min。②前者心室节律不规则，R-R间期相差可超过0.03~0.10s；后者心室节律可稍有不均匀或完全均齐。③前者QRS波群形态宽大畸形，起始部分可见预激波；后者QRS波群很少呈右束支阻滞图形，无预激波。④前者无心室夺获，后者可有心室夺获。⑤前者发作前后心电图可见到预激综合征图形，而后者可能有室性早搏。

（3）心房颤动合并室内差异性传导与心房颤动合并室性早搏：①合并室内差异性传导多发生在心室率较快时，而合并室性早搏多发生在心室率较慢时。②合并室内差异性传导时，QRS波群多呈右束支传导阻滞图形，起始向量与基本心率相同；合并室性早搏时，QRS波群常出现QR、QR或RS形，波形模糊、有切迹，常在QRS波群起始部分已很明显。③合并室内差异性传导时，宽大畸形的QRS波群多紧随在长RR间期后发生（即Ashman现象或称长—短周期），而后者无此规律。④心房颤动合并室内差异性传导无固定的配对间期，而合并室性早搏多有固定的配对间期。⑤合并室内差异传导时，QRS波群畸形程度可有很大差别，QRS波群时间可大于0.12s，也可小于0.12s；而合并室性早搏时，QRS波群如果有多种形态，都是典型的室性早搏波形，QRS波群时间均大于0.12s。⑥心房颤动合并室内差异性传导时其后多无类代偿间歇，而合并室性早搏其后多有类代偿间歇。

（四）治疗关键

治疗分为两个方面。

1. 转复房颤 目前主张同步直流电转复，转复后用胺碘酮或奎尼丁维持窦性心律，胺碘酮维持率高且死亡率较低，被推荐为首选药物。也可用奎尼丁或胺碘酮行药物转复。转复的禁忌证为房颤持续时间过长（超过6个月），心房较大或合并严重心肌损害的器质性心脏病。

2. 控制心室率 是治疗的主要目的之一，可减轻症状，增加心排血量。适用于不适宜行房颤转复者或转复前心室率较快者，常用药物有洋地黄类，无严重心肌功能不全者也可使用 β 受体阻滞剂或维拉帕米。

3. 抗凝治疗　β 受体阻滞剂和钙拮抗剂是房颤时控制心室率的一线药物。

第三章

心力衰竭

第一节　慢性右心衰竭

一、慢性右心衰竭的病因

慢性右心衰竭是指任何原因引起慢性右心室收缩和（或）舒张功能障碍，不足以提供机体所需要的心输出量时所出现的临床综合征。右心衰竭的诊断至少具备与右心衰竭一致的症状与体征以及右侧心脏结构和（或）功能异常，或有右侧心内压升高的客观依据。

任何导致慢性心血管结构和（或）功能异常，损害右心室射血功能和（或）充盈能力的因素都可引起慢性右心衰竭。右心室容量或压力负荷过重及右心室心肌的严重病变是其主要原因。

（1）右心室超负荷：①压力超负荷，肺动脉高压是引起右心室压力超负荷的常见原因，右心室流出道梗阻（如双腔右室、漏斗部肥厚、肺动脉瓣狭窄）、肺动脉狭窄、体循环化右心室等比较少见。②容量超负荷，三尖瓣关闭不全、肺动脉瓣关闭不全等右心瓣膜病；房间隔缺损、肺静脉异位引流、瓦氏窦瘤破入右心房、冠状动脉－右心室或右心房瘘等先天性心脏病；其他疾病如类癌晚期，尤其是合并肝转移时，类癌细胞分泌并释放生物活性物质累及心脏时常引起右侧心脏瓣膜和心内膜病变，导致右心室容量超负荷和右心衰竭。③先天性心脏病，如 Ebstein 畸形、法洛四联征、右心室双出口合并二尖瓣闭锁、大动脉转位等。

（2）右心室心肌自身病变：①右心室心肌梗死，右室心肌梗死很少单独出现，常合并左心室下壁梗死，患病率为 20%~50%，其中约 10% 的患者可出现明显的低血压。右心室心肌缺血、损伤、坏死均可引起右心室功能降低，导致右心衰竭。②右心室心肌疾病，右心功能障碍虽然是致心律失常性右心室心肌病的常见病理过程，但表现出右心衰竭症状的患者并不多见（6%）。限制型心肌病累及右心室时也可使右心室舒张功能下降，导致右心衰竭。心肌炎累及右心室时也可以引起右心衰竭。③严重感染，可引起心肌损伤，约 50% 的严重败血症和脓毒性休克患者同时伴随左心室收缩功能低下，部分患者出现右心室功能障碍。

二、慢性右心衰竭的临床表现

（1）临床症状

1）呼吸困难：比较常见。由于右心功能障碍，右心排血量减少，导致氧合减少，血氧饱和度下降，运动耐量降低，并可导致左心排血量减少。继发于左心功能不全的右心衰竭，因肺瘀血减轻，可能反而会减轻患者左心衰竭所致的呼吸困难。分流性先天性心脏病或肺部疾病所致的右心衰竭，也均有明显的呼吸困难。

2）消化道症状：因胃肠道和肝脏瘀血可引起上腹饱胀、食欲不振、恶心、呕吐及便秘等常见症状。长期肝瘀血可以引起黄疸、心源性肝硬化的相应表现。

3）心悸：右心衰竭患者，由于交感神经系统过度兴奋、缺氧以及心肌重构，导致心脏自主节律紊乱，表现为心率加快和各种心律失常。致心律失常性右室心肌病可引起严重的室性心律失常，常表现为猝死。

（2）临床体征：①具有原心脏病的体征。②右心室增大，心前区抬举样搏动，心率增快，胸骨左缘第 3~4 肋间舒张早期奔马律，三尖瓣区收缩期反流性杂音，吸气时增强。肺动脉高压时可有 P2 亢进，并可出现胸骨左缘第 2~3 肋间的舒张期杂音（Graham-Stell 杂音）。③肝肿大，重度三尖瓣关闭不全时，可发生肝收缩期扩张性搏动。慢性右心衰竭可致心源性肝硬化，此时肝触诊质地较硬，压痛可不明显。④颈静脉征，颈静脉压升高，反映右心房压力升高。颈静脉充盈、搏动是右心衰竭时的主要体征，肝颈静脉回流征阳性则更具有特征性。⑤水肿，先有皮下组织水分积聚，到一定程度后才出现凹陷性水肿，常为对称性。水肿最早出现在身体最低垂的部位，病情严重者可发展到全身。⑥胸腔积液和腹腔积液，大量腹腔积液多见于三尖瓣狭窄、三尖瓣下移和缩窄性心包炎，亦可见于晚期心衰和右心房血栓堵塞下腔静脉入口时。⑦心包积液，少量心包积液在右心衰竭或全心衰竭时并不少见。⑧晚期患者可有明显的营养不良、消瘦，甚至出现恶病质。

三、慢性右心衰竭的实验室检查

（1）心电图：对右心衰竭诊断虽无特异性，但可提示右心房扩大、右心室肥厚，并发现心律失常。急性肺栓塞症、肺动脉高压、肺动脉瓣狭窄、右室心肌梗死、多种累及右心的心肌疾病等均具有较为特异性的改变。

（2）X 线胸片检查：显示心脏增大，主要以右心房、右心室为主。可有腔静脉和奇静脉扩张、肺动脉段突出、胸腔积液。如有近期 X 线胸片对比，则可发现肺瘀血较右心衰竭前减少。继发于左心衰竭者还存在左心增大，前后位 X 线摄片上心脏呈普大型，可伴有肺瘀血、肺水肿等征象。因 X 线征象常晚于临床体征，故判断有无右心衰竭应密切结合临床资料。

（3）超声心动图检查：可以了解心脏的结构和功能，是否存在先天性心血管异常，估测肺动脉收缩压，是筛查右心衰竭病因和监测病情的重要手段。多普勒组织显像（tissue doppler imaging，TDI）测定的三尖瓣环收缩期位移（tricuspid annularplane systolic excursion，TAPSE）、右心室收缩和舒张末期面积变化分数（FAC），以及心肌做功指数（MPI，又称 Tei 指数）等指标是目前评价右心室整体功能的重要指标，不受心率、右心室形状、前后负荷等因素影响。实时三维超声（real time three dimensional echocardiography，RT-3DE）可以实时、全面地观察立体的解剖结构，测得的右心室射血分数，其准确性甚至可与心脏磁共振三维成像相当。

（4）放射性核素显像：放射性核素心室造影，包括首次通过法核素心室造影和平衡法核素心室造影两种方法。临床上可利用首次通过法核素心室造影将左、右心室分开，再利用平衡法核素心室造影评估右心室收缩和舒张功能，主要评价指标包括右心室末期收缩容积、右心室射血分数、右心室高峰充盈率和高峰充盈时间等。目前门控核素心血池断层显像正处于临床试验阶段，将心脏各层面图像叠加，从而获得立体的三维图像，提高了诊断的准确性。有研究表明右心室心肌灌注显像和心肌代谢显像也可用于评价右心功能。

（5）心脏 MRI：是评价右心功能的最重要方法，可直接评估右心室大小、质量、形态和功能。心脏 MRI 检测的右心功能主要指标包括右心室收缩末容量、右心室舒张末容量、右心室射血分数、右心室壁厚度、右心室心肌质量、右心室心肌质量指数等。

（6）右心导管检查：是确诊肺动脉高压的金标准，并能获得反映右心功能的参数，如右心房、右心室压力和血氧饱和度，上下腔静脉压力和血氧饱和度，肺动脉压和血氧饱和度，右心排血量和右心指数，肺血管阻力以及肺毛细血管楔压（PCWP）。

①右心导管检查的目的：确诊患者是否存在肺动脉高压，鉴别是否存在左向右分流的先天性心脏病，监测心输出量和肺血管阻力，进行急性肺血管扩张试验，评价肺动脉高压患者的疗效，监测 PCWP 以指导危重心衰患者的抢救和治疗。

②右心导管检查的绝对禁忌证：三尖瓣或肺动脉瓣为机械瓣，右心肿瘤和（或）血栓，三尖瓣或肺动脉受累的感染性心内膜炎。相对禁忌证为严重低氧血症、不能平卧、低血压、严重心律失常、凝血功

能障碍、近期置入起搏导线。

③右心导管监测右心压力的正常参考值：见表 3-1。

表 3-1　右心导管监测右心压力的正常参考值

检测项目	平均值（mmHg）	压力范围（mmHg）	平均压（mmHg）	平均压范围（mmHg）
右心房	a 波压力 6	2~7	3	1~5
	V 波压力 5	2~7		
右心室	收缩压 25	15~30	5	9~19
	舒张压 4	1~7		
肺动脉	收缩压 25	15~30		
	舒张压 9	4~12		
肺毛细血管楔压	9	4~12		
左心房	a 波压力 10	4~16	8	2~12
	V 波压力 12	6~ 21		

（7）6 分钟步行距离试验（6 MWT）：是量化评价肺动脉高压、慢性心衰患者运动耐量和生活质量的重要检查方法之一。6 MWT 与其他步行试验相比，操作简单，患者容易接受，且能较好地反映患者心功能状态。6MWT 已作为主要终点应用于一系列临床试验，该检查也可以预测肺动脉高压患者的预后。

（8）心肺运动试验（CPET）：可鉴别呼吸困难和运动受限的原因，以正确诊断右心衰竭和病因；可以评价人体运动状态下的心肺功能，指导医师为右心衰竭患者制订合理的康复治疗的运动方案；可用于评估右心衰竭的治疗效果和评价慢性心衰患者的严重程度，对预后判断有一定的价值。峰值摄氧量（VO_{2peak}）、CO_2 通气当量（VE/VCO_2）和无氧阈值都是判断慢性心衰患者预后的指标，对于评估心脏移植的治疗时机有价值，当患者 VO_{2peak} ≤ 14mL/（min · kg）时，建议实施心脏移植。

（9）心衰标记：B 型利钠肽（BNP）和氨基末端 B 型利钠肽前体（NT-proBNP）水平的升高与右心扩大和右心衰竭密切相关，并可用于急性肺血栓栓塞症和肺动脉高压的危险分层。右心衰竭时患者室壁张力增高，氧耗增加，冠状动脉供血减少，导致右心缺血或者发生微梗死，也可引起肌钙蛋白水平升高。

四、慢性右心衰竭的诊断与鉴别诊断

（1）临床诊断：目前尚无国际公认的右心衰竭诊断标准。目前推荐的诊断标准为：①存在可能导致右心衰竭的病因，最重要的是存在左心衰竭、肺动脉高压（包括慢性阻塞性肺病所致者）、右心室心肌病变（包括右室梗死、限制性病变和致心律失常性右心室心肌病等）、右侧瓣膜病变和某些先天性心脏病。②存在右心衰竭的症状和体征。主要症状是活动耐量下降、乏力以及呼吸困难，主要体征包括颈静脉压升高的征象、肝肿大、外周水肿。③存在右心结构和（或）功能异常，以及心腔内压力增高的客观证据。主要来自超声心动图、核素心室造影或心肌灌注显像、MRI 等影像学检查。右心导管可提供心腔内压力增高和功能异常的证据。

（2）评价方法：目前用于针对左心衰竭的评估方法，也可用于右心衰竭的评估。评估内容包括导致心衰的心脏疾病和非心脏疾病，药物滥用以及其他可导致右心衰竭的治疗措施（如化疗），患者日常活动能力的评估（6 MWT），容量状态、体位血压改变、身高、体重和体表面积，常规血液和生化检查、12 导联心电图、彩色多普勒超声心动图、X 线胸片等影像学检查。根据临床情况可选择运动心肺功能检查、放射性核素显像、心脏 MRI，血气、呼吸睡眠监测，以及自身免疫性疾病的检查，对怀疑急性心衰但诊断不明确时检测 BNP 或 NT-proBNP。不推荐常规使用心内膜心肌活检或测定血儿茶酚胺水平用于诊断。

（3）鉴别诊断：主要依靠右心衰竭的体征和相应的检查。但要注意临床上经常同时出现左、右心系统的衰竭，其症状有时难以区分。右心衰竭的鉴别诊断主要是体循环瘀血征象的鉴别诊断. 颈静脉怒张需除外由于腔静脉系统疾病（如上腔静脉综合征等）所致：肝肿大需与原发肝脏疾病或其他原因引起者相鉴别；外周水肿的鉴别比较复杂，需要鉴别各种可能导致水肿的原因，如肝脏疾病、肾脏疾病、低蛋白血症、甲状腺功能减退症、腔静脉或下肢静脉疾病以及药物作用（如钙离子拮抗剂）等；浆膜腔积液（腹腔积液、胸腔积液等）也需要鉴别其他原因引起者。在鉴别诊断中，存在引起右心衰竭的疾病和右心衰竭的直接客观证据是诊断的关键。应注意有些外周瘀血的征象可由包括右心衰竭在内的多种原因所致，如下肢水肿是右心衰竭的表现，但也可由同时存在的低蛋白血症和肝、肾功能异常所致。缩窄性心包炎和限制型心肌病是应当特别注意的鉴别问题，目前鉴别的主要方法还是依赖影像学检查（如CT、MRI等），发现心包增厚或钙化对诊断有较大价值。彩色多普勒超声心动图（包括经食管超声心动图）检查不但可发现心包增厚，还可了解其限制的情况以及有无肺动脉高压。与缩窄性心包炎的鉴别诊断对患者预后以及是否可行手术治疗具有重要价值。

五、慢性右心衰竭的治疗

（1）治疗原则

①临床分期：依据左心衰竭的分期将右心衰竭划分为4个阶段。a. 阶段A：有右心衰竭高危因素，无心脏结构性的变化以及心力衰竭的症状和体征；b. 阶段B：出现可导致右心衰竭的心脏结构性变化，但无右心衰竭的症状；c. 阶段C：出现可导致右心衰竭的心脏结构性变化，伴有体液潴留、运动耐量下降、疲劳、心悸等右心衰竭的症状和（或）体征；④阶段D：难治性右心衰竭，即使采取积极治疗，休息时也出现严重症状。

②治疗原则：针对右心功能衰竭不同的阶段应给予相应的措施积极预防和治疗，主要措施包括积极治疗导致右心衰竭的原发疾病，减轻右心负荷，增强心肌收缩力，维持窦性节律，纠正房室和心室之间的不同步性。

③不同阶段的治疗：a. 阶段A：积极控制危险因素，改善生活方式，戒烟酒，适当锻炼。b. 阶段B：在阶段A的基础上强化原发疾病的治疗，如实施心脏瓣膜置换术、先天性心脏病修补或矫正术，积极治疗肺动脉高压等。肺动脉高压所致的右心衰竭，目前尚无研究证实ACEI或ARB、β受体阻滞剂能够降低肺动脉压，改善右心功能，并且还可能导致体循环压力明显下降，从而出现矛盾性肺动脉压升高、心功能衰竭加重、诱发肺水肿等危险，目前不建议使用。c. 阶段C：在阶段B的基础上加用强心、利尿治疗，根据临床情况可考虑使用心脏再同步化和ICD治疗，对于部分先天性心脏病、心脏瓣膜病和慢性血栓栓塞性肺动脉高压的患者可选择相应的手术治疗。d. 阶段D：在阶段A、B、C的基础上，着重考虑房间隔造口术、右心室辅助装置、肺移植或心肺联合移植治疗。

（2）一般治疗

①去除诱发因素：常见的诱因有感染、发热、劳累、情绪激动、妊娠、分娩、乘飞机和高原旅行等。a. 右心衰竭患者应注意避免受凉感冒，在病毒流行季节应少去人流密集的场所，注射流感疫苗预防流感，出现感染、发热时应及早治疗。b. 避免劳累和情绪激动。c. 右心衰竭患者在妊娠和分娩时病死率高达30%~50%，应当禁止妊娠；如果患者意外妊娠，建议及早终止妊娠；对于妊娠晚期和即将分娩的右心衰竭患者应尽早实施剖宫产术，由于手术病死率很高，应告知患者及家属，并积极控制围手术期的右心衰竭；建议剖宫产术时选用硬膜外麻醉，不选用全身麻醉。d. 对于乘飞机前氧饱和度<92%的右心衰竭患者，在乘飞机时应给予氧气治疗。e. 因高原旅行会加重右心衰竭患者的缺氧，应当避免。

②改进生活方式：a. 严格限制盐的摄取，戒烟戒酒；b. 病情稳定时可以继续学习或从事轻体力活动的工作；c. 育龄期女性积极采取避孕措施，因含雌激素的避孕药可能会增加静脉血栓发生的风险，建议采用避孕用具。

③心理与精神治疗：右心衰竭的患者因病情反复，往往存在悲观情绪，容易出现失眠、焦虑、抑郁等，应当积极对患者进行心理疏导。当患者出现明显症状时，建议患者就诊心理或精神专科门诊，并接受相应治疗。

④氧疗：氧疗可以改善全身重要脏器的缺氧，降低肺动脉阻力，减轻心脏负荷。对于$SaO_2<90\%$的患者应进行常规氧疗。肺心病患者如$PaO_2<60mmHg$时，每天持续低流量氧疗>15小时，维持$PaO_2 \geq 60mmHg$。

⑤健康教育：定期进行健康教育，让患者和家属了解右心衰竭的预防和治疗措施，正确认识其发生发展过程，加强医患及患者之间的交流，增强患者的生活信心，积极配合治疗。

⑥康复治疗：建议进行专业化的康复治疗，包括呼吸锻炼和运动康复，提高患者的运动耐量和生活质量，延缓疾病的发展。

（3）药物治疗

①利尿剂：右心衰竭可导致体循环体液潴留，加重患者心脏的前负荷，影响胃肠道的吸收和消化功能，患者出现颈静脉充盈、下肢水肿和胸腹腔积液时，建议给予利尿剂。但应避免使用强效利尿剂，以免出现代谢性碱中毒。使用利尿剂期间，必须密切监测血气、血电解质。

②正性肌力药物：洋地黄类药物可以增强心肌收缩力，减慢心室率。心排血量 <4Lmin 或心脏指数 <2.5L（min・m^2）为地高辛的首选指征，右心衰竭合并窦性心率 >100 次 / 分或心房颤动伴快速心室率也可使用。缺氧和低钾血症时可诱发洋地黄中毒，使用地高辛要特别慎重。多巴酚丁胺和多巴胺是治疗重度右心衰竭的首选药物。多巴酚丁胺主要是增强心肌收缩力，增加心输出量，不影响心脏前负荷，大剂量时还有扩张血管的作用，对心率影响小。小剂量多巴胺可以扩张肾动脉，改善肾血流量，增加尿量，中等剂量多巴胺可以起到正性肌力作用，增强心肌的收缩，随剂量增加还可以收缩动脉，提高血压，因此对于血压偏低患者首选多巴胺。多巴胺与多巴酚丁胺使用剂量范围均为 2~8μg/（kg・mLn）。

③抗凝治疗：右心衰竭患者因体循环淤血，血流缓慢，加上卧床不起，活动减少，很容易并发静脉血栓形成，甚至发生肺动脉栓塞症，需要抗凝治疗。可选用低分子肝素或口服华法林或其他新型抗凝药物。若使用华法林要定期监测 INR，并使 INR 维持在 1.5~2.5。

④血管扩张剂：硝酸酯类药物和硝普钠通过扩张静脉和动脉而减轻心脏的前、后负荷，适用于左心收缩和（或）舒张功能不全发展导致的右心衰竭患者。但是对于肺动脉高压导致右心衰竭的患者，硝酸酯类药物和硝普钠不能选择性地扩张肺动脉，反而因降低主动脉及外周动脉血压加重右心缺血缺氧，增加肺动脉阻力，加快患者的死亡，应避免使用。

⑤ ACEI 与 β 受体阻滞剂：对于全心衰竭的患者，ACEI 能增加其右心室射血分数，减少右心室舒张末容量，减轻右心室充盈压；β 受体阻滞剂也能改善右心室功能。但对于动脉性肺动脉高压导致的右心衰竭，ACEI 和 β 受体阻滞剂不增加患者运动耐量，也不能改善血流动力学指标，反而可能因动脉压下降而使病情恶化。

（4）器械置入导致右心衰竭的治疗：左右心室不同步可加重右心衰竭，采用左右心室同步化治疗可以改善右心衰竭。右心衰竭患者常合并室内传导阻滞，当 QRS 间期 >180ms 时，容易发生室性心动过速和心脏性猝死。此时主要是治疗导致右心衰竭的原发疾病以减少室性心律失常的发生，如开通狭窄的冠状动脉、矫正心脏畸形、解除瓣膜狭窄和降低肺动脉压等。对于可诱发的单形性室性心动过速可以考虑实行射频消融治疗，发生猝死危险性大的患者建议置入 ICD。

器械置入引发的心衰主要见于心脏起搏器和 ICD 置入后。主要发病机制为：右心室心尖部起搏导致异常的激动顺序，心脏运动不同步；右心室导线可造成三尖瓣损伤，引起严重三尖瓣关闭不全，从而导致右心衰竭。器械治疗可引起全心衰竭，部分患者首先或主要表现为右心衰竭。器械置入后出现右心衰竭的患者，可进行经胸超声心动图检查以明确是否有左右心室收缩不同步和三尖瓣结构及功能异常，必要时经食管超声心动图检查以进一步明确诊断。由右心室起搏后导致激动异常所致的右心衰竭，通过规范、合理的药物治疗效果仍然不佳者可进行起搏器升级治疗，即心脏再同步化治疗（CRT）。临床试验表明，传统右心室心尖部起搏伴重度心衰进行 CRT 升级后，患者的心功能、运动耐量和心室收缩不同步状态明显改善。《2008 年 ACC/AHA/HRS 指南》和《2010 年 ESC 指南》中均将 CRT 升级作为心衰治疗的Ⅱ a 推荐类型。若在最佳药物治疗基础上，仍然 LVEF ≤ 35%、NYFIA 心功能Ⅲ ~ Ⅳ级，考虑进行 CRT 治疗。由于导线所致三尖瓣关闭不全的右心衰竭患者，其临床治疗目前尚无统一观点。但对于药物治疗无效的患者，可考虑经静脉拔除心室导线后重新放置。少数严重三尖瓣反流患者可能需要实施外科瓣膜置换术或修补术。

（5）心脏移植导致右心衰竭的治疗：心脏移植围术期发生右心衰竭是影响心脏移植手术成功的

一个重要因素。如果肺动脉收缩压 >60mmHg 合并以下任何 1 项：肺血管阻力（pulmonary vascular resistance，PVR》3 Wood 单位、PVR 指数（PVR/CI》6 Wood · m^2、跨肺动脉压梯度（trans-pulmonary arterial pressure gradient，TPG）>16~20mmHg（TPG= 肺动脉平均压肺毛细血管楔压），术后右心衰竭和早期死亡的风险增高。如果 PVR 能够降至≤ 2.5Wood 单位，但又同时出现体循环收缩压≤ 85mmHg，仍存在术后右心衰竭和死亡的高风险。术前肺动脉舒张压升高是心脏移植术后 1 年死亡的独立危险因素。通常二尖瓣中到大反流所致的早期肺动脉高压，心脏移植术后具有较好的可复性，不应视为心脏移植的禁忌证。随着肺动脉高压靶向药物和机械辅助装置的应用，可能成功降低部分心脏移植候选者的肺动脉压和 PVR，使许多具有相对禁忌证的心衰患者经治疗后能够接受心脏移植。心脏移植围术期移植心脏衰竭可导致右心室、左心室或双心室衰竭。孤立的右心室衰竭较双心室衰竭更为常见。术中和术后移植心脏的功能可以通过心脏目视、经食管超声和血流动力学检查进行具体评估。右心室衰竭的主要特征包括右心房压 >20mmHg，左心房压 <10mmHg，通常左心室收缩功能和舒张功能良好。

心脏移植后一旦发现右心衰竭征象，应该持续监测肺动脉压和 PVR。治疗原则是降低右心室后负荷，同时保持足够而不是过高的右心室前负荷（中心静脉压 <15cmH_2O）。主要治疗措施包括：①利尿剂：可减少右心室前负荷。若效果不好，可考虑应用床旁血滤或超滤帮助控制容量负荷。②使用正性肌力药物：可维持动脉血压以保证器官及右心室灌注。轻度右心衰竭可给予能够增强右心室功能的正性肌力药。主张使用异丙肾上腺素 2~10μg/min；多巴酚丁胺 2~10μg/（kg·min）或联合多巴胺 2~10μg/（kg·min）；异丙肾上腺素 2~10μg/min 联合多巴胺 2~10μg/（kg·min）；米力农 0.375~0.75μg/（kg·min）。③选择肺血管扩张剂：包括前列环素类似物如吸入伊洛前列素，内皮素受体拮抗剂如安立生坦、波生坦，5 型磷酸二酯酶抑制剂如西地那非等，适用于治疗围术期右心衰竭。④左心室辅助装置：右心室功能不全导致左心室充盈不佳，出现左心室每搏输出量降低，左心室辅助装置可有效降低左心室后负荷，改善右心室灌注。如果无效，可应用体外膜人工肺氧合器（ECMO）或右心室辅助装置，必要时再次心脏移植。

（6）动脉性肺动脉高压导致慢性右心衰竭的诊疗特点：肺动脉高压以肺血管阻力进行性增高、病情进行性发展为特点，最终导致右心衰竭。动脉性肺动脉高压所致右心衰竭的治疗包括肺动脉高压和右心衰竭的治疗。

①动脉性肺动脉高压的治疗：首先是治疗引起肺动脉高压的基础疾病或相关性疾病，如先天性心脏病、结缔组织疾病等。其次是降低肺动脉压，最大程度减少右心衰竭发生和死亡的危险性。目前，国内获得批准临床应用的肺动脉高压靶向治疗药物包括波生坦、安立生坦和伊洛前列素。然而，5 型磷酸二酯酶抑制剂如西地那非、伐地那非、他达那非在国内尚未批准，但国内相关研究表明其疗效较好。动脉性肺动脉高压靶向药物治疗应强调长期、规律，定期随访并评估治疗效果。

②右心衰竭的治疗：除遵循肺动脉高压的诊断和治疗指南外，尚需注意：a. 避免诱发病情突然加重的因素，如精神与心理因素、剧烈运动或过度疲劳、感染、输液过多、用药不当（如血管扩张剂）、突然停药（如使用大量钙离子拮抗剂患者突然停药）等。b. 对于体液潴留的患者应该限制盐的摄入和合理使用利尿剂，利尿剂通常从小剂量开始，如呋塞米 20mg/d 或托拉塞米 10~20mg/d，氢氯噻嗪 25~50mg/d，并逐渐增加剂量直至尿量增多，体重每日减轻 0.5kg 左右，直至体重恢复正常后维持治疗。利尿剂低剂量联合应用，其疗效优于单一利尿剂的最大剂量，且不良反应也更少。c. 对于利尿剂效果不佳的患者，可以考虑短期应用正性肌力药物，推荐多巴酚丁胺 2~5μg/（kg·min），或给予米力农负荷量 25~50μg/kg，继以 0.25~0.75μg/（kg·min）。d. 由于动脉性肺动脉高压所致重度右心衰竭时室间隔明显左移，导致左心室变小，左心室舒张末容最明显减少，心排血量降低，如应用非选择性血管扩张剂必然导致血压降低，心肌灌注降低，心排血量进一步减少，加重病情，故应当避免使用硝普钠、硝酸酯类、肼屈嗪、酚妥拉明等。选择性肺动脉扩张剂可以降低肺动脉压和肺血管阻力，提高心排血量，但对动脉性肺动脉高压所致右心衰竭的治疗效果，尚缺乏大样本的临床试验评估。e. 经皮球囊房间隔造口术可用于经标准化治疗无效、NYHA 心功能Ⅲ～Ⅳ级、反复发作性晕厥和难治性右心衰竭的特发性肺动脉高压患者，也可作为不适合心肺移植术或该手术前的过渡治疗。由于与手术相关的病死率可高达 16%，必须严格掌握手术适应证。f. 对药物或其他治疗均无效的患者还可进行单肺移植、双肺移植

或心肺联合移植。慢性血栓栓塞性肺动脉高压可由急性肺血栓栓塞症演变而来，但多无急性过程，发病隐匿、缓慢，发现较晚，主要表现为重症肺动脉高压和右心衰竭，预后不良。除遵循右心衰竭的治疗原则外，还应该积极评估患者的手术指征，对位于左、右肺动脉主干或累及肺叶、手术可及范围肺段动脉的慢性血栓栓塞性肺动脉高压者，可采用肺动脉血栓内膜剥脱术，去除肺动脉内血栓，以降低肺血管阻力，改善患者的运动耐量。

（7）慢性肺部疾病导致慢性右心衰竭的诊疗特点：各种肺部疾病如慢性阻塞性肺病、支气管哮喘、间质性肺病等疾病病情进展时均可导致肺动脉高压，右心室后负荷增加，最后导致慢性肺源性心脏病而出现右心衰竭。

主要治疗措施：通过吸氧、解痉、平喘、祛痰、抗感染等对症治疗，缓解低氧血症和高碳酸血症，避免右心衰竭的加重。在此基础上，着力改善右心功能。①利尿剂：有肝大、尿少、下肢水肿等情况，可适当使用利尿剂，以减轻右心负荷，改善症状。使用利尿剂时要谨慎，快速、大量利尿弊多利少，使用原则为缓利、间歇、小量、联合、交替使用。②洋地黄类药物：慢性阻塞性肺病并发右心衰竭的患者，洋地黄的有效剂量与中毒剂量非常接近，易发生心律失常和其他不良反应，仅在积极抗感染和利尿治疗的基础上才考虑使用，宜选择起效迅速且半衰期较短的药物，并从小剂量开始使用。③正性肌力药物：仅用于治疗严重心衰的患者。小剂量多巴胺可改善肾脏灌注，并促进尿钠排泄，有利尿作用。随着多巴胺剂量的调整可有增强心肌收缩力和升高血压的作用。多巴酚丁胺和米力农也可改善右心功能。④血管扩张药：硝普钠等血管扩张剂可减轻心脏前、后负荷，降低心肌耗氧量，对部分顽固性心衰有一定效果。但血管扩张剂可引起肺血管扩张，肺血流增多，并引起肺动脉压下降，在使用过程中应加大吸氧量以克服血氧分压的下降。⑤抗凝治疗：在慢性阻塞性肺病所致右心衰竭的患者，抗凝治疗能够减轻病情、改善预后，可选择普通肝素或低分子量肝素，7~10 天为一个疗程。

（8）慢性左心衰竭合并右心衰竭的诊疗特点：左心衰竭合并右心衰竭大多为慢性病程，即先有左心衰竭，随后出现右心衰竭。长期左心衰竭的患者，由于左心室充盈末压增高，肺静脉压升高，引起肺动脉高压。同时，由于右心负荷加重，右心室充盈压升高，体循环静脉压升高。其特点为左、右心室排血量均降低，同时出现体循环及肺循环瘀血的病理生理状态。左心衰竭合并右心衰竭实际为全心衰竭，既出现左心衰竭的症状，如呼吸困难、端坐呼吸等，也出现右心衰竭的症状，如乏力、食欲不振、肝肿大、胸腔积液、腹腔积液和外周水肿等。需注意的是，左心衰竭的患者，当伴发右心衰竭时，呼吸困难症状常减轻，且血压易偏低，部分高度水肿的患者常没有明显的呼吸困难。胸部 X 线检查显示肺瘀血、肺水肿、胸腔积液、肺动脉段突出等征象。超声心动图检查可显示全心扩大、肺动脉高压、心脏瓣膜反流等。血浆 BNP 和 NT–proBVP 的水平升高对合并右心衰竭者的意义与左心衰竭相似，但目前尚无 BNP 和 NT–proBNP 的水平与右心衰竭患者相关的大规模临床研究。

左心衰竭合并右心衰竭急性期的治疗以挽救生命为主，稳定期的治疗则侧重于防治心律失常、康复治疗和提高生活质量。基本治疗原则可以遵循左心衰竭诊治的相关指南，但是右心衰竭患者常常周围水肿严重，有效循环血容量不足，利尿、扩血管等治疗容易导致低血压，需要更加重视容量的平衡管理，保持恰当的前负荷是必要的。稳定期的患者要根据血压和心率的情况适当选用 ACEI 或 ARB、β 受体阻滞剂和醛固酮受体拮抗剂。关于左心衰竭合并右心衰竭尚没有专门的大规模的临床证据表明其疗效，建议按照《收缩性心衰诊疗指南》使用药物治疗。左西孟旦除了能提高心肌收缩力、舒张血管、改善外周阻力外，还能够扩张肺血管，降低肺动脉高压而改善右心功能，文献报道可用于肺动脉高压导致的右心衰竭。针对左心衰竭继发右心衰竭后如何选择 ICD、CRT 或 CRT–I）治疗，至今无明确地证据，建议参照《慢性心衰诊疗指南》。对严重终末期心衰，条件允许情况下可考虑使用体外膜人工肺氧合器（ECMO）、左心室辅助装置，为心脏移植或心肺移植过渡。然而，一旦发生右心衰竭，单独的左心室辅助装置可能加重右心负荷，此时建议使用双心室辅助装置以挽救患者的生命。对于晚期左心衰竭合并右心衰竭的患者大多病因难以纠正. 可考虑心脏移植手术. 但要高度重视肺动脉高压的状态。

（9）右心瓣膜病合并慢性右心衰竭的诊疗特点：有心瓣膜病引起有心衰竭并不常见，以慢性为主。常见引起右心衰竭的右心瓣膜病变类型为三尖瓣关闭不全、肺动脉瓣关闭不全和肺动脉瓣狭窄，前两者多属于功能性关闭不全，并非瓣膜本身病变所致，绝大部分是由于各种原因的肺动脉高压所致。其他引起三尖瓣关闭不全的病因包括感染性心内膜炎、Fbstein 畸形和三尖瓣脱垂等。三尖瓣狭窄不会引起右室衰竭，但是可使右心房压明显升高，并导致一系列类似右室衰竭的体循环瘀血表现。右心瓣膜病伴发慢性右心衰竭，主要表现为乏力、食欲差，颈静脉充盈、肝脏瘀血、腹腔积液和下肢水肿等。某些因素如感染、劳累、伴快速心室率的心房颤动等均可诱发右心衰竭加重。右心瓣膜病导致右心衰竭的治疗主要是针对基础疾病，多数三尖瓣关闭不全和肺动脉瓣关闭不全是功能性的，因此应针对引起的三尖瓣和肺动脉瓣功能性关闭不全的基础疾病进行治疗，如肺动脉高压等。同时遵循右心衰竭的诊疗原则，注意避免过度利尿造成心排血量减少。对于有适应证者给予介入或外科手术治疗。

（10）心肌病合并右心衰竭的诊疗特点：心肌病同时累及左心和右心，累及左心的心肌病出现左心衰竭后也可引起肺动脉高压，从而导致右心衰竭。常见可累及右心系统并导致右心衰竭的心肌病主要包括致心律失常性右室心肌病和限制型心肌病，另外还有部分患者属于先天性心肌发育不良、致密化不全等。

①致心律失常性右心室心肌病合并右心衰竭的治疗：其主要特征是右心室（有时包括左心室）心肌被脂肪和（或）纤维脂肪所取代. 治疗的主要目的是减少心律失常猝死的风险，次要目的是治疗心律失常和右心衰竭。有心脏停搏或威胁生命的室性心律失常（如持续性室性心动过速）患者，应置入 ICD 进行猝死的二级预防。存在 1 个或多个心脏性猝死高危因素（即广泛右心室损伤、左心室受累、不能解释的晕厥）的患者，作为一级预防可考虑置入 ICD。尽管抗心律失常药物长期疗效不理想，但如胺碘酮、索他洛尔仍可作为抗心律失常的辅助治疗。导管射频消融可用于因反复室性快速性心律失常 ICD 频发放电的患者。对于伴有右心衰竭者应该遵循右心衰竭的一般治疗原则，当存在难治性心衰或室性快速性心律失常者应考虑心脏移植。

②限制型心肌病：是由多种原因所致的心内膜及心内膜下心肌纤维化，心肌顺应性降低，心脏舒张功能严重受损，而收缩功能保持正常或仅轻度受损。限制型心肌病所致右心衰竭的症状出现相对较早，包括乏力、呼吸困难。体征除下肢水肿或全身水肿外，还有颈静脉怒张，可见 Kussmaul 氏征（吸气时静脉压增高），有三尖瓣反流时可见颈静脉搏动，并可闻及 S3 和（或）S4。心电图检查约半数的患者出现心房颤动，而且心房颤动出现比较早，可有肢体导联低电压。超声心动图检查可见室壁的轻度增厚，心室腔一般正常或轻度扩大，LVEF 正常或轻度下降，双侧心房均增大，可见心室早期充盈速度减低，等容舒张时间缩短。多数右心室心肌病患者的预后较差，症状持续进展，病死率高，除缓解症状的治疗措施外，尚没有特异性治疗方法。缓解症状的治疗包括利尿，适当应用血管扩张剂，控制心房颤动的心室率等。晚期对有适应证者可实施心脏移植。

第二节　难治性心力衰竭

难治性心衰（refractory heart failure）也称为顽固性心衰。系指 NYHA 心功能Ⅲ ~ Ⅳ及患者经过充分的标准的抗心衰药物治疗后，患者在休息或轻微活动时心衰症状持续不能爱解或暂时缓解后又加重，是心衰的严重或终末阶段，常需要特殊的干预治疗，包括静脉持续使用正性肌力药物、左心室辅助装置、心脏移植等。按照 ACC/AHA 心衰的 ABCD 分期，难治性心衰为 D 期，多由 C 期演变而来，NYHA 心功能在Ⅲ ~ Ⅳ级。在某种程度上，也可为慢性心衰急性失代偿经治疗后病情始终难以缓解，伴或不伴心衰加重的诱发因素。

美国流行病学调查研究表明，1992—2002 年 10 年间，心血管疾病的病死率发生了明显变化，结果表明心血管总病死率下降 54.2%，冠心病病死率减少 61.7%，脑卒中病死率降低 61.88%，主要归因于标准化治疗、溶栓治疗和介入技术的发展。然而，因心衰导致的死亡提高了 109.7%，形成显著的反差。难治性心衰是心衰患者死亡的主要原因。

一、难治性心衰病情的重新评价

难治性心衰的处理包括重新评估病情、静脉应用药物治疗和特殊的非药物治疗。病情的重新评估是难治性心衰的重要基础，决定心衰治疗策略的合理选择。

（1）评估诊断是否正确：遇有心衰药物治疗效果差，病情持续不缓解，必须考虑诊断是否正确，即究竟是稳定性心衰还是难治性心力衰竭，是左心衰竭、右心衰竭还是全心衰竭，在收缩性心衰的基础上有无舒张性心力衰竭等。重视右心衰竭的诊断，特别是肺动脉高压患者伴有心衰的诊断具有重要的临床价值。不少患者既有收缩性心衰，又有舒张性心衰，因两者具有明显的不同性，有必要加以区别。

（2）评估诱因是否去除：特别是可逆性的诱因是否去除，如患者精神负荷和运动负荷是否过重，出入量是否合理，输液是否过快或过多、感染是否控制，血压是否稳定，心率或心律是否控制，电解质是否正常，酸碱失衡是否纠正等。肺部感染是导致心衰难治的重要原因，在整个诊疗过程中均要密切关注并进行相应的检查。

（3）评估基本用药是否合理：重新审视静脉输液量是否适当，利尿剂使用是否合适，有无洋地黄类药物不足或过量，ACEI 或 ARB 是否恰当，β 受体阻滞剂是否减量或停用，是否使用醛固酮受体拮抗剂等。抗心衰药物的不合理使用也是导致心衰难治的不可忽视的因素。利尿剂的合理使用在控制难治性心衰方面具有特殊重要的作用。对于利尿剂抵抗患者，可采取利尿剂联合使用或静脉使用，以增强利尿效果，但也要防止利尿过度。

（4）评估是否使用加重心衰的药物：包括非固醇类抗炎药、糖皮质激素、具有负性肌力的抗心律失常药物、大多数钙离子拮抗剂（氨氯地平和非洛地平缓释片经试验证实是安全的）、兴奋心脏的药物（如麻黄素、茶碱类药物）、致水钠潴留药物（如甘草、生胃酮）、血管扩张剂不当使用以及药物之间相互影响等。

（5）评估心肌缺血：根据心血管病流行病学资料统计，有 50%~70% 的难治性心衰患者患有冠心病，心肌缺血是心衰反复发作和难治的重要原因。心衰患者必须进行 12 导联心电图或动态心电图检查，必要时实施药物负荷心电图或超声心动图试验。

（6）评估结构性心脏病：对于既往存在或新发的乳头肌功能不全、二尖瓣脱垂、瓣膜性狭窄或关闭不全、房间或室间异常分流、肥厚型梗阻性心肌病等，可导致心衰难治。对于难治性心衰．应当通过超声心动图重新评估，常可获得重要的诊断信息。

（7）评估有无合并其他疾病：如果心衰合并症持续存在或新近发生，可使心衰恶化或难治，如贫血、肾功能不全、甲状腺功能亢进或减退、感染性心内膜炎、肺栓塞等。贫血和肾功能不全是心衰较为常见的合并症，并影响着病情的严重程度和患者的预后。对于难治性心衰患者，应当重新检查血常规和红细胞比容，同时反复评估肾功能不全的程度。肾功能不全既可由心衰引起，又可加重心衰。心衰引起肾功能不全常为肾前性，由心排血量下降导致肾脏供血不足所致。稀释性低钠血症和缺钠性低钠血症可加重肾功能不全的程度，必须给予积极治疗。心衰特别是难治性心衰是深静脉血栓形成的独立危险因素。深静脉血栓形成和肺栓塞在心衰尤其是难治性心衰中并非少见，需要积极防治。

（8）评估血流动力学情况：对于难治性心衰患者需要尽快评估血流动力学，尤其是存在呼吸困难、组织器官灌注异常、无法准确判定心室充盈压或肾功能进行性恶化、使用血管活性药物、考虑应用左心室辅助装置或心脏移植时，可进行有创血流动力学监测。根据有无低灌注和肺瘀血分为以下类型：无低灌注目，无肺瘀血和无低灌注但有肺瘀血约占 67%，有低灌注且有肺瘀血为 28%，有低灌注而无肺瘀血仅为 5%，部分患者介入各种分型之间。此分型对药物的选用有重要价值。

有无低灌注最好的反映指标是动脉压，通过血压的高低和脉压大小评估是否存在低灌注状态。在难治性心衰患者中，脉压[（收缩压 – 舒张压）/ 收缩压］<25% 被认为是心脏指数（CI）<2.2L（min · m^2）的良好指标。但老年人血管顺应性降低，其准确性有待于进一步证实。超声心动图测定 LVEF 对评价有无低灌注具有很好的参考价值，必要时进行有创动脉压监测。以颈静脉的高度（cm）+ 5cm 可大体判定右心房压（mmHg），是临床上最为简便而又较为准确的方法，右心房压为 10mmHg，估测肺毛细血管楔压（PCWP）的分界值为 22mmHg。对于难治性心衰最好进行床旁有创血流动力学监测，以正确进行血流动力学分型和指导治疗。

二、难治性心衰的治疗

（1）常规药物治疗：临床试验证实，改善心衰的药物有ACEI或ARB、利尿剂、地高辛、β受体阻滞剂、硝酸酯类和醛固酮受体拮抗剂。大多数难治性心衰的患者已接受上述药物治疗，但效果往往不明显。由于难治性心衰患者常合并肾功能不全，ACEI或ARB的临床使用受到限制；β受体阻滞剂因其负性变时和变力作用，在难治性心衰中的使用受到限制；地高辛对于难治性心衰治疗效果比较差。而利尿剂是目前唯一小受限制并且是改善容量负荷过重的良好药物，恰当使用利尿剂是治疗难治性心衰的关键。

在使用利尿剂过程中，既要避免用量不足，又要避免利尿过度。因难治性心衰患者的活动严重受限，检测体重有时不易实施。对于严重水、钠潴留的患者每口监测其出入量（尤其是尿量）是最为可行的方法，对指导利尿剂的使用具有较大的帮助。原则上在严格控制入量的基础上（1 000~1 500mL），每日出量与入量平衡或每日体重降低0.5~1.0kg较为适宜，两种方法联合使用评估利尿剂的效果和水、钠潴留状况更为准确。

利尿剂抵抗是难治性心衰的常见原因。改善利尿剂抵抗的措施有：①加大利尿剂剂量，如增加呋塞米剂量，每日3~4次服用；②采用作用机制不同的利尿剂联用，如袢利尿剂联用氢氯噻嗪，或再加用醛固酮受体拮抗剂，可明显改善利尿剂的抵抗和增强利尿效果；③静脉滴注呋塞米100~200mg，以0.5~1mg/min持续静脉滴注，每次剂量<300mg；④利尿剂联合使用正性肌力药物如儿茶酚胺类、钙增敏剂；⑤利尿剂联合应用提高渗透压的药物如甘露醇或白蛋白等。

（2）静脉制剂的合理应用：既往将治疗重点放在低心排血量方面，实际上无论是否存在低灌注，心衰的主要症状如呼吸困难等主要由心房和心室充盈压升高所致。由于房室充盈压的升高，心肌耗氧量增多，心肌灌注压差降低．导致心肌缺血加重。难治性心衰患者常伴有二尖瓣相对性关闭不全，充盈压的升高可加重二尖瓣反流，导致心排血量进一步下降。神经内分泌的激活对左心室充盈压具有显著的影响，左心室充盈压升高是导致PCWP升高和右心室功能不全的主要原因，而营养不良和循环中细胞因子的水平与有心室充盈压升高和肝瘀血密切相关。利尿和降低心室充盈压能明显改善症状。当心衰症状难以缓解或恶化时，常需要静脉使用正性肌力药物和血管扩张剂，或者使用重组人利钠肽和血管加压素受体拮抗剂治疗。要根据不同的临床情况和血流动力学变化分别合理选用。

①正性肌力药物：分为洋地黄类、儿茶酚胺类（多巴胺、多巴酚丁胺）、磷酸二酯酶抑制剂（氨力农、米利农）和钙增敏剂（左西孟旦），适用于低灌注伴或不伴有肺瘀血的患者。根据目前证据．不主张难治性心衰患者常规间断地静脉使用除洋地黄类之外的正性肌力药物，因其使用对于无低灌注的患者无益甚至有害。低血压和诱发心律失常是限制正性肌力药物应用的首要问题。洋地黄类药物静脉使用时最好停用地高辛，并且在高龄、心肌缺血、肾功能不全患者酌情减量。临床研究表明，多巴酚丁胺很少引起低血压，但用量过大可引起心率加快和心律失常；米利农引起低血压的概率较多巴酚丁胺明显增大，在伴有低血压的患者中不宜使用米利农；米力农与β受体阻滞剂联用治疗心力衰竭有协同作用，能够预防米利农引起的QT间期延长，可进一步降低病死率。左西孟旦与其他正性肌力药物不同的是，不增加心肌耗氧量，低血压、心律失常发生率低，可用于难治性心衰。有研究表明，给予利尿剂、ACEI和β受体阻滞剂最佳标准治疗的基础上，患者心衰症状持续存在，可以考虑联用硝酸酯类和肼屈嗪。虽然正性肌力药物不能改善预后，但对严重心衰患者短期使用能够明显改善血流动力学，缓解临床症状，延缓病程的进展，提高生存率。

②血管扩张剂：要严格掌握适应证，仅适用于低灌注伴有外周阻力升高伴或不伴肺瘀血的患者。血管扩张剂按照扩张动脉、静脉的不同效应分为以扩张动脉为主（如乌拉地尔）、以扩张静脉为主（如硝酸酯类）和混合型血管扩张剂（如硝普钠），分别根据临床特点（低心排血量、心室充盈压升高、水钠潴留，以及肺瘀血的程度）合理选用。若使用不当反而会加重病情。使用血管扩张剂常需要有创血流动力学监测，对于硝普钠的使用，在临床上积累了很多经验，严密观察下静脉使用是比较安全的，很少发生症状性低血压。但要注意控制剂量和使用时间，以防氰化物中毒，尤其是心衰伴有肝肾功能不全者。

③重组人利钠肽：既具有扩张血管又具有显著的利尿作用，能够有效降低心室充盈压和改善水钠潴

留，迅速改善症状，适用于低灌注伴有外周阻力升高以及明显水钠潴留的患者。临床研究表明，重组人利钠肽治疗重度心衰的疗效优于正性肌力药物和其他血管扩张剂，且不良反应较少。因半衰期（18分钟）较硝酸甘油长，使用中应避免低血压的发生。

需要注意的问题：静脉应用抗心衰药物后，要合理调整既往服用的正性肌力药物和血管扩张药物的剂量，避免加重低血压和低灌注状态。静脉用药要逐渐减量并停用，切忌突然停药，同时恰当使用口服药物如ACEI或ARB、β受体阻滞剂、利尿剂等，避免停用静脉药物后病情反复（常见的再住院原因）。静脉用药以暂时改善血流动力学为主要目的，应该短期使用（<7天），临床症状减轻或缓解后尽早停用，切忌长时间使用。即使静脉使用抗心衰药物，也要尽量避免停用ACEI或ARB、β受体阻滞剂，即使使用β受体阻滞剂最小剂量。既往服用地高辛患者如需使用儿茶酚胺类、磷酸二酯酶抑制剂以及钙增敏剂类正性肌力药物，不需要停用地高辛。

（3）顽固性水肿的处理措施：大多数难治性心衰以难治性右心衰竭为主，顽固性水肿是临床上的突出问题。由于神经内分泌激活、肝肾功能不全、电解质紊乱，以及长期使用利尿剂等原因，利尿剂效果往往较差。治疗顽固性水肿的关键是识别低钠血症的类型，即稀释性低钠血症还是缺钠性低钠血症（真性低钠血症）。稀释性低钠血症是心衰的严重表现，与患者预后密切相关，纠正极为困难。因低钠血症的类型不同，治疗原则也截然不同，需要临床上加以鉴别。

①稀释性低钠血症性水肿：临床特点为水、钠潴留显著，利尿剂效果差，心衰症状明显加剧，而血钠水平降低而尿钠水平升高是其显著特点。治疗重点是提高血浆渗透压和积极利尿。甘露醇或白蛋白虽然明显提高渗透压，但因加重心衰而限制其在难治性心衰中的使用。如果应用恰当，还是比较安全的，临床上不作为首选，仅用于其他药物治疗无效的情况下。用法为甘露醇100~200mL或白蛋白10~20g，持续静脉滴注2~3小时，并于滴注半量甘露醇时给予正性肌力药物如毛花苷C或多巴酚丁胺，使用正性肌力药物10~20分钟后给予大剂量呋塞米（100~200mg），每日1次，使用2~3天，患者尿量会显著增加。

②缺钠性低钠血症性水肿：胃肠道和肝瘀血导致患者食欲差，长期使用利尿剂和限制钠盐摄入，容易引起缺钠性低钠血症的发生。临床特点为精神神经症状如嗜睡等显著，多发生于应用利尿剂且水肿逐渐消退后，利尿尤其是渗透性利尿引起低钠血症更为明显，而血钠水平降低与尿钠水平也降低是其特点。由于同样可出现显著的水钠潴留，容易误诊为稀释性低钠血症。治疗的关键是静脉补充高渗盐水，根据血浆钠的水平决定补钠浓度和补钠量，一般补钠浓度为1.4%~4.6%。当血钠水平<125mmol/L时，盐水浓度为4.6%；血钠水平为126~135mmol/L时，盐水浓度为3.5%；轻度低钠多主张口服补盐液纠正。补盐量（g）=（142mmol/L－实测血浆钠）×0.2×体重（kg）/17，首日补充总补盐量的1/3~1/4，根据次日血钠检测结果决定随后的补盐量。需特别提醒的是，严重低钠血症时补充等渗盐水不但难以提高血钠水平，而且会加重水、钠潴留，导致心衰恶化，甚至死亡。

③心肾综合征：心肾综合征是严重心衰患者临床症状不能缓解的较为常见的原因。具有基础肾损害的患者尽管使用利尿剂后症状缓解，但肾功能仍呈进行性减退。主要见于严重右心衰竭和显著水、钠潴留的患者。其发生的原因主要是低心排血量引起肾脏低灌注，部分原因为低血容量。血肌酐水平越高，心衰越重，患者再住院率和病死率增高，与患者预后显著相关。低心排血量引起的肾功能不全的临床特点为低血压、少尿，对利尿剂和血管扩张剂反应差，心衰好转后肾功能不全可明显缓解。治疗的关键是静脉应用正性肌力药物，提高心排血量，改善肾脏低灌注，提高利尿剂的效果。常联合使用毛花苷C和（或）多巴胺＋利尿剂。有研究显示利尿剂联合氨茶碱有利于增加尿量和减轻水肿，可能与氨茶碱增加肾血流量有关。遇有心衰伴有肾功能不全的患者，也应认真区别肾前性、肾性和肾后性，以决定不同的治疗方案。对于低血容量引起的肾功能不全，患者既往无基础慢性肾病史，过度限制钠水的摄入或过度利尿，心衰好转后肾功能不全反而加重，主要以尿素氮水平升高比较显著，与肌酐升高不成比例。此类患者合理补充血容量是治疗的关键。需要注意的是，肾功能不全患者应当根据血肌酐水平及时调整或停用ACEI或ARB，以免肾功能的恶化。

（4）难治性心衰患者贫血的处理

①贫血的危险性：大量研究显示，心衰患者合并贫血的发生率为4%~61%。Silverberg等进一步研究发现，慢性心衰NYHA心功能Ⅰ级患者合并贫血者有7%. 而心功能Ⅳ级者中58%有贫血。有研究显示，慢性心衰患者合并贫血使住院时间延长，其住院期间的病死率、30天及1年病死率分别为11.8%、13.6%和22.9%，都明显高于非贫血组。许多研究指出，贫血是心衰和AMI患者预后不良的独立预测因子。

②贫血的发病机制：心衰患者出现贫血是多因素影响的结果。主要因素包括：①严重心衰引起肾功能不全，由此导致促红细胞生成素（erythropoietin，EPO）生成下降，而慢性心衰患者约50%存在肾功能不全；②肠道瘀血与水肿引起铁吸收不良；③水、钠潴留导致稀释性贫血，Androne等发现重症心衰患者约46%存在稀释性贫血；④心血管疾病患者IL–6、TNF–α等细胞因子增多，可降低EPO的合成而抑制骨髓红细胞的生成，并可直接抑制红系祖细胞的分化和再生；⑤心衰时血液中的去甲肾上腺素、血管紧张素、内皮素、血栓素、前列腺素等缩血管物质水平增高，肾血管收缩造成肾缺血，引起EPO下降；⑥较多研究显示RAS抑制剂的使用可能引起贫血，有研究显示应用卡托普利患者的血红蛋白水平下降略显严重，可能与其抑制RAS抑制剂的分解有关；⑦治疗心衰的药物尤其是缺血性心脏病服用抗血小板药物可引起消化道出血。

③贫血的处理：前瞻性随机对照研究显示，冠心病患者伴有贫血给予血红蛋白100g/L。者相对积极输血，对血红蛋白<70g/L者适当输血，结果显示相对积极输血者病死率显著升高。对肾性贫血患者进行的多中心研究显示，血红蛋白维持在130~150g/L与105~115g/L相比，前者的心血管事件发生率及病死率明显高于后者。目前认为对于轻度贫血患者（血红蛋白≥100g/L）可暂时不予处理。然而，对于重度贫血患者可考虑采取治疗措施：①铁剂补充：难治性心衰口服铁剂吸收差，不良反应多，而静脉铁剂是较为安全有效的方法，能够改善患者的心功能，提高6分钟步行距离。在补充铁剂的同时，注意补充叶酸和维生素B_{12}。②EPO及其合成刺激剂：EPO及铁剂补充联合应用是临床常用手段。有研究显示，能够明显提高血红蛋白浓度，改善心功能，降低心血管病患者的住院率，但明显增高血黏度，血栓形成的风险升高。目前关于EPO及其合成刺激剂治疗贫血时血红蛋白的目标值仍存在争议。③输血治疗：美国医科大学和美国麻醉协会建议，当血红蛋白浓度<60~80g/L时可考虑输血治疗，但应注意输血并发症、输血后心衰加重，以及血栓形成的风险升高。目前输血治疗已逐渐被EPO及其合成刺激剂所替代。

（5）难治性心衰的抗栓治疗

①血栓栓塞发生率：心衰患者脑卒中、肺栓塞及外周静脉血栓等血栓栓塞事件的发生率均较非心衰患者显著升高，并随着射血分数的降低而进一步升高。相关研究显示，心衰患者发生脑卒中的风险为普通人群的2~3倍；心衰患者脑卒中或TIA的发生率高达26%；因心衰住院的患者发生有症状的肺动脉栓塞的风险为非心衰患者的2.15倍，发生有症状的深静脉血栓的风险为1.21倍；尸检发现猝死的慢性心衰患者中，有33%存在冠状动脉栓塞、斑块破裂或心肌梗死。

②抗凝治疗的选择：目前《ACC/AHA、ESC指南》推荐合并栓塞或阵发、持续性心房颤动病史的患者需要抗凝治疗，患有淀粉样变性、左心室致密化不全、家族性扩张型心肌病或一级亲属有血栓栓塞病史的患者应考虑抗凝治疗。对于窦性心律而无栓塞事件的患者临床研究结果相互矛盾，目前是否抗凝治疗仍存在争议，而且华法林引起的出血事件抵消了其临床获益，仅美国心力衰竭协会推荐LVEF<35%的患者进行抗凝治疗。除使用华法林抗凝外，直接凝血酶抑制剂达比加群酯和Xa因子抑制剂利伐沙班、阿哌沙班对心衰伴有心房颤动患者的抗凝治疗，已经大规模临床试验证实其抗栓效果优于华法林，而且出血发生率低。但是，尚无窦性心律的心衰患者抗凝治疗预防血栓栓塞的大规模临床研究。

③抗血小板治疗：多个大规模回顾性分析显示，阿司匹林能够降低心衰患者的病死率，尤其对缺血引起的心衰患者保护作用更为明显。但部分研究并未显示出阿司匹林对血栓栓塞事件的有效预防作用。同时有研究显示，服用阿司匹林患者再住院率、脑卒中事件发生率明显高于华法林组。关于阿司匹林与氯吡格雷联用是否有益，多个临床研究结果相互矛盾。

因此目前尚无抗血小板药物一级预防的证据。

（6）难治性心衰的循环辅助装置治疗：主要有反搏装置（IABP）、心肺辅助装置（cardiop-ulmonary support，CPS）、心室辅助装置（ventricular assist device，VAD）。

①反搏装置（IABP）：患者存在明显心肌缺血证据，药物治疗或其他治疗效果不佳，或血压无法维持时采用 IABP 治疗。操作简易迅速，成功率高，费用低，需要的监护人员少，不足之处是使用时间不宜过长。IABP 的禁忌证为存在严重的外周血管疾病、主动脉瘤、主动脉瓣关闭不全、存在活动性出血或其他抗凝禁忌者如严重血小板减少症。

②心肺辅助装置（CPS）：提供充分的包括血流动力学及静脉血氧合在内的心肺支持，类似于外科手术中的体外循环，短期使用可改善预后，对技术人员要求高。体外膜人工肺氧合器（ECMO）也属于心肺支持装置，主要用于成人急性呼吸衰竭和急性心衰，短期使用能够达到左心室辅助装置的效果，主要用于心脏移植和心肺联合移植的过渡阶段。

③心室辅助装置（VAD）：根据泵装置和心腔的连接部位分为左心室辅助装置（LVAD）、右心室辅助装置（RVAD）和双心室辅助装置（BiAD），根据泵装置的置入部位分为体外型（非置入型）和体内型（置入型）。对于接受药物治疗的终末期心衰患者预计 1 年病死率 >50% 时，考虑使用 LVAD。HeartMate LVAD 已经美国 FDA 批准作为永久性置入装置。其体积小，可置入心包空隙内。可用于终末期心衰患者心脏移植前的过渡治疗，置入 3 个月后可显著改善心功能和生活质量。Thoratec IVAD 是目前美国 FDA 唯一批准的既可用于左心、也可用于右心或全心的可置入式 VAD。VAD 的应用范围包括：长期心脏支持、心功能恢复的过渡、心脏移植的过渡、临时心脏手术或介入治疗的支持、急诊心肺复苏、肺栓塞、严重创伤等。目前已用 VAD 治疗的对象包括：不能脱离体外循环者、心脏直视手术后心源性休克、AMI 无法 CABG 或心肌严重损害、慢性心衰急性失代偿、暴发性心肌炎、等待心脏移植者、顽固性室性心律失常、高危的心脏手术、心脏移植后心衰者、置入 LVAD 后右心功能进一步恶化者。急性心源性休克应用 VAD 的禁忌证包括：肾衰竭、严重肝脏疾病、恶性肿瘤、未控制的败血症、肺出血伴肺功能不全、严重溶血、出血未控制、明显的中枢系统损害。置入式 VAD 的禁忌证包括：年龄 >70 岁、既往无心脏病史而新发心肌梗死合并急性左心衰竭 7 天内、在 1 个月内发生肾衰竭需要血液透析者、严重的肺气肿或其他严重的阻塞性肺病、发生肺梗死（肺血管造影有明确证据）2 周内、严重肺血管疾病、重症肺动脉高压，如全肺阻力 >8Wood 单位、右心室功能严重低下、严重肝脏疾病、难治性室性心动过速、脑血管病变如脑卒中合并颈动脉杂音或 TIA 发作、严重胃肠道吸收障碍、活动性感染、严重的血液系统疾病、未解决的恶性肿瘤、无法重建的血管疾病（包括肢体痛及胸痛）、严重无尿（即使在充分肾灌注情况下尿量 <20mL/h、尿素氮 >3.6mmol/L 和肌酐 >442μmol/L）、心室颤动经抢救 >1 小时仍没有复苏者、HIV 阳性者、长期大剂量类固醇治疗者。置入式 VAD 的常见并发症包括：出血、右心衰竭（出血后输入过多液体或血液制品）、血栓或气栓（泵开启时左心室未充盈）、感染（常见于肺部、尿路和管路）等。非置入式 VAD 的常见并发症包括：抗凝引起的出血最常见，其他还有溶血、肾功能不全、感染、肝功能不全、呼吸功能不全、多器官功能衰竭、非血栓性和血栓性神经系统疾病等。

（7）难治性心衰的非药物治疗

①血运重建治疗：对于缺血性心肌病患者，血运重建术是改善心肌供血和心衰加重的最有效的方法。经充分评估后确定患者确实存在心肌缺血，经药物治疗不能缓解者，采用积极的血运重建治疗，可显著改善患者的心衰症状，改善生活质量，提高生存率。对于心肌梗死患者，应当评估坏死心肌和存活心肌，以决定是否进行血运重建的治疗策略。

②心脏再同步化治疗：适宜于房室、左有心室及室内传导不同步患者，可显著改善心衰症状，降低心衰病死率。严重心衰常存在传导的不同步现象，是病情持续恶化和药物治疗效果不佳的重要原因，实施心脏再同步化治疗是一种合理的选择。

③干细胞移植：对心肌梗死后心功能低下患者向冠状动脉内注入骨髓干细胞，结果显示能够提高 LVEF。缺血性心肌病自体成肌细胞移植初步显示可改善左心室功能，防止心衰发展。目前仍处于试验阶段，试验规模均较小，尚需克服许多难题。

④血液超滤：适用于对利尿剂治疗反应差的难治性心衰患者，血液超滤可促进排钠、减轻容量负荷，改善症状，与静脉应用利尿剂比较可缩短住院时间。

⑤心脏移植：绝对适应证为心衰生存积分（heart failure survival score，HFSS）为高危，同时具有以

下情况：难治性心源性休克；只有通过静脉使用正性肌力药物才能维持外周器官的灌注；最大运动氧耗量 <10mL/（kg·min），合并无氧代谢存在；严重的缺血症状持续存在，患者日常活动受限，且不能耐受 CABG 和 PCI；无法控制的反复发作的室性心律失常. 药物、ICD 和外科手术效果差。相对适应证为 HFSS 评分中危，同时具有以下情况：最大运动氧耗量在 11~14mL/（kg·min），并且日常活动受限；反复发作的不稳定性心肌缺血，且不能耐受 PCI；药物无法控制的体液失衡反复发作，药物种类和剂量不断增加。目前心脏移植的 1 年存活率达 85%~90%，3 年存活率达 75%。主要问题是供体缺乏、排异反应及经济负担。

第四章

心肌病

第一节　限制型心肌病

限制型心肌病（restrictive cardiomyopathy，RCM）是以心内膜及心内膜下心肌纤维化导致的单侧或双侧心室充盈受限和舒张期容量减少为特征的心肌病。一般收缩功能和室壁厚度正常或接近正常。多见于热带及温带地区，我国仅有散发病例。多数发病年龄15~50岁，男女比例3 ∶ 1。舒张性心力衰竭为最常见死因。

一、病因

病因尚未明确。本病可为特发性，也可能与非化脓性感染、体液免疫异常、过敏反应和营养代谢不良等有关，属于家族性者为常染色体显性遗传。心肌淀粉样变性是继发性限制型心肌病的常见原因。

二、病理

早期表现为心内膜和心内膜下心肌纤维化并增厚，随着病情进展，心内膜显著增厚变硬，可为正常的10倍，外观呈珍珠白，质地较硬。常先累及心尖部，逐渐向心室流出道蔓延，可见附壁血栓。纤维化病变可累及瓣膜、腱索导致二尖瓣、三尖瓣关闭不全。通常冠状动脉无受累。显微镜可见心内膜表层为玻璃样变性的纤维组织，其下为胶原纤维层，内有钙化灶，再下面为纤维化的心肌，心肌间质水肿、有坏死灶。

三、临床表现

起病缓慢。早期可有发热，逐渐出现倦怠、乏力、头晕、气急。病变以左心室为主者，表现为心悸、呼吸困难、咳嗽、咯血、肺底部湿啰音等左心衰竭和肺动脉高压的表现；病变以右心室为主者，表现为颈静脉怒张、肝大、腹水、下肢水肿等右心衰竭表现，这些表现类似于缩窄性心包炎。此外，血压常偏低，脉压小，心率快，心浊音界轻度扩大，心脏搏动减弱，可有舒张期奔马律和各种心律失常；可有心包积液；栓塞并不少见，可发生猝死。

四、辅助检查

1. 心电图　可见非特异性ST-T改变。部分患者可见QRS波群低电压和病理性Q波。可见各种类型心律失常，以心房颤动多见。

2. 胸部X线　心影正常或轻中度增大，可有肺瘀血征。偶见心内膜心肌钙化影。

3. 超声心动图　可见心室舒张末期内径和容量减少，心内膜反射增强或钙化影。心房扩大，室间隔和左心室后壁增厚、运动幅度减低。房室瓣可有关闭不全。早期无收缩功能下降，仅舒张功能下降。约1/3的病例有少量心包积液。严重者可有附壁血栓。下腔静脉和肝静脉显著增宽。

4. 磁共振检查　心内膜增厚，内膜面凹凸不平，可见钙化灶。

5. 心导管检查和心室造影　心房压力曲线表现为右房压增高和快速的“Y”形下陷；心室压力曲线表现为舒张早期快速下降，其后压力迅速回升到平台状态，呈现高原波；左心室充盈压高于右心室充盈压 5mmHg 以上；肺动脉压常超过 50mmHg。左心室造影可见心室腔偏小，心尖部钝角化，心内膜肥厚、内膜面粗糙。

6. 心内膜心肌活检　可见心内膜增厚和心内膜下心肌纤维化。

五、诊断和鉴别诊断

早期诊断较困难。对于表现为心力衰竭，而无心室扩大、有心房扩大的患者，应考虑限制型心肌病的可能。心内膜心肌活检有助于明确诊断并区分原发性或继发性。本病主要与缩窄性心包炎鉴别，还要与肝硬化、扩张型心肌病、一些有心肌广泛纤维化的疾病（如系统性硬化症、糖尿病、酒精中毒等特异性心肌病）鉴别。心力衰竭和心电图异常者要与冠心病鉴别。

六、治疗

缺乏特异性治疗，以对症治疗为主。

1. 一般治疗　主要是预防感染，避免过度劳累和情绪激动，以免加重心脏负担。

2. 对症治疗　以控制心力衰竭症状为主。心力衰竭对常规治疗疗效不佳，为难治性心力衰竭。利尿和扩血管治疗可能因降低充盈压而使心室充盈更少，导致低心排血量的症状加重，宜慎用。洋地黄等正性肌力药效果差，但如出现心室率增快或快速性心房颤动时，可小剂量应用洋地黄。糖皮质激素或免疫抑制剂无效。有附壁血栓或曾发生栓塞的患者，可考虑使用华法林等抗凝治疗。对于本病引起的瓣膜关闭不全，一般不行瓣膜置换。但是如果心腔闭塞不明显而二尖瓣关闭不全严重时，可考虑二尖瓣人工瓣膜置换术。严重心内膜心肌纤维化，可行心内膜剥脱术，也可考虑心脏移植。

第二节　酒精性心肌病

酒精性心肌病（alcoholic cardiomyopathy，ACM）是指长期嗜酒引起的心肌病变，以心脏扩大、充血性心力衰竭、心律失常为特征，属于继发性扩张型心肌病。1884 年，Bouinger 首次经尸检发现长期大量饮用啤酒者，心脏明显扩大，并由此命名为“慕尼黑啤酒心脏”。20 世纪中期，Brigden 使用酒精性心肌病这一名称。该病在不同国家、地区及民族间发病率存在差异。欧美国家发病率较高，亚洲人发病率相对较低。近年来，随着酒精性饮料消耗明显增多，ACM 的发病率呈上升趋势。酒精性心肌病发生危险与每日酒精摄入量及饮酒持续时间有关，戒酒后病情可自行缓解或痊愈。

一、发病机制

目前认为酒精损害心肌为多种机制参与，其发生可能与以下机制有关：①酒精损害心肌细胞：酒精在细胞膜水平对心肌细胞产生毒性作用，破坏其肌纤维膜的完整性，从而导致细胞屏障功能丧失，维持膜电压的离子平衡紊乱，细胞间的信号传导机制破坏及细胞器损害。②酒精影响钙内稳态：酒精通过影响位于细胞膜上的电压依赖的钙通道的数量和活性，而影响进入心肌细胞的钙量，从而对心肌产生负性变力作用。③酒精影响心肌收缩蛋白：位于收缩蛋白之间的横桥是心肌收缩的基础。长期饮酒通过影响肌钙蛋白和原肌球蛋白而改变横桥，从而影响收缩功能。④免疫异常：乙醇代谢产物乙醛可与许多蛋白结合，使某些蛋白丧失正常生理功能，并使原有抗原结构变化触发自身免疫反应，从而造成心肌损伤。⑤长期饮酒可造成 B 族维生素及叶酸不足，造成硫胺素缺乏而引起心肌病变。⑥神经体液因素：由于酒精作用的影响，在酒精性心肌病的发病过程中，交感神经系统、肾素 – 血管紧张素系统和心房心室利钠肽等神经体液系统均作为酒精性心肌病的重要发病因素及病情恶化的原因之一，可能起到了一定的作用。长时间的高水平交感神经兴奋对心肌是有害的，其后果包括心肌肥厚和细胞凋亡等，使心肌功能进一步恶化。

二、病理改变

关于酒精性心肌病的病理改变，国内外研究报告不多，常描述为无特异性病理改变，颇似扩张型心肌病，因而病理诊断需参考临床过程而做出。

肉眼所见：心脏体积增大，重量增加（平均重 441g），可有纤维瘢痕形成。镜下主要改变是心肌细胞肥大（或萎缩）、松弛、苍白、脂肪堆积，心肌细胞排列紊乱、溶解和坏死。伴有弥漫性退行性变，心肌细胞横纹肌消失，胞核皱缩变小，肌纤维空洞、水泡、透明样变性，心肌间质及血管壁周围组织水肿纤维化，有时可累及冠状动脉，室间隔及左室后壁轻度增厚。

孙雪莲等对 28 只成年雄性大鼠按 5.357mL/kg 体重经胃管灌入 56% 乙醇，光镜下观察大鼠心肌细胞的病理改变，说明大量酒精对心肌细胞造成了直接损害（如图 4–1）。

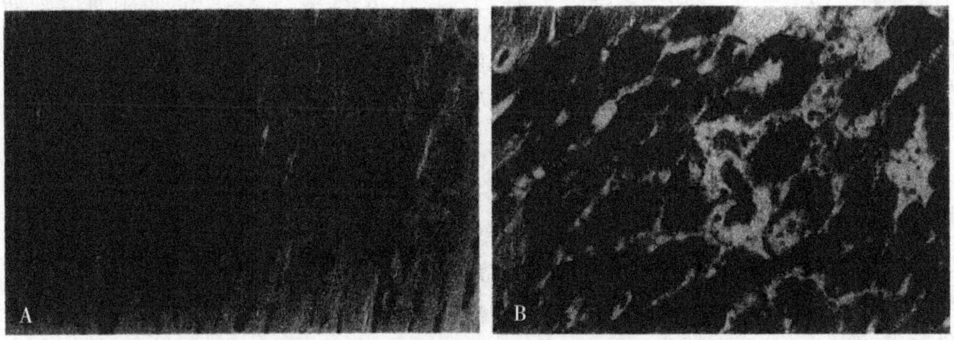

图 4–1　正常大鼠和饮酒后大鼠心肌的病理改变

A. 光镜下对照组大鼠的正常心肌，心肌细胞排列规整（HE 染色 ×400）；B. 光镜下饮酒组大鼠心肌的病理变化，可见心肌细胞肥大，胞核变小，数目减少，部分心肌细胞横纹消失，细胞间隙和血管周围纤维增生（HE 染色 ×400）

三、诊断

目前对酒精性心肌病尚无特异性诊断方法及标准，主要根据患者的饮酒史、临床表现、辅助检查、实验室检查以及戒酒后抗心力衰竭治疗的疗效，排除其他原因引起的心脏扩大、心力衰竭和心律失常后，确立酒精性心肌病的诊断。

1. 酒精性心肌病的诊断标准（参照 Donald 提出的诊断条件）

（1）长期大量饮酒史或反复大量酗酒史，长期大量饮酒一般指纯酒精 125mL/d 或白酒约 150g/d 或啤酒约 4 瓶 / 天以上，持续 6~10 年。

（2）出现心脏扩大和心力衰竭的临床表现，辅助检查示心室扩大，心功能减低，肝、肺瘀血征。

（3）可出现多种心律失常（常见为心房颤动）。

（4）除外高血压、冠状动脉粥样硬化性心脏病、心脏瓣膜疾病、先天性心脏病、心肌炎等。

（5）酒精性心肌病尚无心衰的患者戒酒后（6~12 个月），心肌病的临床表现可以逆转，这也是酒精性心肌病的一个重要特点。

2. 临床诊断

（1）临床表现：酒精性心肌病多发生于 30~50 岁，饮酒史在 10 年以上的患者。临床有时无明显心功能不全症状，也可有心悸、胸闷、胸痛、心律失常、心脏扩大（主要左心室）、左心室肥厚。

（2）体格检查：体检可发现心脏有不同程度的扩大，心尖第一心音（S_1）低钝，二尖瓣听诊区可有明显收缩期杂音；可闻及早搏；心房颤动时可闻及心律不齐、第一心音强弱不等；心力衰竭时可闻及舒张期奔马律、肺底湿啰音等。可出现体循环瘀血征象，如下肢水肿、肝大、颈静脉怒张、肝颈静脉回流征阳性和浆膜腔积液。

（3）辅助检查

①心电图可有左房扩大（表现为P波双向、增宽、切迹）、各种心律失常、左室肥大及非特异性ST-T变化。在心律失常中以窦性心动过速、心房颤动最多，其次是室性期前收缩、房性期前收缩、房性心动过速。Ⅱ、Ⅲ、aVF导联或部分胸前导联可出现异常Q波。部分患者心电图表现为窦性心动过缓、QTc间期延长。

② Holter多见窦性心动过速、室性期前收缩、房性期前收缩、短阵房性心动过速和阵发性或持续性心房颤动。

③胸片示心影增大，心胸比例 >0.55，主动脉硬化，两肺纹理增多，心力衰竭时可有肺瘀血和肺水肿表现。

④超声心动图具有重要的临床诊断价值。在酒精性心肌病亚临床期就能发现左心房、左心室扩大，运动时左心室射血分数不能相应提高、舒张期顺应性下降。临床症状出现后，超声心动图检查可见各房室腔扩大，主要是左心房、左心室和右心室，有时右心房也可扩大，左心室心肌肥厚。弥散性室壁运动减弱、二尖瓣及三尖瓣中度反流。还伴有心排血量下降、左室射血分数下降及左心室舒张末压增高。此外，心肌内出现异常散在斑点状回声也是酒精性心肌病的特征性表现，遍及左室各壁段，提示有心肌纤维化。

⑤腹部超声示肝损害，包括肝大、脂肪肝、肝硬化，临床可考虑为酒精性肝病，累及认知功能时可诊断为酒精性脑病。

⑥实验室检查方面：肝的各种酶、血浆球蛋白、脂蛋白、纤维蛋白原、骨骼肌酶可有升高，白蛋白降低，这可能与酒精性肝损害和肌病有关；肾功能、血脂、红细胞沉降率常在正常范围；心衰时血浆BNP可升高。

四、鉴别诊断

酒精性心肌病病程隐匿，一旦确诊，往往病情已很严重，所以应加强筛查，提高对酒精性心肌病的认识。长期饮酒史可成为鉴别关键，一旦确认有饮酒史，必须详细询问饮酒持续时间、平均每日饮酒量及酒精度数等相关问题，因为酒精性心肌病与遗传因素、年龄、酒精的治疗耐受性、每日摄入酒精量及持续时间等均有关系。对高龄患者则要尽可能先除外其他原因所致的心脏疾患。对一些鉴别有困难者，建议行冠状动脉造影等进一步检查，以协助确定诊断。

（1）原发性家族性、遗传性扩张型心肌病：酒精性心肌病是继发性扩张型心肌病的一种，两者的临床表现、辅助检查和组织学所见均有相似之处，鉴别两者的关键是详细询问有无长期大量饮酒史，进行家族调查和经严格戒酒、积极对症处理后，酒精性心肌病病情可以逆转。

（2）高血压性心脏病：无高血压病史者发生酒精性心肌病时，在病程早期患者往往有不同程度的血压升高。心电图提示有左室扩大，或伴有心肌劳损；胸片示主动脉型心脏，心影增大，以左心扩大为主；超声心动图也有类似的表现。易误诊为高血压、高血压性心脏病和心功能不全。但有高血压史的酒精性心肌病患者心脏扩大非常明显，伴有眼底动脉、肾及脑血管的变化则不能完全用酒精性心脏病来解释。合并肝损害是可以逆转的疾病，很多时候需要通过严格戒酒后随访观察病情发展才能明确诊断。

（3）冠状动脉粥样硬化性心脏病（冠心病）：冠心病尤其是缺血性心肌病与酒精性心肌病有相似的临床表现，心电图检常有异常Q波者易误诊为缺血性心肌病，必要时做冠状动脉造影以鉴别，以便采取针对性的预防措施。但酒精性心肌病可与冠心病同时存在，如冠状动脉造影时血管的病变范围及程度与心肌病变的范围及程度不平行时，要考虑两者并存，治疗时需两者兼顾。

（4）瓣膜性心脏病：因有相对性瓣膜关闭不全而需要与瓣膜性心脏病鉴别，超声心动图检查相当重要。当超声心动图检查发现心脏瓣膜结构正常但有明确反流则符合酒精性心肌病诊断，若有长期饮酒史，即可明确诊断酒精性心肌病。

五、治疗

酒精性心肌病作为一种继发性心肌病，由于临床上常对饮酒史调查的忽视及缺乏特异性诊断标准，大部分容易被漏诊，而没有将强制戒酒作为首要的治疗条件，从而无法取得良好的治疗效果及提高预后。酒精性心肌病治疗主要针对酒精性心肌损伤和酒精中毒，除严格戒酒外，酒精性心肌损伤的治疗主要为改善心肌代谢、保护心肌细胞、改善心功能、纠正心律失常、防治各种并发症。酒精中毒的治疗是补充大量的维生素 B、C 等。

（1）酒精性心肌病一经确诊必须立即彻底戒酒，Milani 等和 Segel 等都曾经报道在酒精性心肌病的早期，戒酒可使心腔大小及左心功能恢复正常，即使心脏明显扩大或伴有严重心功能不全，戒酒仍可使预后得到改善。另有研究证实，停止饮酒的酗酒者，其心脏摄取标记的单克隆抗体（一种心肌细胞损伤的标志物）有所减少，表明戒酒后心脏的损伤有所减轻。戒酒成功与否和患者意志力有关，不能耐受者开始可以采用逐步减量法，但心脏扩大并有心衰表现者必须彻底戒酒，包括含酒精饮料。

（2）积极抗心力衰竭治疗：完全按照心力衰竭的治疗指南给予处理，急性时包括洋地黄强心，利尿剂以减轻心脏负荷；长期用药可予以适量的血管紧张素转化酶抑制药抗心肌重塑，并根据患者的血压以及有无咳嗽的副作用调整剂量，均用至最大耐受剂量。水肿消退后所有患者在无禁忌情况下均加用 β 受体阻滞剂，从小剂量开始根据病情变化逐渐加量。有报道还可以用螺内酯防止酒精性心肌病心肌纤维化。

（3）曲美他嗪：曲美他嗪在治疗酒精性心肌病患者时耐受良好，能够降低酸中毒和细胞内钙离子过负荷等缺血缺氧性细胞常见的损害，可改善患者左心室功能和重构过程，对炎症反应也产生一定程度的抑制。曲美他嗪是可以长期使用的药物，对酒精性心肌病患者的心肌细胞过氧化和重构起到积极保护作用。

（4）左卡尼丁：左卡尼丁以补充肉毒碱的形式改善细胞内呼吸功能，有助于逆转酒精性心肌病室间隔肥厚，且效果是中长期的，但对于改善射血分数指标，并未显示出特别的益处。

（5）对心律失常的治疗主要是治疗心功能不全和各种并发症，如电解质失衡、肺部感染等，对频发室性期前收缩和短阵性室性心动过速可给予胺碘酮。由于儿茶酚胺对乙醇的致心律失常作用起到较重要的影响，因此选用 β 受体阻滞剂更为合适。

（6）另外还应给予补充大量 B、C 族维生素，因为慢性酒精中毒引起镁的排泄增多，易致慢性肝损害，引起多种维生素缺乏，尤其是维生素 B_1 的缺乏，所以及时大量补充维生素 B 作为辅助治疗有积极作用。

（7）对合并存在高血压的患者应积极控制血压于正常水平，首选药物为血管紧张素转化酶抑制药联合钙通道阻滞剂。对合并有糖尿病、高脂血症的患者应该同时给予相应治疗。

（8）酒精性心肌病合并酒精性肌病、酒精性肝硬化、营养不良等并发症时，还应给予高蛋白、高热量、低脂肪饮食，补充缺乏的维生素及微量元素等，并按其专科治疗常规处理。

总之，酒精性心肌病目前发病率高，如果治疗规范，患者积极配合彻底戒酒，预后是良好的。但是需要临床医师注意的是：对该病要高度重视详细询问饮酒史并予以及时的处理。酒精性心肌病早期发现和戒酒治疗是决定能否逆转的关键。此外，要做好患者的宣教工作，提高患者对本病的认识及重视程度是预防此病发病的关键所在，这也必然会减少酒精性心肌病的发病率，提高治愈率。

第三节　致心律失常型心肌病

一、概念及患病率

致心律失常型心肌病（ACM）为一种进展性的遗传性心肌疾病，是 35 岁以下人群发生室性心律失常和 SCD 的主要原因。ACM 可以累及一侧或两侧心室，公认的典型亚型一致心律失常型右室心肌病 / 发育不良（ARVC/D）以右室为主，但新近发现发病时即可累及双室。ACM 临床诊断基于特征性的 ECG 表现、心律失常及心脏结构和（或）组织学异常。明确地家族史和（或）致病基因突变有助于诊断。ACM 在形态学方面可以与扩张型心肌病相似，但 ACM 典型临床表现常为心律失常而不是心衰。ACM 介于心肌病与遗传性心律失常之间，早期以心律失常为特征，随着疾病的进展可以出现形态学改变甚至出现心力衰竭。致心律失常型右室心肌病为运动猝死中常见的病因。50%~70% 的病例是家族性的，主要为常染色体显性遗传，外显率不一。大多数病例死亡时的年龄小于 40 岁，有些发生于儿童。致心律失常型右室心肌病的病理特征为右心室内的心肌萎缩和纤维脂肪组织替代。根据临床研究和参加体育运动前的筛查资料，估计 ARVC 在一般人群中的患病率为 1/5 000~1/1 000。家族性 ARVC 占 50% 以上，由于疾病表型的多样性以及年龄相关的外显率，使家族性 ARVC 的诊断比例降低，导致许多家族性疾病误认为散发性。所以对于临床上已确诊的患者，对其进行家族临床和分子遗传学筛查很重要。

二、发病机制及基因诊断

（一）致病基因

目前已经明确 ARVC 是一种遗传性疾病，至少 50% 的病例表现为典型的常染色体显性遗传。也有常染色体隐性遗传的报道。目前已经发现了与之相关的 8 个基因，plakophilin-2（PKP2）是 ARVC 最常见的致病基因，其次是桥粒核心糖蛋白 -2（desmoglein-2，DSG2）。这些基因大多为细胞连接蛋白基因。盘状球蛋白和桥粒斑蛋白是细胞间连接中细胞桥粒的关键成分。在机械负荷下，突变细胞黏着蛋白作用减弱导致肌细胞的分离和死亡。基因突变造成的桥粒蛋白功能不全可能是其“最后的共同通路”。并且，炎症反应与损伤相伴随，已经证明在尸检中达 67% 的心脏具有散在的淋巴细胞浸润灶，随后出现纤维脂肪替代性修复。室壁压力和室壁厚度的反向关系可以解释右室壁变薄以及早期 ARVC 的好发部位（即发育不良三角）。

（二）ACM/ARVD 基因检测专家共识建议

1. 在先证者发现 ACM/ARVD 致病基因突变后，推荐在家族成员及其他相关亲属中进行该特定突变检测（Ⅰ类推荐）。

2. 在符合 ACM/ARVD 特别工作组诊断标准的患者中进行选择性或综合性 ACM/ARVC 基因（DSC2、DSG2、DSP、JUP、PKP2、TMEM43）检测能够获益（Ⅱ a 类推荐）。

3. 符合 2010 年特别工作组标准的可疑 ACM/ARVC 患者（1 项主要标准或 2 项次要标准）可以考虑基因检测（Ⅱ b 类推荐）。

4. 仅符合 1 项次要标准的患者（2010 年特别工作组标准）不推荐基因检测（Ⅲ类推荐）。

（三）发病机制

ARVC 纤维脂肪组织进行性替代心肌组织，开始于心外膜下或中层心肌后进展为全层心肌，出现右心室壁变薄和室壁瘤。典型部位为下壁、心尖和漏斗部的右室发育不良三角。ARVC 的特征为纤维脂肪组织替代心肌组织。纤维脂肪组织替代干扰了心电传导，是形成 epsilon 波、RBBB、晚电位和折返性心动过速的病理基础。左室受累一般在后侧壁的心外膜下心肌，可见于一半或更多的患者。组织学检查显示纤维脂肪组织间存在心肌小岛，单纯脂肪浸润不是 ARVC 的病例特征，因为老年人和肥胖者亦可以在心肌组织间出现脂肪组织。除脂肪替代外，必须有纤维替代和细胞坏死才可以明确诊断。已经证明在尸检中达 67% 的心脏具有散在的淋巴细胞浸润灶，说明炎症反应与损伤相伴随，随后出现纤维脂肪替代性修复。

三、临床表现

（一）ARVC 的自然史

ARVC 患者临床表现包括心悸、晕厥甚至猝死，多在运动或精神紧张时出现。常发生于青少年和年轻成人，是运动性猝死常见的原因之一。尽管 ARVC 仅有少数患者逐步进展为晚期，但其自然史分为四个不同的阶段：

（1）早期“隐匿”期：此期可能导致轻微室性心律失常。患者常常无症状，但有 SCD 危险，特别是在剧烈运动期间。结构上的变化轻微，可能局限在所谓的发育不良三角的一个区域：下壁、心尖和漏斗部。

（2）显性电紊乱期：可见症状性室性心律失常，伴有更明显的右心室形态和功能的异常。心律失常典型地表现为左束支传导阻滞图形，提示起源于右心室，可为孤立的室性期前收缩、非持续性或持续性室性心动过速。

（3）右室衰竭期：疾病的进一步进展，此期左心室功能保持相对正常。

（4）双室衰竭期：疾病晚期阶段，显著累及左室，发生双心室衰竭，导致类似于 DCM 的表型。在一项多中心研究中，尸检或移植时取出的心脏，76% 有左室纤维脂肪组织替代的组织学改变，与 ARVC 的临床和病理学特征相关。心律失常事件、心力衰竭和炎症浸润更常见于累及左室的患者。

（二）ARVC 的心电图特点

ARVC 的心电图改变包括 epsilon 波、右胸导联 QRS 波延长、右胸导联 S 波升支≥ 55ms 及 V_1~V_3 导联 T 波倒置。典型的室性心动过速表现为 LBBB 型室性心动过速。

1. epsilon 波　12 导联心电图标准电压或增高电压，在 QRS 波终末记录到低振幅单向或双向波。

2. 右胸导联 QRS 波延长　QRS 波时程（V_1 + V_2 + V_3）/（V_4 + V_0 + V_6）≥ 1.2。

3. V_1~V_3 导联 T 波倒置。

（三）电生理学检查

对有自发性室性心动过速史的患者，大多数程序电刺激可诱发单形性或多形性持续性室性心动过

（四）X 线胸片

心脏正常或增大，轮廓可呈球形，多数患者心胸比率≥ 0.5。

（五）超声心动图

（1）右心室扩大，流出道增宽。

（2）右心室运动异常或障碍，舒张期呈袋状膨出或呈室壁瘤样改变。

（3）右心室肌小梁紊乱。

（4）左心亦可受累，病例并不少见。表现与右心室病变相似。

（六）心血管造影

显示右心室扩大，伴收缩功能降低或运动障碍，室壁膨出，造影剂排泄缓慢，射血分数降低。

（七）心导管检查

右房和左、右室压力正常或升高。右房压力可升高，重者可超过肺动脉舒张压。心脏指数减小。左室受累者舒张末期压力稍高，容积指数增大，伴左室射血分数降低。

（八）电子束 CT

（1）右心室扩大，游离壁呈扇形图像，心内膜下肌小梁横过右室腔清晰可见。

（2）能直接显示心外膜脂肪和心肌内脂肪浸润程度。

（3）可显示左室受累的各种形态异常。

（九）磁共振显像

可以精确测定右心室各种形态和功能改变以及左室受累情况。可鉴别正常心肌与脂肪或纤维脂肪组织。

CT 和磁共振具有较高的分辨率，是目前理想的无创性检查手段，可以显示心肌脂肪浸润、肌小梁稀薄化以及右室室壁齿状表现等 ARVC 的特征性改变。

（十）心内膜心肌活检

心内膜心肌活检是确诊 ARVC 的有效方法。至少一份活检标本形态学分析显示残余心肌细胞 <60%（或估计 <50%），伴有右室游离壁心肌组织被纤维组织取代，伴有或不伴有脂肪组织取代心肌组织，支持诊断。至少一份活检标本形态学分析显示残余心肌细胞 60%~75%（或估计 50%~65%），伴有右室游离壁心肌组织被纤维组织取代，伴有或不伴有脂肪组织取代心肌组织，应怀疑该诊断。活检取材部位应是病变最常累及的右心室游离壁。但由于该处心壁变薄，质脆而软，有发生穿孔的危险，故应在超声心动图的引导下进行，并应有相应的心外科力量作为后盾。

四、临床诊断

怀疑 ARvc 的患者应该检查 12 导联心电图、信号平均心电图、二维超声心动图和（或）心脏磁共

振以及动态心电图检测进行评估。运动试验可揭示室性心律失常，也在推荐之列。对 ARVC 先证病例的所有一级和二级亲属均应进行同样的无创性评估。

ARVC 的临床特征趋于非特异性，单一检查很少能做出诊断。为提高临床诊断并使其标准化，1994 年国际专家工作组提出了 ARVC 的诊断标准。这一指南是以有症状的典型病例和 SCD 罹难者（即疾病谱的严重终末期）为主，按照当时 ARVC 概念由专家共识所制定。

因此，专家工作组的诊断标准具有很高的特异性，但对 ARVC 的隐匿期和疾病表现不完全的家族患者缺乏敏感性。因此，主要用于典型病例的诊断。而且，ARVC 表型的变异性也只在目前才逐步阐明。

五、危险分层

所有确诊 ARVC 的患者均不宜参加竞技性运动或耐力训练。依据有两个方面，交感刺激是已知的心律失常促发因素，而过度的机械负荷可加重疾病的进程。然而，如同 HCM，大多数死亡发生于坐位活动中。β 受体阻断剂对 ARVC 的室性心律失常可能有效，为一线药物。胺碘酮和索他洛尔用于治疗心律失常。心功能不全的患者可以进行规范的抗心力衰竭治疗。

已经报道经过药物治疗的 ARVC 患者年死亡率在 1% 左右。心律失常性死亡占大多数；但在小部分患者中，死于晚期心力衰竭和栓塞性脑卒中。SCD 的发生可无先兆症状，病程常常不可预测。因此，近年来对确诊 ARVC 的患者有植入 ICD 的趋势。随访研究已经证实在某些高危人群中，ICD 的正确电击率很高，可以显著改善生存率。在有心脏骤停或血流动力学不稳定性 VT 的 ARVC 患者中每年的放电率为 10%，在不明原因的晕厥患者中为 8%。相反，在因 VT 安装 ICD 而无血流动力学受损的 ARVC 患者中仅占 3%。

在未发现 SCD 危险因子的患者中，预防性 ICD 治疗的价值可能因 ICD 显著的并发症风险而降低。在一项三级中心研究中，在安装 ICD 后的 7 年中，有 56% 的 ARVC 患者未发生严重不良事件。因此，不加选择地推荐 ICD 不可能使大多数患者获益。在逐渐增多的家族性 ARVC 患者中，对远期结果则知之更少。大多数患者可能具有良好的预后，类似于无偏倚的以社区为基础的 HCM 的良性病程。建立 ARVC 的危险分层系统是今后的主要挑战。对纳克索斯病（ARVC 中的一种）的长期随访已经有了如下的 SCD 预测因子：心律失常性晕厥、左室受累、过早出现症状和结构改变过早进展。疾病相关的年死亡率（3%）高于其他患者人群的报道，表明隐性遗传的 ARVC 可能预后更差。值得注意的是，QRS 波离散度 ≥ 40ms、耐受良好的持续性 VT 和 SCD 家族史与不良结局之间无显著相关性。纳克索斯病的资料对常染色体显性 ARVC 的适用性有待确定。然而，对 132 例植入 ICD 的 ARVC 患者进行的一项研究进一步证实，心脏骤停、血流动力学受损的 VT 病史和左室受累（左室射血分数 <55%）是心室扑动或颤动的独立预测因子。进行性加重的年轻患者发生心室颤动的可能性更大，这可能与所谓的“活动期”有关：即进行性肌细胞丧失和炎症反应。纤维脂肪替代性修复最终导致稳定折返环的形成，因此，疾病晚期患者的持续性单形性 VT 耐受良好，恶化为心室颤动的可能性较小。

程序性心室刺激对 ARVC 的危险评估也无价值。诱发 VT 的患者中 50% 以上在 3 年随访中 ICD 未电击治疗，而未诱导 VT 的患者 ICD 正确电击的比例与前者相同。ARVC 的临床预后与引起致命性室性心动过速的电不稳定性有关，这种室性心动过速存在于疾病的任何时期，随时可能发生。进行性心肌组织的丧失导致心功能障碍和心力衰竭。

目前资料显示，年轻患者，先前发生过心脏骤停，快速、血流动力学不稳定的室性心动过速，晕厥，严重的右室功能障碍，左室受累及家族中有少年猝死病例者预后较差。

六、治疗与预后

目前对 ARVC 可选择药物治疗、射频消融、植入 ICD 或心脏移植。

（一）药物治疗

Ⅲ类抗心律失常药，通常用索他洛尔、胺碘酮治疗。其中，索他洛尔效果最好，疗效高达 68%~82.8%，可作为首选药物。胺碘酮有一定疗效，但未证明比索他洛尔更有效，考虑到长期治疗中潜在的副作用，尤其是年轻患者，胺碘酮并不作为首选药。联合用药方面，胺碘酮和 β 受体阻滞剂合用较为有效，Ⅰa类与 β 受体阻滞剂联合用药也有一定疗效。β 受体阻滞剂可以降低猝死的危险。

（二）非药物治疗

对于药物治疗无效或不能耐受药物的患者，可考虑非药物疗法，包括：

1. 导管射频消融术　射频消融不是长期治本的措施。ARVC 的心律失常多灶位点决定了它的复发性。射频消融仅是一种姑息性治疗或 ICD 的辅助治疗。现阶段小样本的临床试验都支持此观点，但还需进一步对 ARVC 进行电生理研究以及室性心动过速导管消融。Da-1al 等在消融 24 例（共计 48 人次）ARVC 患者之后随访 14 个月，发现累积复发率达到 75%。浦介麟等报道 31 例中 14 例接受经导管射频消融治疗，即刻成功 11 例（78.6%），随访（18.3 ± 10.2）个月，6 例 VT 复发（54.5%）。但是对于药物治疗无效的持续性室速以及植入 ICD 后反复放电的患者，射频消融术仍有其应用价值。近来的三维电解剖标测系统有助于准确定位，提高成功率。

2. 植入埋藏式心脏复律除颤器（ICD）　目前尚无有关 ARVC/D 药物与 ICD SCD 二级预防的前瞻性随机研究，但是，多项多中心观察性研究证明 ICD 能有效预防恶性心律失常导致的猝死。现在越来越多地应用于猝死二级预防。Wichter 等观察随访了 60 例高危患者，安装 ICD 后，随访 10 年，证明 ICD 在预防室性心动过速及生存率方面有重要作用。其对于低危患者，作为一级预防，长期效果尚需进一步研究。ICD 安装有一定的风险，会有一定的并发症，但是对于高危患者，其获益大于风险，所以推荐对危险度评估为高危的患者进行 ICD 治疗。同时要考虑到除颤导联的正确放置，提高除颤成功率。专家建议满足 1994 年诊断标准的患者是猝死的高危人群，应该植入 ICD 进行一级预防和二级预防，无论电生理的结果如何。

3. 手术治疗　适用于药物治疗无效的致死性心律失常患者。视病情，并结合术中标测的室性心动过速起源部位，可施行右心室局部病变切除术、心内膜电灼剥离术；对病变广泛者还可以进行完全性右室离断术。

4. 心脏移植术　对难治性反复发作的室性心动过速和顽固性慢性心力衰竭患者，心脏移植是最后的选择。

综上所述，近年来致心律失常型心肌病 / 致心律失常型右室心肌病的研究进展迅速，从概念到发病机制，从临床认识到治疗都比二十年前有了很大变化，相信随着分子遗传学的进展将对疾病的认识更加充分，治疗上更为有效。

第五章

心包疾病

心包疾病包括心包炎、心包肿瘤、先天性心包异常等。临床发病率 <1%，尸检发现约占 5%，易忽视。

第一节　急性心包炎

急性心包炎是心包脏层和壁层的急性炎症。常为全身疾病表现之一或由邻近组织病变波及所致。

一、病因

1. 感染性

结核、病毒、细菌、霉菌、梅毒和寄生虫、立克次体。

2. 非感染性

特发性、尿毒症、肿瘤、黏液性水肿、外伤、乳糜性、胆固醇性、放射性。

3. 自身免疫性

风湿热、系统性红斑狼疮、类风湿关节炎、硬皮病等。

4. 药物

普鲁卡因酰胺、肼苯哒嗪。

5. 心脏损伤

急性心肌梗死后、心包切开术后综合征、心肌损伤后综合征。

6. 其他

胰腺炎、地中海贫血、肠源性脂肪代谢障碍（Whipples 病）、结膜 – 尿道炎综合征（Reiters 综合征）、非淋病性关节炎等。

临床上以结核性、非特异性、肿瘤性、尿毒症性、化脓性、风湿性较为多见。

二、病理

（一）病理解剖

急性心包炎可分为纤维蛋白性和渗出性两种。

1. 纤维蛋白性（干性）心包炎主要表现为心包的脏层与壁层出现一些炎性渗出物，一般由白细胞、纤维蛋白以及少量内皮细胞组成，呈不规则、黏稠的、长满粗毛的“面包加黄油”状，炎症可侵及心外膜下心肌。

2. 渗出性（湿性）心包炎

渗出物中水分增多，变为浆液纤维蛋白性渗出液，亦可呈浆液血性、血性或脓性，量多少不等（100mL 至 2 ~ 3L）。心包炎愈合后可形成不同程度的心包粘连。

（二）病理生理

1. 纤维蛋白性心包炎

不影响血流动力学，可有胸痛和心包摩擦音。

2. 渗出性心包炎

正常心包液为 15 ~ 30mL，积液迅速形成（量虽不多）或大量积液均可致急性心脏压塞。机制如下：
心包内压急剧升高一心室舒张受限一心室充盈受阻↗心输出量减少
↘静脉系统瘀血

三、临床表现

（一）纤维蛋白性心包炎

1. 心前区疼痛

该临床表现多见于感染性心包炎与急性非特异性心包炎，而病情发展较为缓慢的心包炎患者身上该临床表现较不明显，如结核性心包炎或肿瘤性心包炎。其疼痛性质有三种：①胸膜性疼痛：呈尖锐性剧痛，与呼吸运动有关或由变换体位、吞咽等引起；②心包性疼痛：为沉重的、压榨性胸骨后疼痛，类似急性心肌梗死；③随心脏跳动而发生的疼痛：多出现在心脏左缘和左肩部。此外，可有全身症状如发热、出汗、乏力、焦虑、抑郁等。

2. 心包摩擦音

呈抓搔样声音，胸骨左缘 3 ~ 4 肋间最清楚。在心脏收缩期与舒张期均能听到，称为双相摩擦音；仅在收缩期能听到称为单相摩擦音；而在心房收缩、心室收缩及心室舒张早期均能听到者称为三相摩擦音，以上症状和体征可持续数小时、数天或数周。一旦心包渗液增多，疼痛和心包摩擦音可明显减轻或消失。

（二）渗出性心包炎

1. 心包积液征

心尖搏动微弱或不能触及，如能触及则在心左浊音界内侧。心浊音界向两侧扩大（均为绝对浊音，而不能叩出相对浊音）。卧位后心底部浊音界增宽。心音低而遥远，少数患者可闻及心包叩击音。大量积液时，在左肩胛骨下可出现浊音及支气管呼吸音，称为 Ewart 征。

2. 心脏压塞征

由于心输出量减低，患者可有头晕、心慌、呼吸急促，甚至休克；常有心动过速、脉压小、奇脉等。由于静脉瘀血，患者有纳差、腹胀、恶心、呕吐；常有颈静脉怒张、肝 – 颈静脉回流征阳性、Kussmaul 征阳性（吸气时颈静脉更怒张）、肝大压痛、腹水和下肢水肿。

四、实验室检查

（一）X 线检查

心包积液成人少于 250mL，儿童少于 150mL，X 线检查难以发现。若渗液≥ 300mL，则心影可见向两侧普遍增大；大量心包积液（>1000mL）时，心缘正常轮廓消失，可呈大肚水瓶状或烧瓶状，两肺野无明显充血。还可有上腔静脉影增宽及心膈角变钝等表现。透视下，心脏搏动减弱或消失。

（二）心电图检查

心电图异常取决于心包膜下心肌受累的程度和范围。急性心包炎可分四个阶段：①除 aVR 有 ST 段压低，其余导联 ST 段均呈弓背向下型抬高，以急性非特异性心包炎最常见，化脓性次之；② ST 段回到基线，T 波开始变平坦，PR 段略压低（Ⅱ导联明显），可能由心房心包炎所致；③原 ST 段抬高的导联 T 波倒置，由轻倒置到深倒置，有时可呈“冠状 T 波”；④ T 波回至等电位线或恢复正常，如炎症不完全消退，则 T 波难以恢复至原来程度。

发生心包积液后，除 T 波变化持续存在外，可见 QRS 波群低电压、心动过速；大量积液可见不完全性（仅心室波群）电压交替或完全性（心房波和心室波均有）电压交替现象，电交替可能与心脏悬在渗液中出现钟摆样运动有关。

（三）超声心动图检查

超声心动图对确定心包积液的诊断有重要价值。

1. M超声心动图

心包膜与心外膜之间最大舒张期液性暗区<10mm为小量积液；10 ~ 19mm为中等量积液；≥20mm为大量积液。

2. 二维超声心动图心包积液仅出现在房室环之下，或轻度向下延伸，但未达心尖，则为小量积液；若积液延伸到心尖，并达左室侧壁、后壁及右室前壁，则为大量积液；介于上述二者之间，为中等量积液。

动态观察超声检查可提供心包积液增加或心包内压增高的间接证据。心包液中的心脏摆动样活动，提示心包内高压。

五、诊断

1. 纤维蛋白性心包炎

根据胸痛、发热及（或）心包摩擦音可以确诊。

2. 渗出性心包炎有心包积液征、心脏压塞征及（或）超声心动图阳性发现可以确诊。

六、治疗

①病因治疗，如结核性给予抗痨药，细菌性给予抗生素；②对症治疗，胸痛者给予阿司匹林、吲哚美辛（消炎痛），必要时给予吗啡类药物；③纤维蛋白性心包炎忌用抗凝剂，因可能致心包出血；④急性心脏压塞应及时心包穿刺放液；⑤化脓性心包炎常需施行心包引流。

第二节　慢性心包炎

病程大于6个月的心包炎称为慢性心包炎。临床常见以下四型。

一、慢性心包渗液

各种炎症均可形成慢性渗液。心包内缓慢地积蓄大量液体，但仅引起极轻微的血流动力学变化和心包内压仅轻度增高或不增高。X线示心影增大而呈球形但肺野清晰，透视下搏动消失。很少见到心包钙化。心包内注气造影可见心包壁层增厚，心脏正常或缩小。心电图常有低电压和ST–T波改变。超声心动图有确诊价值。此类患者除对病因治疗外，心包穿刺放液每次不宜过多过快，以免引起急性血流动力学改变。经治疗液体吸收后，可形成缩窄性心包炎。

二、粘连性心包炎

心包脏层与壁层或壁层与胸腔组织之间形成纤维素粘连，此时炎症变化已不明显。虽心包腔可完全地或部分地粘连闭塞，但粘连一般较疏松，心包增厚较轻，很少引起缩窄。临床无血流动力学障碍，心脏不增大。一般不需特殊处理。

三、渗液－缩窄性心包炎

该病症心包脏层出现增厚现象，引发心脏缩窄，同时还伴有心包渗液。其主要特点是将心包渗液去除后，会呈现出持续心脏受压的临床表现，而中心静脉压与右心房压仍处于原先的水平。医学手段的治疗不能从根本上阻止其发展成为缩窄性心包炎，其治疗方法主要依赖于心包剥离术。

四、缩窄性心包炎

缩窄性心包炎可继发于各种急性心包炎。最常见为结核性和化脓性心包炎。此外，创伤性心包炎、心包恶性肿瘤、放射性心包炎、特发性心包炎、类风湿心包炎均有可能引起缩窄性心包炎。

（一）病理生理

心包的脏层与壁层呈现为广泛性粘连、增厚以及钙化，而心包腔的闭塞则会形成一个由纤维组织构成的外壳，影响心室正常充盈。

静脉回心血受阻，心室充盈受限，引起静脉压明显增高和心输出量减低的一系列临床表现。

（二）临床表现

1. 症状

起病隐袭，多有急性心包炎病史。可有不同程度呼吸困难、乏力、头晕、腹胀、纳差、肝区疼痛。

2. 体征

颈静脉怒张、肝大压痛、肝－颈静脉回流征阳性、腹水和下肢水肿。肝肿大和腹水常较下肢水肿出现得早而且明显，这和一般心力衰竭所见恰相反。部分患者 Kussmaul 征阳性（吸气时颈静脉更怒张）和 Friedreich 征阳性（颈静脉只在心脏舒张早期塌陷）。心尖搏动不易触及，心浊音界正常或轻度增大。心音低，常有窦性心动过速，晚期患者可有心房颤动。50% 患者可闻心包叩击音，35% 有奇脉。动脉压常偏低，脉压小。

3. 特殊表现

①心包局限性缩窄：当房室沟或肺静脉入左房处出现缩窄时，其临床表现类似于二尖瓣狭窄；当主动脉根部缩窄时，其临床表现类似于主动脉瓣狭窄；当肺动脉漏斗部缩窄时，其临床表现类似于肺动脉狭窄；上腔静脉入口处缩窄表现为上腔静脉综合征；下腔静脉入口处缩窄表现为下腔静脉综合征。②肾病综合征：表现为水肿、大量蛋白尿、低蛋白血症、高胆固醇血症，系肾静脉压增高所致。③蛋白丢失性肠病：表现为腹泻和低蛋白血症。与静脉压升高致小肠淋巴引流受阻，造成大量淋巴液丢失有关。

（三）实验室检查

1. X 线

经 X 线检查，该病患者其心影正常或稍大，透视下心脏搏动减弱或完全消失，心缘呈不规则僵直状，原先各正常弧度消失。有时一侧心缘僵直，而另一侧膨出。主动脉弓缩小，上腔静脉影增宽。50% ~ 70% 患者可见心包盔甲样钙化影。

2. 心电图

表现有 QRS 波群低电压，各导联 T 波低平或倒置，晚期可有心房颤动。

3. 超声心动图

显示心室容量小，心房扩大；可见舒张早期室间隔切迹，其发生时相与心包叩击音相一致；室壁增厚及活动减弱；心包钙化者可见反光增强。

4. 计算机断层（CT）

可显示心包增厚及心包钙化，其特异性和敏感性优于超声心动图。

5. 肘静脉压测定肘静脉压常显著增高，可达 1.96 ~ 3.92Pa（200 ~ 400mmH_2O）；而冗血性心力衰竭很少有 >1.96Pa（200mmH_2O）者。

6. 心脏导管检查

显示各心腔舒张压均增高。右房压力曲线呈 W 或 M 形，系由 a、V 波振幅增高及 N、Y 倾斜加深所致。右室压力曲线舒张早期呈下陷趋势，后期呈高原波。

（四）鉴别诊断

该病在临床上常需与限制型心肌病鉴别，二者临床特征及血流动力学变化十分相似。但以下两点可供鉴别时参考：①限制型心肌病的射血前期时间（PEP）延长，左室射血时间（LVET）缩短，故 PEP/LVET 比值增加；而缩窄性心包炎则增加不明显或接近正常；②心内膜心肌活检对限制型心肌病有诊断价值；而 X 线心包钙化常提示为缩窄性心包炎。

（五）治疗

治疗主要为心包剥离术。①通常在心包渗液基本吸收完，而心脏压塞征反而加剧的患者宜及早施行心包切除术。结核性者宜积极抗痨，待结核活动静止后进行手术；②术前应限制钠盐摄入，严格休息，加强营养和支持疗法，适量补充血和清蛋白，应用利尿剂以减轻水钠潴留，不必使用洋地黄（除非快速心房颤动）；③长期心脏压塞，心肌常有萎缩或纤维变性，故术后可能会出现急性心力衰竭，可给予强心利尿剂。避免过多过快输液，以防急性肺水肿发生。心功能一般在术后 4 ~ 6 个月方能逐渐恢复。

结核性者术后应继续给予抗痨药物，术中发现心包有活动病灶者应继续抗痨 1 ~ 2 年；④心包剥离应从左心室及心尖部开始，然后再剥离右室心包。否则，当右室的缩窄先被解除而左室仍受限制时将出现严重肺水肿。心包剥离不彻底是术后效果不满意的主要原因。心包脏层粘连缩窄为主者，脏层心包应切除一定厚度。下腔静脉入心包处有缩窄纤维束缚者，在切除纤维环后下肢水肿和腹水的消退十分满意。

第三节　特殊类型的心包炎

一、结核性心包炎

结核性心包炎是我国最常见的心包炎类型之一。

（一）病因

通常是纵隔淋巴结结核（尤其是支气管隆突部位淋巴结结核）、肺结核、胸膜结核等直接蔓延而来；也可由淋巴管逆行到心包；偶可为粟粒性播散的结果，而原发的结核性心包炎是不存在的。

（二）病理

早期心包呈急性纤维蛋白性炎症反应，可形成浆液血性、浆液纤维蛋白性或干酪样心包渗液。晚期由于结缔组织增生，结节及干酪样物质的形成而致心包增厚，脏层与壁层粘连而形成心包缩窄。

（三）临床特征

①结核中毒症状：长期低热、软弱、疲乏、食欲减退、体重减轻。有时虽有高热但无严重病容，也可无发热；②心包炎表现：患者就诊时，几乎均有心包积液，而心前区疼痛和心包摩擦音则很少见到；

③心脏受压征：由于心包渗液通常缓慢，如有心脏压塞征则多为慢性。凡有大量心包积液（>1000mL），尤其是血性渗液，但无急性心脏压塞，应首先想到结核性心包炎之可能。

（四）诊断

早期抗痨治疗对预后关系重大，故早期诊断甚为重要。确诊可依据：①从心包液或心包组织中分离出结核菌；②从机体其他部位分离出结核菌（如痰、胃液等）；③心包的干酪性病变或其他部位的干酪性坏死（如淋巴结活检）。

结核菌素试验阳性、血液或心包液 PCR-TB-DNA 阳性、心包液或胸腔液腺苷脱氨基酶（ADN）活性 >45U/L，有助于结核性心包炎的诊断，但缺乏特异性。若临床资料倾向于结核性心包炎的诊断，则可试行抗痨治疗。抗痨治疗有效者，有助于临床结核病的诊断。

（五）治疗

①急性期除卧床休息和加强支持疗法外，均应尽早三联抗结核治疗。能在起病 1 个月内开始治疗者，以后心包缩窄的机会可大大减少。一般用异烟肼（每日 5μg/kg，9 个月），利福平（每日 10μg/kg，9 个月）和乙胺丁醇（每日 25μg/kg，3 个月）；亦可用异烟肼、链霉素、对氨水杨酸联合治疗，历时 18 ~ 24 个月。肾上腺皮质激素对积液吸收和病情改善有一定作用，可同时用 6 ~ 8 周；②经内科治疗后，如积液吸收但出现心脏缩窄，应及早施行心包切除术。结核性心包炎的心包缩窄发生率显然是高的，但早期治疗可以减少心包切除的机会。

二、急性特发性心包炎

在西方国家，急性特发性心包炎的发病率占心包炎首位，国内发病亦有渐增趋势。

（一）病因

病因尚未完全肯定，故又称非特异性、原发性、非风湿性、复发性或急性良性心包炎。病毒感染和感染后发生的过敏或自身免疫反应可能是病因之一。近年发现组织胞浆菌病心包炎与特发性心包炎有类似的病程。其他可能病因将来可能会被证实。

（二）病理

属浆液纤维蛋白性心包炎，少数患者并有心外膜下心肌受累，极个别可形成心包缩窄。

（三）临床特征

起病急骤，发热、胸痛及心包摩擦音是本病的三大特征。①发热：体温常在起病后 24h 内升达 39℃或更高，为稽留热或弛张热，可持续数日或数月，平均 2 周；②胸痛：心前区或胸骨后，常为剧烈疼痛，呈刀割样、压榨性痛或闷痛；可放射至颈、左肩、左肩胛骨、上腹部等处；咳嗽、呼吸、身躯扭动均可使疼痛加剧；疼痛在短时间内达到最高峰，以后逐渐减轻；③心包摩擦音：常在起病后第一日即出现，可持续数日，甚至 2 个月。心包渗液通常为小量或中等量，一般不产生严重心脏压塞，很少需作心包穿刺抽液。心包积液量在短期内变化迅速是其特点，吸收快且易复发。心包液可为草黄色或血性。由于邻近心包的胸膜常被累及，故常有胸膜渗液（左侧多见）。常有典型的急性心包炎的心电图变化规律。实验室检查可有白细胞增高和红细胞沉降率（血沉）增快。

（四）诊断要点

①起病前有上呼吸道感染史；②胸痛因咳嗽、呼吸或胸廓运动而加剧；③起病早期（第一天）即出现心包摩擦音；④心电图具有急性心包炎的特征性变化；⑤心包积液量和心影轮廓大小迅速改变。

（五）治疗

本病在数日或 2 周内可能自愈，其病程通常不超过 3 周，部分患者持续 3 ~ 6 周，故很难估价所用药物的疗效。尚无特异性治疗方法，主要是卧床休息、止痛和镇静，肾上腺皮质激素对急性期缓解病情十分有效。约 1/4 病例有复发，通常发生在几个月之内，但第 3 次或最后 1 次复发可能相隔几年，过度的体力劳动、情绪激动及受寒可能为诱因。复发时通常表现为疼痛和发热，而大量积液、心肌炎及缩窄性心包炎并不常见。顽固的反复发作可考虑心包切除术，一般认为此法对治愈本病有效。

三、肿瘤性心包炎

近年来，临床上肿瘤性心包炎的发病率日趋上升，而这也是急性心脏压塞最为常见的发病原因。

（一）病因

心包原发性肿瘤在临床上多为间皮细胞瘤；心包继发性肿瘤主要是其他恶性肿瘤转移导致，如乳腺癌、肾癌、支气管肺癌以及黑色素瘤等，同时急性白血病与急性淋巴瘤也会诱发心包发病。

（二）临床特征

①如已知患者有原发恶性肿瘤，听到心包摩擦音或有心包渗液，则应怀疑有肿瘤性心包炎之可能；②如全身未发现原发恶性肿瘤，而为血性心包积液，且查不到其他原因，又对抗痨药物毫无反应，则应疑及恶性心包炎；③病情在短期内迅速恶化，如持续胸痛、红细胞沉降率（血沉）增快、体重减轻等，渗液增长快，需反复抽心包液而心脏压塞不能缓解，应考虑恶性心包炎；④恶性心包液多呈大量的血性液体，有时也可为淡黄色液体，或少量中等量等；心包积液多为渗出液，有时也可以是介于渗出液和漏出液之间的体液组成；⑤心包液内查到癌细胞或二维超声发现心包腔内占位病变是确诊的依据。通常心包转移瘤脱落细胞学检查阳性率较原发心包肿瘤的阳性率高。

四、心脏损伤后心包炎

（一）病因

临床包括心包切开术后综合征、二尖瓣分离术后综合征、心脏创伤后综合征、心肌梗死后综合征（Dressler 综合征）等，其共同特征是在心脏（心包）受过损伤之后发生心包炎症。症状常在心脏损伤后 2 周或更长时间出现，甚至在数月后出现。病程有自限性，但常反复发作，每次发作持续 1 ~ 4 周，病程可延绵至 2 年以上。发病机制不清，推测其可能为一种抗原与抗体的相互作用，其中抗原主要来源于心包（心肌）受损组织，属自身免疫性疾病。

（二）临床特征

①起病以发热、胸痛为主，可闻及心包摩擦音。发热常达 39℃左右，除急性心包炎外，还可有胸膜炎、肺炎表现，伴白细胞增高和红细胞沉降率增快；②胸痛常在深吸气或平卧位时加重，还可有干咳、吞咽困难、乏力、肌肉痛、关节痛等症状；③心脏手术或心脏创伤后不能释放的长期发热，应警惕本病的可能；

④心包炎可为纤维蛋白性或渗液性，心包液常为浆液血性，出现心脏压塞征者少见；⑤ X 线示心影增大，心电图可有 ST-T 改变，超声心动图可证实心包积液存在；⑥除心脏创伤的血性心包可发生缩窄外，其他各综合征一般不留后遗症。

（三）治疗

本病有自限性，一般只需休息和对症治疗，疼痛时可给阿司匹林、吲哚美辛等止痛剂。肾上腺皮质激素对缓解症状十分有效，但一般仅用于严重病例。个别有心脏压塞者可考虑心包穿刺放液。发生心包缩窄者需作心包切除术。

五、放射性心包炎

放射性心包炎见于胸部和纵隔肿瘤进行大剂量放射治疗的患者。治疗剂量≥ 40Gy（1Gy=100rad）的患者 5% 发生放射性心包炎；治疗剂量≥ 60Gy 时，放射性心包炎的发生率可高达 50%。

1. 大剂量放射治疗后，心包、心外膜、心肌、心内膜及小冠状动脉均可出现炎症反应，心包尤为敏感。这些炎症病变通常在 48h 内消退，而当时可无明显的临床表现。但经过数月或数年的潜伏期后，常会出现严重的心脏并发症，如心包的炎症、增厚和缩窄，瓣膜损害，冠状动脉病变等。

2. 放射性心包炎常在放疗后若干年才出现。可表现为急性心包炎伴心包渗液和心脏压塞；也可表现为慢性心包渗液、亚急性心包渗出—缩窄性心包炎、或慢性缩窄性心包炎。有时与肿瘤复发甚难鉴别。部分患者伴有放射性心肌病变或瓣膜病变，可有心脏扩大、心律失常或心力衰竭，可有瓣膜损害的心脏杂音。二维超声心动图和计算机断层（CT）有助于确定心包病变。

3. 放射治疗的剂量和受照射的部位与心脏受损程度相关。同时进行放疗和化疗者，心包受累的危险性增加。一些患者撤除肾上腺皮质激素治疗后，先前的亚临床型心包损伤可能会被激活。近年来，严重的放射性心脏损伤已减少，因现已认识到极限剂量是多少，以及用较大剂量照射时如何采取更好的方法来遮盖心脏。

4. 不伴心脏压塞的无症状性少量心包积液一般无害，不需特殊处理。伴有心脏压塞的心包积液常在 1 次或数次心包穿刺后消失。部分患者最后形成缩窄性心包炎，应尽早施行心包切除术。

六、类风湿心包炎

类风湿心包炎约占类风湿关节炎患者的 2% ～ 3%，而尸检发生率可高达 30% ～ 50%。多见于病程长、病情重的活动性类风湿患者，常伴有骨骼变形、肌肉萎缩、皮下结节、红细胞沉降率增快和类风湿因子阳性。心包液常为少量或中等量，可为浆液血性或为淡黄色渗液。心包液生化检查有乳酸脱氢酶和 γ 球蛋白增多，但糖量却降低，后者对诊断有一定价值。X 线可见心影增大和胸腔积液。部分患者可伴有瓣膜病变（尤其主动脉瓣关闭不全）或房室传导阻滞（与类风湿结节浸润室间隔有关）。本病有自限性，常可自愈。肾上腺皮质激素治疗有效，笔者所见 2 例均在加用激素后心包液迅速消退。约 3% ～ 24% 患者可出现心脏压塞或最终形成缩窄性心包炎。有心脏压塞征时可做心包穿刺放液，形成心脏缩窄者应做心包切除术。

七、风湿性心包炎

近年来，随着风湿热发病率减低，风湿性心包炎也日趋少见，约占风湿热患者的 10%，常为风湿性全心炎的一部分。

临床多见于严重的急性风湿热患者。可有典型的风湿性心肌炎表现，如窦性心动过速、第一心音减低、第三心音奔马率、心尖部收缩期杂音、心脏扩大和心力衰竭；同时可有风湿性心包炎、风湿性胸膜炎或风湿性肺炎。心包炎的重要表现是胸痛和心包摩擦音，但可能仅持续几小时或几天，因此常为临床医师所忽视。多数患者在心包渗液出现后心包摩擦音仍持续存在，因风湿性心包炎常为浆液纤维蛋白性，积液量不多，仅个别病例心包液可达 1L，但极少引起心脏压塞。心包积液消退后，可有心包粘连或增厚，但不影响心功能，也很少引起心脏缩窄。儿童风湿性心包炎常提示严重的风湿性全心炎，但成人并不一定有严重的全心炎。

急性风湿性心包炎的出现，常提示需要加强抗风湿治疗，也是应用肾上腺皮质激素的指征。风湿性心包炎对激素的反应良好，故原已停药者此时应重新使用。

八、化脓性心包炎

近年来由于抗生素的广泛应用，化脓性心包炎的发生率已明显减少。

（一）病因

本病的主要致病菌有：肺炎球菌、溶血性链球菌、葡萄球菌和革兰阴性杆菌。化脓性心包炎的感染来源有：①血行细菌播散，常为败血症的一部分；②由胸腔内邻近感染直接蔓延而来，如来自肺炎、脓胸、纵隔炎症及胸骨、肋骨、脊柱的骨髓炎；③心脏手术、胸腔或心脏外伤，或心脏穿透性损伤带入细菌；④偶可由膈下脓肿或肝脓肿（左叶）蔓延或穿透横膈而来，或由食管肿瘤穿破而来。

（二）临床特征

化脓性心包炎起初为纤维蛋白性，继之为浆液纤维蛋白性或浆液血性，然后转为脓性。

①常有寒战、高热等明显的毒血症或败血症症状；②败血症患者出现心包摩擦音及胸痛应考虑合并化脓性心包炎；③心影常无明显扩大，部分患者可能会有心脏压塞的症状；④经由超声心动图，可确认存在心包积液；⑤心包穿刺液为脓性可以确诊。

（三）治疗

一旦化脓性心包炎明确诊断，除足量应用抗生素外，仍应立即施行心包切开引流术。根据心包脓液细菌培养及药敏试验，选择适当抗生素，使用剂量应足，在感染控制后仍应继续使用 2 周。对发生心包缩窄者，应尽早做心包切除术。

九、胆固醇性心包炎

胆固醇性心包炎是一种慢性渗液性心包炎。临床常见于甲状腺功能减退症、类风湿性关节炎、结核性心包炎、高胆固醇血症、心肌梗死后或为特发性。其他任何伴有出血性渗液的心包炎亦均可能继发为胆固醇性心包炎。心包积液缓慢发展，最后形成非缩窄性大量积液，可达数升。心包液内胆固醇含量很高（1.56 ~ 22.1mmol/L），可有胆固醇结晶，使之呈金黄色。心包液可混浊而闪光，也可清澈透明，或为白色、绿色、棕色或红色。黄色色彩在数次穿刺抽液后可消失。X 线心影呈球形增大，超声心动图显示大量心包积液。一般不引起心脏缩窄和明显的血流动力学障碍。渗液中胆固醇增多的机制：①心包表面细胞坏死，释放出细胞内的胆固醇；②血性心包液中红细胞溶解，释放出胆固醇；③心包炎致心包淋巴液回流受阻，减少了胆固醇的吸收，从而使之沉淀或结晶。

治疗主要针对病因，如为结核所致，则给予抗结核药物治疗；如为黏液性水肿，则给予甲状腺素片治疗，以 10 ~ 15mg/d 开始，逐渐增量，平均每日需要量为 120 ~ 180mg。经治疗如渗液不消退，可多次少量心包穿刺放液。对于病程长，已有心肌萎缩的患者，每次心包穿刺放液更不宜多，以免发生急性肺水肿或心源性休克。

十、尿毒症性心包炎

尿毒症性心包炎发生在肾功能衰竭晚期，临床可分以下两型：

（一）尿毒症性心包炎

出现在血液透析之前。属纤维蛋白性心包炎，极少数为浆液纤维蛋白性或血性渗液。有一般心包炎的症状，即心包炎性胸痛、心包摩擦音和特征性心电图改变。其发生与血浆中尿素和肌酐水平关系不大，而可能与一些中分子物质有关。这种心包炎临床症状不明显，偶有胸痛，常在听到心包摩擦音时被发现，很少演变为心脏压塞。它的发生提示预后严重，常在 1 ~ 3 周内死亡，是立即开始透析的指征。自从有透析法以来，预后已大为改善。

（二）与透析有关的心包炎

出现于透析过程中的心包炎，常对吲哚美辛和皮质类固醇无效，伴有全身症状，为大量浆液血性心包渗液，可引起心脏压塞。其发生可能与透析不充分有关，部分患者可能与感染因素（如病毒）有关。治疗为增加透析次数，有心脏压塞时进行心包穿刺抽液。皮质类固醇和非类固醇消炎药物，因其副作用，且可使免疫抑制的患者病情恶化，故不主张应用。

十一、系统性红斑狼疮性心包炎

系统性红斑狼疮患者心包炎的发生率为 17% ~ 50%，尸检发生率为 60% ~ 80%。有 2% ~ 4% 的患者以心包炎为系统性红斑狼疮的最早表现。临床上多见于青年妇女，有长期发热、关节痛、红斑或盘状红斑、皮肤光过敏、持续尿蛋白等红斑狼疮本身的表现。心包、心肌、心内膜均可受累，心包炎以纤维蛋白性为多见，可听到心包摩擦音。少数患者在心包渗液中可查到狼疮细胞。本病易反复发作而形成粘连性心包炎或缩窄性心包炎。心包积液量少者可无症状，仅超声心动图发现心包内液性暗区。治疗主要应用肾上腺皮质激素，大量积液而有心脏压塞时，可做心包穿刺放液，形成心包缩窄者可施行心包切除术。

十二、阿米巴性心包炎

多为阿米巴肝脓肿引起的心包炎，以肝左叶脓肿为多见。

（一）临床特点

1. 表现为进行性心脏压塞；2. 常伴寒战、高热、消瘦、肝大压痛等毒血症症状；3. X 线示心影增大，超声检查可显示心包积液和肝脓肿改变；4. 心包穿刺可见巧克力色脓液，脓液中不易查到阿米巴滋养体；5. 本病可迅速发展为缩窄性心包炎。

（二）治疗

1. 药物治疗：灭滴灵 0.4 ~ 0.8g，每日 3 次口服或静脉滴注；吐根碱 0.06mg 分两次深部肌内注射；
2. 剑突下放引流管进行脓液引流；
3. 有心包缩窄趋向者，宜行心包切除术。

第四节　心包积血

血液积聚在心包腔内称为心包积血。常见于急性心肌梗死并发心脏破裂、主动脉窦瘤破入心包、冠状动脉破裂、心脏外伤等。如出血量多而快，可致急性心脏压塞而威胁生命；如出血速度慢，可形成慢性心脏压塞。心包穿刺抽出血液可以明确诊断。急性心脏压塞者立即穿刺抽除血液，给予静脉补液，并积极做破裂部位修补术，但病死率极高。

第五节　心包积气

单纯心包积气者少见，常同时有积液或积脓。通常见于产气杆菌感染，也可见于肺、支气管等含气器官破入心包。X 线可见心包阴影环绕心脏呈一淡薄的曲线。一般无症状，大量心包积气可有心脏压塞征。除非有心脏压塞，一般不做心包穿刺。

第六节　乳糜心包

心包内充满乳糜渗液称为乳糜心包。常见于胸导管受肿瘤、结核或锁骨下静脉的血栓阻塞所致；或外伤致胸导管破裂所致。由于渗液速度缓慢，故临床症状不明显，呈慢性心包渗液。心包液为乳白色，不透明。含有较多脂肪，蛋白质含量为 32 ~ 54g/L，比重在 1.014 ~ 1.025。积液多时可有心脏压塞征。应作病因治疗，可做胸导管结扎，心脏压塞时心包穿刺放液。

第七节　心包肿瘤

心包肿瘤极为罕见。良性肿瘤有脂肪瘤、纤维瘤、息肉、血管瘤、畸胎瘤等；恶性肿瘤多为间皮细胞瘤和肉瘤。晚期病例可有心前区痛、气促等，大量心包渗液可有心脏压塞征。X线可显示心脏外有软组织影，坏死后可有液气心包，超声心动图对心包肿瘤的诊断有帮助。良性肿瘤手术切除效果满意，恶性心包肿瘤预后恶劣。

第八节　先天性心包异常

一、先天性心包缺损

1. 心包的全部缺如虽有报道，但以部分性缺损为多见，且以左侧为多见；2. 男性多于女性。一般无症状，偶有胸痛、劳累后气促、头晕等症状；3. 部分患者可伴有支气管囊肿、先天性心脏病、膈疝或肺畸形等；4. 体检可见心尖搏动左移，左侧心前区可有收缩期杂音；5. X线检查：左侧心包全部缺如者，心脏左移而气管居中，肺动脉段突出，右心缘在脊柱影内侧，部分肺叶突出于主肺动脉之间或夹在心脏下缘与横膈之间。左侧心包部分缺如者，心影大小及位置正常，仅肺动脉和左心耳突出；6. 左侧心包缺如者心电图可有顺钟向转位；7. 左侧心包全部缺损不影响心功能，不需特殊治疗。左侧心包部分缺损，可能引起左心室部分绞窄而发生猝死。故宜进行手术修补。

二、先天性心包囊肿

心包囊肿罕见。1. 位于心包内与心包腔不相通的薄壁囊肿，称为先天性真正囊肿；心包壁层向外突出，并与心包腔相通，称为后天性假性囊肿，又称为心包憩室；2. 多发于右侧心包前方的心膈角，其囊内多为漏出液；3. 临床上一般无明显症状，当囊肿增大时，会引发咳嗽、气急、胸痛以及心悸等症状；4. 经X线检查，可见其右下部心影呈现出一个边缘清楚的较淡均质圆形或椭圆形阴影。形态和大小可随体位或呼吸而变化，少数可见钙化影；5. 二维超声和CT检查对诊断有重要价值；6. 本病需与肺肿瘤、胸腺瘤、心室膨胀瘤、心包肿瘤、纵隔肿瘤等鉴别；7. 然而，通常需剖腹探查才能确立诊断，手术切除，效果满意。

第六章

感染性心内膜炎

第一节　感染性心内膜炎的发病原理

心内膜炎即指因各种病因引发心内膜出现炎症的病症。在临床上该病症多累及心脏瓣膜，有时也会累及心内壁内膜或房室间隔缺损处。当炎症发生于动静脉瘘或主动脉缩窄处时，称为动脉内膜炎，但心内膜炎和动脉内膜炎的临床特征基本相似，通常所指的心内膜炎，也包括了动脉内膜炎，心内膜炎可分为两大类，即感染性与非感染性。

非感染性心内膜炎又分为两类，即：

1. 风湿性心内膜炎。
2. 非风湿性心内膜炎

主要包括系统性红斑狼疮、类风湿心脏病心内膜炎、非细菌性血栓性心内膜炎、非典型症状心内膜炎（Libman-Sacks 心内膜炎）、新生儿急性症状心内膜炎、缩窄性心内膜炎（Loeffler 心内膜炎；成纤维性壁性心内膜炎伴酸性粒细胞增多症）等。

感染性心内膜炎（IE）属于一种发生于心内膜面的感染性炎症改变，其多易对天然或人造的心瓣膜造成损害，也可发生于心壁内膜或血管内的异物或斑块上，临床上根据病程的长短，致病微生物的不同可分为多种类型。常见的感染性心内膜炎类型包括：

1. 急性感染性心内膜炎。
2. 亚急性感染性心内膜炎。
3. 葡萄球菌性心内膜炎。
4. 肠球菌性心内膜炎。
5. 霉菌性心内膜炎。
6. 血培养阴性感染性心内膜炎。
7. 右心感染性心内膜炎。
8. 人造心脏瓣膜置换术后感染性心内膜炎。
9. 老年人感染性心内膜炎等。

过去，把感染性心内膜炎分为急性和亚急性感染性心内膜炎两个类型，以起病的急缓、存活时间的长短区分。急性者起病急骤，进展迅速，多在发病后 8 周内死亡。亚急性者，起病潜隐、进展相对缓慢，病程常超过 6 ~ 8 周。近三四十年来，随着抗生素的广泛应用，已较少出现感染性心内膜炎的典型发病过程，临床上呈急性或亚急性感染性心内膜炎之间常互有重叠，难以划分明显界线，急性感染性心内膜炎若处理及时恰当，60% ~ 80% 的病例可治愈，同一菌种如金黄色葡萄球菌，既可引起急性过程，也可引起亚急性过程。细菌是感染性心内膜炎最为常见的致病微生物，其他病原体如病毒、衣原体、南霉菌、立克次体等也可引发该症。先天性心脏血管畸形的患者或患有心脏瓣膜病的患者是该病的多发人群，此外心脏瓣膜正常者也可能患得急性感染性心内膜炎。

不同致病微生物引起的感染性心内膜炎，其临床表现、治疗方法及预后各有不同特点有倾向认为感染性心内膜炎的分类应以致病微生物的不同而定，如草绿色链球菌性感染性心内膜炎、金黄色葡萄球菌性感染性心内膜炎、白色念珠菌性感染性心内膜炎等，可能更为合理，对指导感染性心内膜炎的诊断、治疗、预后可能更有价值。不断出现的新型抗生素、日益精进的外科手术条件已经显著降低了感染性心内膜炎的病死率。但临床感染性心内膜炎的发病率仍为呈现明显变化，这一现象可能受到致病微生物发生变异、心导管、心脏外科、静脉长期插管造成外液增多、风湿性、先天性、动脉硬化性心脏病患者寿命的延长、毒品消费地区静脉注射成瘾药物人数增多等多方面因素的影响。感染性心内膜炎的特点临床上包括发热、心脏杂音、脾肿大、进行性贫血、血尿、皮肤黏膜瘀点、栓塞现象及血液细菌学培养阳性、超声心动图可见心瓣膜赘生物形成等。

一、发病率

感染性心内膜炎几乎可发生于任何年龄。据中山医科大学第一附属医院临床资料统计，感染性心内膜炎的最小发病年龄为发生后3周，最大发病年龄为83岁，但一般多见于青壮年，好发年龄为20～50岁，新生儿、婴幼儿相对罕见。近年来，该病的平均发病年龄上升至45岁左右。临床男性发病率显著高于女性，男女发病比例约为2 ∶ 1。该病发病率占内科总住院患者数的0.5%～1.0%。其中1.5%～2.5%的患者为心脏直视手术并发感染性心内膜炎患者，约3.5%的患者为人造心脏瓣膜置换术后并发感染性心内膜炎患者。

二、病因学

草绿色链球菌、白色葡萄球菌属于人体口腔、上呼吸道、消化道和皮肤寄生菌丛。偶有少数细菌自口腔、鼻腔部或身体其他部位侵入血液而引起菌血症，但多数随即被机体免疫系统消灭。在原有心脏瓣膜病变、先天性畸形或动静脉瘘的患者，菌血症的细菌较易在心瓣膜、心内膜或动脉内膜处黏附、繁殖。常见部位为受血流湍流冲击最强的内膜受损处。当感染、手术等局部或全身性因素影响下，可出现大量细菌侵入血流，从而诱发感染性心内膜炎。

（一）菌血症

几乎所有种类的细菌和真菌均能导致感染性心内膜炎，但链球菌和葡萄球菌感染占所有能鉴定出致病菌的感染性心内膜炎总数的75%～90%。不同种类的病原体的致病力有很大差异。例如伤寒患者几乎均有菌血症，但是出现感染性心内膜炎的机会却不多。革兰阳性杆菌在感染性心内膜炎中发病率远较革兰阴性杆菌为高。这是由于革兰阴性杆菌与血小板聚合较难；在心瓣膜的附着力较弱；易为抗体或补体所溶解，难于在赘生物上繁殖。

在感染性心内膜炎的发展过程中，一般都会有间歇性或持续性的菌血症或脓毒血症。但血流中检出的细菌，不一定就是导致感染性心内膜炎的起始细菌。细菌体表面的葡聚糖和壁层有助于细菌黏附于血小板血栓表面。自从有了抗生素以来，导致感染性心内膜炎的病原体种类有了很大变化。草绿色链球菌仍为最常见的致病菌，但所占比例已显著下降，肺炎球菌、淋球菌引起的感染性心内膜炎亦显著降低，而部分革兰阴性杆菌引发的感染性心内膜炎的比例则显著增高，如金黄色葡萄球菌、白色葡萄球菌、产气杆菌以及肠球菌等。霉菌性心内膜炎也有增高趋势。上述致病菌的比例变化，显然与抗生素的发展和广泛应用有关。近二三十年来，医源性感染、心腔内移植物、毒品滥用已成为感染性心内膜炎的重要发病因素。

现在，在大型综合医院，链球菌感染性心内膜炎占所有类型心内膜的40%～45%，占亚急性感染性心内膜炎的70%。肠球菌感染性心内膜炎占急性和亚急性感染性心内膜炎的比例均为5%～10%。金黄色葡萄球菌，占急性感染性心内膜炎的50%，较少引起亚急性感染性心内膜炎，占两者总和的30%～35%，革兰阳性杆菌占6%～8%，革兰阴性杆菌性感染性心内膜炎比例的增加，可能主要是由于细菌培养技术的进步。少数情况下，感染性心内膜炎由多种病原体引起，以滥用毒品的人员与瓣膜移植术后患者最为常见。约5%～15%的病例不能确定其致病病原体的种类（表6–1）。

表 6-1　亚急性细菌性心内膜炎病原菌分类

细菌种类	北京地区四个医院 1931~1941 年		北京地区四个医院 1948~1963 年		上海仁济医院 1960~1980 年		广州中山一院 1976~1990 年	
	病例数	%	病例数	%	病例数	%	病例数	%
草绿色链球菌	19	52.4%	11	20.3%	5	16.6%	19	25.0%
溶血性链球菌			1	1.9%	6	20%	3	3.9%
非溶血性链球菌	1	2.8%	1	1.9%	2	2.6%		
白色葡萄球菌	2	5.5%	11	20.3%	9	30%	12	15.7%
金黄色葡萄球菌	1	2.8%	6	11.1%	3	10%	22	29.0%
柠檬色葡萄球菌	1	2.8%					5	6.6%
肺炎球菌	1	2.8%						
淋球菌	1	2.8%						
肠球菌							2	2.6%
细球菌			8	14.8%				
卡他球菌								
大肠杆菌	1	2.8%	5	9.2%			3	3.9%
产碱杆菌	1	2.8%	6	11.1%			2	2.6%
产气杆菌							2	2.6%
副伤寒杆菌	2	5.6%	1	1.9%				
类白喉杆菌	2	5.6%	1	1.9%				
痢疾杆菌	1	2.8%						
绿脓杆菌	1	2.8%	1	1.9%			2	2.6%
流感杆菌	1	2.8%	1	1.9%				
革兰阴性杆菌	1	2.8%			7	23.2%	2	2.6%
嗜水气单孢菌							1	1.3%
曲霉菌							1	1.3%
总计	36	100%	54	100%	30	100%	78	100%

注：* 其中包括部分混合感染病例

（二）原有基础心脏病

70% ~ 90% 的感染性心内膜炎见于先天性心脏病或获得性心瓣膜病患者，其中先天性心脏病占 10% ~ 20%，风湿性心脏病占 60% ~ 80%。较易合并感染性心内膜炎的先天性心脏病为动脉导管未闭、室间隔缺损、法洛四联征，其次，肺动脉狭窄、二叶式主动脉瓣、主动脉缩窄、房间隔原发孔未闭也较易患感染性心内膜炎，其他获得性心瓣膜病、钙化性主动脉狭窄、二尖瓣脱垂、瓣膜松弛综合征、梗阻性肥厚型心肌病、二尖瓣环钙化等也易患感染性心内膜炎。跨病损压力阶差是合并感染性心内膜炎的常见特征。无压力阶差的房间隔卵圆孔未闭一般不出现感染。心腔内移植装置或材料（人造心脏瓣膜、异体移植物、心内补片）是感染性心内膜炎近年来常见的易患因素（表 6-2）。在大的心脏手术中心，人造心脏瓣膜置换术后合并感染性心内膜炎，占全部感染性心内膜炎的 15% ~ 30%。

表 6-2 原有基础心脏病种类

发病前心脏情况	北京地区四个医院				上海仁济医院		广州中山一院	
	1931~1941 年		1948~1963 年		1960~1980 年		1976~1990 年	
	病例数		%		病例数	%	病例数	%
风湿性心脏病	262		81.0%		77	68.7%	94	45.0%
先天性心脏病	30		9.4%		28	25.0%	64	30.9%
梅毒性心脏病	8		2.5%		2	1.8%		
冠心病	1		0.3%		2	1.8%		
瓣膜松弛综合征							11	5.3%
病毒性心肌炎					1	0.9%		
心脏直视术后							17	8.2%
人造瓣膜置换术后							7	3.3%
无器质性心脏病	19		5.9%		2	1.8%	14	6.7%
总计	320	100%	54	100%	112	100%	207	100%

（三）诱发因素

大约有 50% 的患者可以找到诱发因素。常见诱发因素包括口腔感染、上呼吸道感染、泌尿系或妇产科器械检查、人工流产和胃肠道感染等。一些不致病细菌常聚集于正常人的口腔与上呼吸道上。仅当机体防御功能低下时，这些细菌才可侵入血流，尤其是口腔感染、拔牙或行扁桃体摘除术时容易出现这类情况。而心腔内膜存在先天性缺损或病理改变时，尤其是心瓣膜存在问题时，细菌更容易黏着于心瓣膜、心内膜以及动脉内膜表面，并进行繁殖。

人造心脏瓣膜置换术、SWAN-GANZ 漂浮导管血流动力学监测、心腔内临时或永久性心脏起搏、心血管造影及其他介入性心血管手术的广泛开展，是近年来感染性心内膜炎的重要诱发因素之一。

三、发病机理

感染性心内膜炎发病过程中，往往先出现无菌性血栓性心内膜炎（NBIE），其特点是血小板聚集和纤维素沉着，伴少量炎症细胞。NBIE 在心脏和大血管中形成的三个基本条件包括：

1. 血液反流存在；2. 血液反流经由狭窄瓣口或其他异常小通道；3. 血液反流在血管腔与两侧心腔之间出现，同时存在较大的压力阶差。

单纯的瓣膜狭窄、房间隔缺损及大孔室间隔缺损因不具备以上三个基本条件，一般并发感染性心内膜炎者较少见。

具备以上三个基本条件的二尖瓣关闭不全、主动脉瓣关闭不全及或三尖瓣关闭不全、二叶性主动脉瓣膜畸形、轻型室间隔缺损等均易发生感染性心内膜炎；病变常首先发生于瓣膜反流方向的前方或异常狭窄通道分流方向的前方，如主动脉瓣关闭不全的主动脉瓣叶的左室面；二尖瓣关闭不全的二尖瓣叶的左房面；室间隔缺损的右室面等。上述情况下，血流从高压的心腔或管腔，经过狭窄孔道或小缺损口流向低压的心腔或管腔时，在狭窄孔道或小缺损口前方的心腔或管腔内形成湍流，使血流的侧压增大，有利于血小板、纤维素及炎症细胞等聚集于该处腔壁内膜上，形成血栓和赘生物。

当狭窄的瓣孔与其他异常小通道管腔或两侧心腔间的压力差相差越大时，血液越明显地湍流，侧压越大，血栓和赘生物就越易形成。当并发心力衰竭或心房纤颤时，因上述的压力差减小，血流速度减慢，湍流相对不明显，所形成的侧压相对较低，不利于形成血栓与赘生物。赘生物的组成成分主要包括血小板、红细胞、白细胞、胶原纤维、纤维蛋白以及细菌或其他致病微生物等。赘生物质地松脆，容易碎落成为栓子，随血流散布到全身血管，导致器官栓塞。受累及的瓣叶可形成溃疡甚至穿孔，当感染侵及腱索和乳头肌时，可造成腱索和乳头肌断裂。当中等度或较大的动脉及滋养血管发生细菌性栓子栓塞时，由于管壁结构的破坏变薄，在血流压力的冲击下，可形成囊状扩张或形成细菌性动脉瘤；这种改变如发生于主动脉根部的冠状动脉窦部，可形成冠状动脉窦瘤，窦瘤破裂可出现急性心功能不全；如发生于脑部，可形成脑部细菌性动脉瘤，动脉瘤破裂可出现脑出血或蛛网膜下隙出血。

第二节　感染性心内膜炎的临床表现及治疗

一、临床表现

起病可隐匿或急剧，亚急性型起病多缓慢，起病前可能有上呼吸道感染、扁桃腺炎、鼻窦炎、牙龈炎病史，或口腔、泌尿生殖系手术史；已知或不知原有心脏病史。症状体征多无特异性，常有发热畏寒，疲乏无力，食欲减退，进行性贫血，肌肉关节疼痛等。抗生素广泛应用后，临床上常见的心内膜炎的症状和体征均不典型，常不引起重视，不能及时诊断，从而延误了治疗的时机。如不积极治疗，亚急性者，一般在 2 ~ 9 个月内死亡，多死于心力衰竭、脑血管意外、尿毒症或继发感染。急性者，可在数日至 1 个月内死亡。

感染性心内膜炎的临床特征产生机制包括四个方面：

1. 感染的全身及局部表现。
2. 迁移性感染，包括远离心脏的迁移性感染。
3. 动脉栓塞。
4. 免疫反应导致异常免疫球蛋白和循环免疫复合物的产生。

上述机制对感染性心内膜炎临床特征的影响程度个体差异很大。同样，细菌特性的不同，临床表现也不一样。如金黄色葡萄球菌、溶血性链球菌、肺炎球菌等常引起急性细菌性心内膜炎，常伴随突出的全身中毒症状、心脏瓣膜损害及迁移性感染。相反，毒性较低的病原微生物，如草绿色链球菌、肠球菌等引起的亚急性感染性心内膜炎，伴随极轻微的全身中毒症状，极少出现转移性感染灶（表 6–3）。

表 6–3　感染性心内膜炎的主要症状体征

体征	北京地区 4 个医院		上海仁济医院		广州中山一院	
	1931~1941 年	1948~1963 年	1960~1980 年		1976~1990 年	
	病例数	%	病例数	%	病例数	%
发热			101	89.3%	170	82.0%
瘀点	206	64.3%	37	33..0%	16	7.7%
栓塞	145	45.3%	56	49.5%	49	24.0%
肝脾肿大	221	69.1%	77	68.1%	26	13.0%
杵状指	125	39.1%	22	19.4%	14	6.7%
黄疸	1	0.3%				
Osler 或 Janeway 结节	76	23.7%	11	9.7%		
甲床下出血点	28	8.8%				
动脉瘤	4	1.2%				
眼底病变	57	20.8%				
心脏增大	245	76.5%			192	93.0%
心力衰竭	191	59.7%	29	26.0%	176	85.0%
杂音变化	36	11.2%	20	18.0%	13	6.2%
心房纤颤	49	15.3%				
贫血					126	61.0%
血尿					46	22.0%

（一）急性感染性心内膜炎

急性感染性心内膜炎大多由化脓性细菌入侵心内膜引起，金黄色葡萄球菌、脑膜炎双球菌、溶血性链球菌均是该病常见的致病菌，此外，白色葡萄球菌、流行性感冒杆菌、大肠杆菌亦偶有发现。过去肺炎球菌、淋球菌亦常见，现已相对罕见。由于急性感染性心内膜炎的致病菌大都具有强烈毒性，故常表现为起病急骤、进展迅速、病程急而短。如缺乏积极治疗，多在 2 ~ 8 周内死亡。

急性感染性心内膜炎常在化脓性感染的基础上发生，常继发于全身严重的感染性疾病，如大叶性肺炎、脑膜炎、产褥热、链球菌蜂窝织炎、葡萄球菌性脓肿等。急性感染性心内膜炎起病急骤，中毒症状严重，可发生于原有基础心脏病变或正常的瓣膜上。败血症为本病的主要临床表现，高热寒战、呼吸急促等中毒症状突出。皮肤黏膜瘀点、栓塞现象、迁移性感染灶多见，50% ~ 60% 可见舌下出血斑点，10% ~ 20% 有 Osler 小结，15% ~ 25% 有 Janeway 病变，10% ~ 20% 有 Roth 点。此外，化脓性关节炎、骨髓炎、脑膜炎、心包炎、肾周脓肿、脾脓肿、粟粒样脑脓肿均可发生。并发脑脓肿时，表现为抽搐、偏瘫或昏迷。

急性感染性心内膜炎时，心脏瓣膜损害多较严重。在起病初期仅 30% ~ 50% 的病例可闻及变化的心脏杂音，但随着病情的进展，60% ~ 80% 的病例可闻及心脏杂音。瓣膜和腱索急性穿孔和断裂时，可闻心脏杂音性质在短期内急剧变化，且迅速出现心功能衰竭，是常见急性感染性心内膜炎的致死原因。

（二）亚急性感染性心内膜炎（SIE）

最为常见，多由细菌引起，一度被称为亚急性细菌性心内膜炎（SBE）。亚急性感染性心内膜炎起病大多潜隐、缓慢，多难以肯定确切的起病日期，症状多种多样，常有低热、盗汗、畏寒、疲倦、乏力、食欲减退、体重减轻、进行性贫血、杵状指、肝脾肿大，不少病例缺乏支持亚急性感染性心内膜炎诊断的特征性表现。起病前，部分患者可有手术、器械检查或全身性感染病史。发热、全身症状、心脏杂音改变常常是亚急性感染性心内膜炎诊断的唯一线索。

1. 发热

该病最为常见的临床症状，即发热。除却极少数患者外，临床上几乎所有患者均出现过不同程度地发热症状，体温多在 37℃ ~ 39℃之间，偶有高达 40℃以上者。热型以不规则热、间歇热多见，可持续高热而酷似伤寒；伴寒战而酷似疟疾；低热伴肺部栓塞症状而酷似肺结核。个别病例可无发热或由于抗生素的早期应用，或年老、久病、体弱、机体反应低下；或存在严重并发症，如充血性心力衰竭、尿毒症、休克而无发热。机体反应差及有严重合并症的无发热病者，往往预后更差。

2. 进行性贫血

50% ~ 70% 的患者可出现进行性贫血。多表现为正常细胞、正常色素性贫血，无网织红细胞增生。初期轻至中度，后期可达重度贫血。白细胞轻度增高或正常，耳垂或指尖采血偶可见异常组织细胞。

3. 皮肤黏膜瘀点

常由于毒素的作用使毛细血管的通透性增大，脆性增加，破裂出血，属于机体对细菌感染的免疫反应，也可由毛细血管微栓塞所致。多见于睑结膜、口腔黏膜、舌面、舌下、甲皱、胸前或四肢皮肤，呈紫红色，压之不退，在病程中可成群、分批出现，或个别出现，每次出现的数目一般较败血症少。

Osler 小结为手指或足趾末端掌面出现的一过性紫红色皮下小结，有明显压痛。5% ~ 10% 的亚急性感染性心内膜炎病例可见到此症状。Janeway 病变，为一种皮肤红斑样小结或出血性小结，多见于手掌或足掌，没有压痛，多见于急性感染性心内膜炎的患者。Roth 点为眼底视网膜的圆形白色点，约见于 5% 心内膜炎伴贫血的患者。但类似表现也可见于伤寒、淋病、系统性红斑狼疮及其他胶原血管病变的患者。

4. 杵状指

多发生于晚期，约见于 1/3 病例，杵状趾少见。常无发绀，无发绀性是感染性心内膜炎杵状指的特征。

5. 栓塞现象

多见于病程的后期，但约 1/3 的患者为首发症状。栓塞的部位不同，其临床表现也各异。常见栓塞部位包括肾动脉、脾动脉、大脑中动脉、冠状动脉、肠系膜动脉及四肢远端动脉等；右心感染性心内膜炎可出现肺动脉栓塞。

6. 脾肿大

25% ~ 60% 的病例可见脾肿大。其质地柔软，一般为轻中度肿大，可伴有轻度压痛。发生脾栓塞时，则疼痛剧烈。有报道指出，左侧心脏感染性心内膜炎时，脾脏栓塞及脓肿的发生率可达 19%。少数病例脾肿大严重可达脐水平，需与白血病或脾功能亢进相鉴别。脾肿大是感染性心内膜炎与风湿性心脏病鉴别诊断的重要依据之一。

7. 心脏杂音变化

心脏出现响亮、粗糙的音乐样或海鸥鸣样的杂音，性质较原先发生了显著的变化，被认为是本病的特征性表现，但临床并不多见，仅可见于 10% ~ 16% 的患者。腱索断裂或瓣膜穿孔是感染性心内膜炎时急速出现新的杂音的重要原因。常提示预后不佳。

8. 骨关节肌肉疼痛

约 1/2 病例可出现骨骼压痛、关节痛、腰痛及多发性肌肉疼痛，如胸骨压痛，髂骨、耻骨、股骨上段压痛及腓肠肌压痛等。其特点是孤立的单关节疼痛和不对称性单侧肌肉痛。可出现于病程的早期，抗生素治疗后数周，关节肌肉疼痛才渐消失。检查胸骨压痛时，患者应取坐位，轻叩胸骨上下部，加以比较，避免直接加压和摩擦。骨关节肌肉疼痛可由骨膜炎、关节炎或骨膜出血等引起，也可由局部血管栓塞所致。

（三）霉菌性心内膜炎

近 10 年来发病率逐渐增加，与长期大量应用广谱抗生素、皮质激素、聚乙烯导管留置输液以及心脏外科手术的广泛开展有关。多数病例见于瓣膜置换术后及其他心内膜移物者。此外，静脉毒品依赖者、肿瘤化疗、放疗者以及体质极度衰弱者也易发生霉菌性感染性心内膜炎。霉菌性感染性心内膜炎易损害二尖瓣和主动脉瓣，所形成的赘生物较大，较易脱落，可出现股动脉、髂动脉等大动脉的栓塞。

霉菌性致病菌以白色念珠菌属常见，曲霉菌属、组织胞浆菌属次之，芽生菌、球孢子菌、毛霉菌及隐球菌也有报道。霉菌血培养阳性率较低，常低于 50%。特殊培养基如甘露醇、琼脂或高渗性培养基可提高阳性率。眼底检查对怀疑霉菌性心内膜炎患者的诊断有帮助，除可发现感染性心内膜炎常有的

Roth 点、白色渗出物，出血外，还可见眼色素层炎或内眼炎等霉菌性心内膜炎的特征性眼底表现。

（四）血培养阴性的感染性心内膜炎

5% ~ 15% 的感染性心内膜炎患者血培养阴性，可能与以下几点有关：

1. 抗生素的提前应用；2. 血培养技术操作失误；3. 罕见菌种的感染；4. 右心感染性心内膜炎常由毒力较低和营养不良细菌所致，血培养可能出现阴性结果。感染性心内膜炎血培养阴性结果的患者其临床表现基本与血培养阳性者一致，但前者体循环栓塞、瓣膜功能不全及心功能不全更常见，这是由于血培养阴性感染性心内膜炎往往需要更多的时间才能确定诊断。临床上，在考虑急性风湿性心肌炎、血管胶原性疾病、无菌性血栓性心内膜炎，例如系统性红斑狼疮所致心脏损害、心房黏液瘤、肿瘤，导致血黏度增加的高血红蛋白血症等疾病的诊断时，应首先排除血培养阴性感染性心内膜炎的可能。

（五）右心感染性心内膜炎

右心感染性心内膜炎约占感染性心内膜炎总数的 50% ~ 10%。主要累及三尖瓣，占有心感染性心内膜炎的 95%；很少累及肺动脉瓣，仅占约 5%，常发生在右侧心脏功能和瓣膜形态正常的情况下。感染的来源是静脉毒品依赖者不洁的药物注射、心脏介入性检查和治疗，特别是 SWAN-CANz 漂浮导管留置观察者以及接受肿瘤化疗治疗者。致病菌以金黄色葡萄球菌最常见，偶为绿脓杆菌和念珠菌。约

90% 病例临床表现为急性肺炎，常由菌血症引起肺栓塞。患者可出现咳嗽咯血、咯痰、胸痛、呼吸困难。听诊示三尖瓣区有反流性收缩期杂音；胸部 X 线检查示多发性结节性或节段性浸润，以下肺野明显；超声心动图示三尖瓣有赘生物或连枷样改变。右心感染性心内膜炎中的 30% 伴脑膜炎，67% 伴急性心肌炎，17% 伴瓣膜周围脓肿。患者多为青壮年，预后较好，病死率约 22%。死因多为肺功能不全。

（六）人造瓣膜置换术感染性心内膜炎（PVE）

人造心脏瓣膜置换术后合并感染性心内膜炎占 1.3% ~ 5.8%，为其他心脏手术的 2 ~ 3 倍。心内膜炎的发生与异物移植有关，与异物移植的量成正比。致病菌大多为耐药性葡萄球菌、溶血性链球菌、绿

脓杆菌或霉菌。瓣膜置换术后发生感染性心内膜炎时，可出现人工心脏瓣膜功能不全、瓣口阻塞，听诊可闻及杂音变化，瓣膜开闭音减弱，超声心动图可见赘生物形成，瓣膜摆动异常。术后2个月内发生者，病死率高达63% ~ 78%，2个月后发生者，病死率为25% ~ 40%。

二、并发症

（一）心脏并发症

心脏引发并发症的四个主要环节分别为：

1. 瓣叶与瓣膜支持组织遭到损害；2. 瓣叶周围感染进一步扩展，形成瓣周脓肿；3. 粗大赘生物引发阻塞；4. 冠状动脉出现栓塞。

临床上感染性心内膜炎心脏并发症最为典型的表现，即为瓣膜及其周围组织发生变形、遭受破坏。而感染性心内膜炎引发患者发生死亡最为常见的原因，即为继之而来的心功能衰竭。在致病微生物为金黄色葡萄球菌、肺炎球菌以及甲型溶血性链球菌等高毒力细菌引发的感染性心内膜炎中，更容易出现心脏并发症。

主动脉瓣：主动脉瓣关闭不全，特别是二叶式主动脉瓣常见并发感染性心内膜炎。赘生物常见于瓣叶的心室面，关闭不全的高压反向血流可造成腱索的损害。细菌的破坏可能会导致多个或单个主动脉瓣叶出现撕裂或穿孔，严重时还会影响周围的传导系统。当整个瓣膜区受到感染时，会引发主动脉根脓肿，将引发更为广泛地损害，进一步出现并发症。

二尖瓣：相比于二尖瓣正常者，二尖瓣脱垂者患有感染性心内膜炎的发病率是其八倍。感染性心内膜炎影响到二尖瓣会引发二尖瓣瓣叶出现炎症浸润和穿孔，甚至腱索断裂。赘生物多出现于二尖瓣瓣膜的心房面。而合并主动脉瓣关闭不全的患者，其体内的高压射流可造成二尖瓣前叶穿孔，加重左心室负担。充血性心力衰竭：充血性心力衰竭在早期感染性心内膜炎发生率并不高，如若治疗不及时或给予抗生素未取得理性的临床效果，发展为晚期感染性心内膜炎，可成为最常见的死亡原因。早期充血性心力衰竭的出现，大多由于严重的主动脉瓣、二尖瓣关闭不全抑或是腱索出现断裂。出现于感染得到控制后的充血性心力衰竭，大多由于瓣膜病变致使前后心室负荷过重，心肌受到损害，多见于心肌炎、间质性心肌纤维化等疾病中。

房室传导阻滞：房室传导阻滞在感染性心内膜炎时并不罕见，大约15%的患者有一过房室传导阻滞，

4%的患者可有高度房室传导阻滞，偶有束支传导阻滞。多由于房室间隔脓肿侵犯房室传导系统及（或）主动脉窦动脉瘤压迫所致。如发生冠状动脉栓塞，可出现类似急性心肌梗死的临床表现。

（二）肾脏并发症

肾脏血管栓塞、（镜下或肉眼）肾脏脓肿或膜增殖型肾小球肾炎的共同作用下会引发肾脏并发症。肾小球肾炎可以是局灶性或弥漫性免疫复合物型肾小球肾炎，肾小球基底膜等处可见颗粒状、结节状或丝球状TgG、IgM和补体的沉着。实验室检查发现循环免疫复合物、类风湿因子、补体水平降低等均支持这种肾小球肾炎属于一种良性可逆性疾病。弥散性肾小球肾炎常导致氮质血症或明显肾功能衰竭。一般经过治疗后，大多可以恢复正常。

蛋白尿、血尿则可延续1年或以上。充血性心力衰竭、心输出量下降可进一步加重氮质血症。充血性心力衰竭加重肾功能衰竭是感染性心内膜炎病死率增高的重要原因之一，在这种情况下，无论是自体还是人造瓣膜感染性心内膜炎，均应尽早争取手术治疗。

（三）细菌性动脉瘤

细菌性动脉瘤，即指一种细菌导致的侵蚀性动脉炎。可能是经细菌感染的血管周围组织直接侵害血管壁，或出现菌血症时，细菌接种于原有的动脉硬化病变上。细菌引起的炎症能够损害血管壁弹力纤维，削弱血管壁弹力，扩张血管，形成动脉瘤。

细菌性动脉瘤按发生频率的多少，依次为主动脉、脑动脉，腹腔器官及下肢、上肢周围动脉远端。这些病损在渗出和穿孔前可以没有症状，偶有局部疼痛，触诊偶可能触及搏动性包块、听诊可闻血管杂音。既往血管手术部位，特别是有人造血管植入者，易患细菌性动脉瘤。外科手术治疗，包括血管重建术，

是细菌性动脉瘤的常用治疗方法，脑血管动脉瘤除外。

（四）神经系统并发症

脑血管病损可见于42% ~ 48%的感染性心内膜炎患者，其发生率在抗生素应用以来，未见明显下降，偏瘫是其最为常见的临床表现，并可呈现为三种表现形式：

1. 弥漫性脑膜脑炎

该并发症主要是由于小动脉与毛细血管存在散在的细菌性栓塞。临床表现与一般脑炎和脑膜炎无大的差别，脑脊液压力多在正常范围。脑脊液实验室检查结果酷似结核性脑膜炎或脑炎，蛋白定性试验阳性，白细胞计数在 100 ~ 500/mm^3 之间，中性粒细胞和单核细胞约各占 50%，糖和氯化物定量正常，蛋白定量增高，细菌培养可以阴性。因此，在发现所谓“无菌性脑膜炎”时，应考虑感染性心内膜炎的可能。

2. 脑栓塞

该并发症会引发各种永久性或短暂性的神经系统症状。由于出现栓塞的部位存在差异，在临床上会出现失明、偏瘫以及四肢活动障碍等不同的表现。

3. 脑出血

该并发症会导致视力障碍与持续性的剧烈头痛。检查脑膜刺激征呈阳性。常存在弥散性脑出血，尤其是因细菌性动脉瘤出现的蛛网膜下隙出血。

三、实验室检查

（一）血液细菌学检查

血液细菌培养阳性是确诊感染性心内膜炎的重要依据。多数患者反复检查可获 2 次以上阳性结果，但 15% ~ 25% 的患者始终阴性；真菌感染时，培养阳性率可达 50%。对疑有感染性心内膜炎的患者的血液细菌培养时必须注意：

1. 在 24h 内至少抽血 3 次以上。

2. 采血时间宜在体温上升前或上升时，高热期采血，可以每小时 1 次，连续 3 ~ 6 次。

3. 采血量要大，每次采血量 10 ~ 20mL 以上。

4. 在抗生素应用前，血液细菌培养的阳性率较高，如已经使用过抗生素，在病情允许的情况下，可考虑暂停使用抗生素 3 ~ 10d，再采血做细菌培养检查。病情不允许的情况下，可在用过青霉素者的培养基中加入青霉素酶，用过四环素者加硫酸镁以利致病菌生长。

5. 培养基量要充分，观察期不少于 3 周，疑布氏杆菌感染，应观察 4 周，考虑霉菌、立克次体、需氧和厌氧细菌者，应做特殊培养。

血液培养阳性者，可考虑行骨髓细菌培养或感染灶脓液细菌培养。

（二）血清学检查

血清蛋白电泳示 γ 球蛋白增加。约 50% 的患者可有类风湿因子（RF）滴度增高。类风湿因子是一种 IgG 免疫球蛋白的抗体，可能属 IgM 免疫球蛋白，仅对与细菌抗原相复合的 IgG 中的 FC 片段有特异性，在感染性心内膜炎病程中类风湿因子阳性间接说明有细菌抗原存在。在急性期增高，经适当治疗后可迅速降低。免疫复合物沉淀试验约在 98% 的感染性心内膜炎患者显示阳性，可作为与非心内膜炎的败血症患者的鉴别诊断。抗体补体结合试验、金黄色葡萄球菌的膜层抗体测定等也可作为感染性心内膜炎的辅助诊断依据。

（三）其他

血常规检查，50% ~ 70% 的患者呈轻中度正常细胞正常色素性贫血；白细胞轻度增高或正常。

90% 以上的患者红细胞沉降率增高。尿常规和肾功能检查，发热期可有轻皮蛋白尿，肾栓塞或肾小球肾炎时可出现血尿、菌尿或肾功能不全。

四、特殊检查

(一)超声心动图

生长于心脏瓣膜上的赘生物可经 M 型超声心动图检查发现，其敏感性取决于赘生物的大小，一般认为直径 2mm 以上的赘生物能够被显现。经食管超声心动图检查有可能提高较小赘生物的检出率。赘生物的征象是瓣膜的回声光点增宽、粗糙，呈蓬草状或棉絮状；如瓣膜破损或腱索断裂，瓣膜回声波可呈连枷样改变，活动幅度增大或呈高速颤动现象。实时二维切面 B 型超声心动图扫描能从空间实时地对赘生物进行观察，了解赘生物的数目、大小、形态及反对瓣膜的破坏情况。中山医科大学第一附属医院对 139 例有明显心脏杂音变化的感染性心内膜炎患者进行超声心动图检查，发现 74 例（53%）有赘生物形成。其中主动脉瓣赘生物 42 例（57.6%）；二尖瓣赘生物 21 例（28.3%）；三尖瓣赘生物 1 例（1.3%），主动脉瓣加二尖瓣赘生物 2 例（2.6%）；主动脉瓣加肺动脉瓣赘生物 1 例（1.3%）。但超声心动图的表现不能鉴别活动性或非活动性病例，检查阴性固然不能排除感染性心内膜炎，即使超声见到赘生物的反射波也还存在假阳性的可能。

(二)心导管和心血管造影检查

心导管和心血管造影检查可以协助确定心内膜炎的部位、瓣膜损害的程度及评价其血流动力学指标变化情况。通过心导管可从心腔的近端和远端部位分别取血做细菌培养，比较其结果差异，可以推断心内膜感染的部位。

左室造影检查可以发现主动脉窦动脉瘤破入心腔、室间隔瘘道、主动脉瓣穿孔等心内并发症。为外科治疗提供依据。

(三)同位素检查

放射性同位素 66Ga 要停留在心脏炎症区和赘生物上，能发现心内膜炎的感染灶和心肌脓肿。具有一定的辅助诊断意义。

(四)电子计算机断层扫描(CT)

电子计算机头颅、胸部或腹部断层扫描可早期发现感染性心内膜炎所致脑动脉、肺动脉、肾动脉、脾动脉的栓塞。特别是对临床表现缺乏特异性的脾脏检查或脓肿，可使阳性检出率大大提高。

五、治疗

(一)一般原则

对感染性心内膜炎治疗方案，应充分考虑致病菌、药物毒性、疗程长短、合并症处理及支持疗法等多方面因素。一般的治疗原则为：

1. 抗菌素应用要早

早期诊断、早期治疗，可明显降低合并症发生率和病死率，是治疗成功的关键之一。临床上，常有因考虑感染性心内膜炎诊断未明确，而迟迟未予积极的抗生素治疗。实际上，感染性心内膜炎漏诊的机会显著高于误诊的机会，一旦有证据怀疑感染性心内膜炎，应在充分的血培养后，尽早开始积极的抗生素治疗。

2. 选用杀菌药

应选用能穿透赘生物血小板 – 纤维蛋白基质而杀灭深藏于赘生物中的细菌，同时又能长期大剂量应用而无严重毒性作用的抗生素，迄今仍以青霉素为首选药物。

3. 剂量要足

根据致病菌对药物的敏感度和杀菌所需的血清浓度，要求维持抗生素血清浓度在杀菌水平的 4 ~ 8 倍以上。以青霉素为例，抑菌浓度和抗生素应用剂量的关系如表 6–4。

表 6-4 抑菌度和应用剂量

青霉素抑菌度（μ/mL）	每日青霉素总剂量（百万单位）
< 0.1	2~2.5
0.1~0.5	3~4
0.5~0.9	4.5
1.0~5.0	6~20
> 5.0	20~100

4. 疗程要长

一般应在 4 ~ 6 周或以上。对开始治疗时间较晚、致病菌对抗生素敏感度较差、血培养持续阴性、有并发症的患者，疗程需延长至 8 周以上。但抗生素疗程过长，易致二重感染，应予注意。短程疗法（抗生素 2 周疗法）费用低，对开始治疗较早、致病菌对抗菌素敏感性较高、无合并症而又不能耐受长期治疗的患者，经严格选择，可以慎重采用。

（二）抗生素治疗

1. 草绿色链球菌

草绿色链球菌是感染性心内膜炎的最常见致病菌，病死率高达 10%；下列治疗方案是美国心脏病协会的一个专门研究小组推荐使用的，也适用于牛链球菌的感染。牛链球菌是非肠球菌的 D 族链球菌。对青霉素敏感的草绿色链球菌，最低抑菌浓度（MIC）≤ 0.1μg/mL 者，单用青霉素注射治疗，成人剂量每天 1000 ~ 2000 万 U，持续 4 周，最初 2 周用或不用氨基糖苷类抗生素，有 99% 的患者可望达到细菌学治愈。抗生素短暂（2 周）疗法，过去认为失败率较高（60% ~ 11%），但较近的报道证实，经严格选择的病例细菌学治愈率同样可达 99%。短程法主要适用于对青霉素高度敏感的草绿色链球菌引起的无并发症的感染性心内膜炎，且患者对氨基糖苷类抗生素能耐受者，治疗方案参考表 6-5。

表 6-5 对青霉素敏感的草绿色链球菌或牛链球菌心内膜炎治疗方案（MIC ≤ 0.1μg/mL）

抗生素	成人剂量	小儿剂量	时间（周）
①水剂晶体青霉素 G	（1~2）千万 U/24h 静滴或静注	15 ~ 20U/（kg·24h）静滴或静注	4
②水剂晶体青霉素 G	（1~2）千万 U/24h 静滴或静注	15 ~20 万 U/（kg·24h）静滴或静注	2~4
联合使用链霉素	7.5mg/（kg·12h）IM（ < 500mg）	15mg/（kg·12h） IM（ < 50mg）	2
或庆大霉素	1mg/（kg·8h）IM 或 IV（ < 80mg）	2 ~2.5mg/（kg .8h）IV（ < 80mg）	2

青霉素过敏者对青霉素敏感的草绿色链球菌感染时，万古霉素是一种有效的替代药，也是有青霉素速发型过敏反应者的首选药。头孢菌素适用于青霉素过敏一般表现的患者，但不能用于青霉素速发型过敏反应者。治疗方案参考表 6-6。

表 6-6 青霉素过敏者对青霉素敏感的草绿色链球菌或牛链球菌心内膜炎的治疗方案（MIC ≤ 0.1μg/mL）

抗生素	成人剂量	小儿剂量	时间（周）
①头孢塞吩	2g/4h 静滴或静注	100 ~ 150mg/（kg·24h）静滴或静注（ < 12g/24h）	4
②头孢唑啉	1g/8h,IM 或 IV	80 ~ 100mg/（kg·24h）IM 或 V（ <3g/24h）	4
③万古霉素	30mg/（kg·24h）静注	40mg/（kg·24h）分 2~4 次静注，<2g/24h, 除非监测血浓度	4

当引起心内膜炎的草绿色链球菌需要大于 0.1μg/mL 的青霉素才能抑制时，应选用青霉素和链霉素或庆大霉素的联合疗法来治疗。

2. 肠球菌

肠球菌是正常寄生于消化道内的链球菌，与大多数其他链球菌不同，肠球菌多具有抗青霉素 G 和抗广谱青霉素的特性；对肠球菌感染性心内膜炎的治疗首先考虑大剂量青霉素联合链霉素或庆大霉素，或氨苄青霉素联合链霉素或庆大霉素治疗。最少应连续 4 周。总的治愈率为 75%。感染症状已存在 3 个月以上才开始治疗的患者，人造瓣膜置换术后感染性心内膜炎的患者应接受 6 周的联合抗菌治疗。有条件者应监测氨基糖甙类血药浓度，链霉素血浓度峰值应达 20μg/mL；庆大霉素应达 3μg/mL，治疗方案可参考表 6-7。

表 6-7　肠球菌或抗青霉素 G 的草绿色链球菌心内膜炎治疗方案（MIC ≥ 0.5μg/mL）

抗生素	成人剂量	小儿剂量	时间（周）
①水剂晶体青霉素 G	（2~3）千万 U/24h 静滴或静注	（20~30）万 U/（kg·24h）静滴或静注	4~6
共用链霉素	7. 5mg/（kg·12h）IM（<500mg）	15mg/（kg·12h）m（<500mg）	4~6
或并用庆大霉素	1mg/（kg·8h）IM 或 IV（<80mg）	2~2.5mg/（kg·8h）IV（<80mg）	4~6
⑦氨苄青霉素	12g/ 24h 静滴或静注	300mg/（kg·24h）静滴或静注 4~6	4~6
并用链霉素	7.5mg/（kg·12h）IM（<500mg）	15mg/（kg·12h）m（<500mg）	4~6
或并用庆大霉素	1mg/（kg·8h）IM 或 IV（<80mg）	2~2.5mg/（kg·8h）IV（<80mg）	4~6
青霉素过敏者的治疗			
③万古霉素	30mg/（kg·24h）IV	40mg/（kg·24h）IV	4~6
并用链霉素	（分 2~4 次静注 ,<2g/24h, 除非监测血浓度）		4~6
	7. 5mg/（kg·12h）IM（<500mg）	15mg/（kg·12h）IM（<500mg）	4~6
或并用庆大霉素	1mg/（kg·8h）IM 或 IV（<80mg）	2~ 2.5mg/（kg·8h）IV（<80mg）	4~6

3. 葡萄球菌

多数葡萄球菌由于能抑制 β－内酰胺酶，对青霉素都具有高度抗药性。其首选的药物是半合成耐青霉素酶的青霉素，可参考表 6-8 进行治疗。虽然多种葡萄球菌菌珠对利福平高度敏感，但单一用药，抗药性可迅速发生，联合用药效果亦不肯定，故一般利福平只用于常规治疗效果不佳的患者的补充治疗。

表 6-8　自体瓣膜葡萄球菌性心内膜炎的治疗方案

抗生素	成人剂量	小儿剂量	时间（周）
①乙氧奈青霉素	2g/4h,IV	甲氧苯青霉素敏感葡萄球菌	
		150 ~ 200mg/（kg·24h）静滴或静注（<12g/24h）	4~6
或苯唑青霉素	2g/4h,IV	150 ~ 200mg/（mg·24h）静滴或静注（<12g/24h）	4~6
可加用庆大霉素	1mg/（kg·8h）IM 或 IV（<80mg）	2 ~2.5mg/（kg·8h）IV（<80mg）	3~5
青抗生素			
②头孢噻吩	2g/4h,IV	100 ~ 150mg/（kg·12h）静滴或静注（<12g/24h）	4~6
或头孢唑啉	2g/8h,IM 或 IV	80 ~ 100mg/（kg·24h）,IM 或 IV（<3g/24h）	4~6
可加用庆大霉素	1mg/（kg·8h）IM 或 IV（<80mg）	2 ~2.5mg/（kg·8h）IV（<80mg）	4~6

续 表

抗生素	成人剂量	小儿剂量	时间（周）
③万古霉素	30mg/（kg・24h）	40mg/（kg・24h） （分 2~4 次静注，<2g/24h, 除非监测血浓度）	
④万古霉素	30mg/（kg・24h）	抗甲氧苯青霉素葡萄球菌 40mg/（kg・24h） （分 2~4 次静注，<2g/24h, 除非监测血浓度）	4~6

4. 人造瓣膜置换术后感染性心内膜炎

早期感染（术后 2 个月内）大多由金黄色葡萄球菌、白色葡萄球菌、霉菌以及革兰阳性菌引起的；晚期感染（术后 2 个月后）大多由白色葡萄球菌、链球菌以及革兰阴性菌等病原体引起的。人造瓣膜置换术后感染性心内膜炎由葡萄球菌引起时，可参照表 6-9 进行治疗。

表 6-9 人造瓣膜置换术后葡萄球菌性心内膜炎的治疗方案

抗生素	成人剂量	小儿剂量	时间（周）
①乙氧奈青霉素	2g/4h,IV	甲氧苯青霉素敏感葡萄球菌	
或苯唑青霉素	2g/4h,IV	150 ~ 200mg/（kg ・24h）静滴或静注（<12g/24h）	≥ 6 周
并用利福平	300mg/8h, PO	150 ~ 200mg/（kg・24h）静滴或静注（<12g/24h）	≥ 6 周
并用庆大霉素	1mg/（kg・8h）	20mg/（kg・24h）PO 分 2 次口服（<900mg/24h）	≥ 6 周
		2~2.5mg/（kg・8h）	2 周
	IM 或 IV（<80mg）	IV（<80mg）	
②万古霉素	30mg/（kg・24h）	抗甲氧苯青霉素葡萄球菌 40mg/（kg・24h） （分 2.4 次静注，<2g/24h, 除非监测血浓度）	≥ 6 周
并用利福平	300mg/8h,PO	20mg/（kg・24h）PO 分 2 次（<900mg/24h）	
并用庆大霉素	1mg/（kg・8h）	2~2.5mg/（kg・8h）IV（<80mg）	≥ 6 周
	IM 或 IV（<80mg）		2 周

5. 革兰阴性菌

包括绿脓杆菌、布氏菌属、沙门菌等，根据药敏试验，可选用庆大霉素、卡那霉素、氨苄青霉素等。磺苄青霉素 8 ~ 13g/24h，静脉给药，对绿脓杆菌性心内膜炎有效。

6. 霉菌、立克次体

霉菌性心内膜炎的治疗可选用两性霉素 B。开始时以每日二性霉素 B1mg 加氢化可的松 25mg 溶于 5% 葡萄糖液 500mL 中静脉滴注，以消除或减轻发热、寒颤、头痛、恶心和呕吐等反应，以后两性霉素 B 每日增加 5mg，直至总量达 0.6 ~ 1.0mg/（kg・24h）。使用期间密切监测肾功能，保持血尿素氮在 50% 以下。对两性霉素 B 无效或不能耐受者，可选用 5- 氟脲嘧啶 100 ~ 200mg/（kg・24h）分 6 次口服。立克次体感染性心内膜炎可选用四环素治疗。

（三）手术治疗

不管感染性心内膜炎发生的早期或晚期，不论是人工瓣膜心内膜炎（PVE）还是自体瓣膜心内膜炎（NVE），尽早进行外科手术治疗可能获得较佳的临床疗效（表 6-10）。感染性心内膜炎的最严重后果之一即瓣叶及其支持结构的破坏而导致充血性心力衰竭，这是临床上感染性心内膜炎患者死亡的主要原因，也是造成恶劣预后最关键的影响因素。

Richaldson 等报道自体瓣膜心内膜炎的非手术治疗和手术治疗的病死率分别为 44% 和 14%，人工瓣膜心内膜炎分别为 75% 和 43%。非手术患者存在难以纠正的充血性心力衰竭是其病死率较高的主要原因。因此，合并中、重度充血性心力衰竭的患者，应争取尽早施行人造心脏瓣膜置换手术。由赘生物脱落引起的心、脑、肾、肺栓塞，也是感染性心内膜炎的重要死亡原因。该病外科手术的指征即在保守治疗过程中，重要器官多次出现动脉栓塞。感染性心内膜炎诊断确立之后，多数患者经内科抗感染治疗可以痊愈。给予充血性心力衰竭病情加重、病情进一步恶化以及出现肺水肿等临床症状的患者以瓣膜置换手术治疗，避免其左心室遭受过度的损害，引发形成重大栓塞、肾功能衰竭等。在行瓣膜置换术时，应清晰地了解所有的感染病灶、关闭脓腔以及修补感染引发的缺损。在缝合时，须将缝线穿过正常组织，并加以垫片固定。

术后抗生素治疗至少连续 6 周以上。当主动脉瓣环遭受破坏或形成动脉瘤时，其修补难度较大。可选择将主动脉瓣移植至升主动脉，缝合冠状动脉开口，将乳内动脉或大隐静脉作为冠状动脉旁路进行移植；植入带瓣人造血管并行冠状动脉旁路移植手术，进行同种主动脉根部移植等。二尖瓣置换时，必须清除所有感染组织，尽量保留附着于左心室的二尖瓣后叶，保证乳头肌与腱索生理结构的完整性。关于机械瓣或生物瓣的选择，始终存在争论。一般认为，生物瓣钙化率高，易破损；感染性心内膜炎时，倾向于使用机械瓣，以期减少术后早、晚期再感染的发生。

表 6-10　感染性心内膜炎手术治疗指征

感染性心内膜炎手术治疗绝对指征
1. 由瓣膜功能不全引起的充血性心力衰竭
2. 经最佳抗生素治疗无效的顽固性脓毒血症
3. 真菌感染
4. 瓣口梗阻
5. 超声心动图或 X 线检查证实人造移植物固定不稳
6. 新发生的心脏传导阻滞
感染性心内膜炎手术治疗相对指征
1. 栓塞
2. 非链球菌感染性心内膜炎
3. 瓣膜功能不全引发的轻度充血性心力衰竭
4. 经超声心动图检查发现形成赘生物
5. 瓣周漏
6. 复发性感染性心内膜炎
7. 早期人造瓣膜性感染性心内膜炎
8. 内科治疗后血培养阴性
但仍持续发热的人造瓣膜性感染性心内膜炎

（四）抗凝与心内膜炎

自体瓣膜感染性心内膜炎患者应尽量避免应用抗凝药物。万不得已时，如肺栓塞、血栓性静脉炎时，应在有条件充分监测抗凝状态的情况下，短期应用。人造瓣膜置换术后，需长时间应用抗凝剂者。处理较为棘手。人造瓣膜置换术后感染性心内膜炎患者脑栓塞发生率较高，而脑出血又常见于连续服用抗凝剂的人造瓣膜置换术后感染性心内膜炎的患者。有资料显示，人造瓣膜置换术后感染性心内膜炎患者服用抗凝剂与否，其病死率接近。一般认为，患有感染性心内膜炎时，需连续使用抗凝剂者，凝血酶原时间应严格控制在正常对照值的 1.5 倍以下。如出现脑血管意外，应立即停用抗凝剂。待 CT 结果证实为栓塞时，或明确排除脑出血时，可恢复使用抗凝剂；如 CT 结果为脑出血，应继续停用抗凝剂数日或数周，至 CT 证实无继续脑出血为止。人造生物瓣膜置换术后感染性心内膜炎者可不使用抗凝剂。

六、治愈标准和预后

感染性心内膜炎经治疗后，体温恢复正常，脾脏缩小，自觉症状消失 4 ~ 6 周；每 2 周血培养 1 次，均阴性；持续 2 个月尿液检查正常，可认为是治愈。

感染性心内膜炎复发多出现于停药6周之内，常常是病原体对药物不够敏感，药物剂量和疗程不足，并发严重栓塞等情况时。复发病例如考虑与瓣膜病变有关，应积极考虑行人造心脏瓣膜置换术；否则，应联合使用强效抗生素，用加大剂量和延长疗程的方法期待好转。

不给予感染性心内膜炎患者治疗，其临床病死率等同于100%。自发现抗生素后，该病的病死率下降至30%左右。其病死率往往受到感染细菌的种类、治疗方法与时机、机体对疾病的反应程度、患者本身的心脏功能以及手术治疗效果等因素的影响。对于并发重要器官栓塞、霉菌性感染、进行性心力衰竭、抗生素治疗不及时的患者，往往预后不佳。该病症患者主要死于动脉瘤破裂、脑栓塞、心功能衰竭以及肾功能衰竭等并发症。

七、预防

（一）感染性心内膜炎预防用药指征（表6-11）

所有具备感染性心内膜炎易患因素的患者都应接受适当时机的抗生素预防治疗。有可能引起牙龈出血的口腔科检查和手术，包括专业口腔清洁；各种上呼吸道器械检查和手术，包括支气管镜检查都应选择针对链球菌的抗生素。生殖系统和下消化道的手术及器械检查时，应选择针对肠球菌的抗生素。

（二）感染性心内膜炎预防用药方案

1. 草绿色链球菌在口腔手术、扁桃体手术、心导管手术或上呼吸道器械操作后引起的感染性心内膜炎，最常见的致病菌为草绿色链球菌。由于青霉素和链霉素对杀灭草绿色链球菌有协同作用，最好的组合是术前1/2 ~ 1h，一次性肌内注射水剂普鲁卡因青霉素120万U和水剂青霉素60万U；人造瓣膜置换术前，除上述抗生素外，加用链霉素1g肌内注射，然后口服青霉素，每6h 0.5g，连续48h。青霉素过敏者，可选用头孢唑啉2g加链霉素1g肌内注射；或选用万古霉素1g静脉注射，然后口服红霉素，每6h 0.5g连续48h。

2. 肠球菌在生殖泌尿道和胃肠道外科手术或器械检查后引起的感染性心内膜炎，最常见的致病菌是肠球菌。最好的抗生素组合是氨苄青霉素1g加庆大霉素1.5mg/kg（不超过80mg）肌内注射或静脉注射，8h后重复上述剂量一次即可。

表6-11　常见需给予预防用药指征

原有基础心脏病指征：
1. 先天性心脏病
2. 风湿性心瓣膜病
3. 黏液样变性心瓣膜病
4. 各种主动脉瓣和二尖瓣关闭不全
5. 二尖瓣脱垂综合征
6. 阻塞型肥厚性心肌病
7. 获得性主动脉狭窄
8. 二尖瓣环钙化
9. 人造心脏瓣膜
10. 房室分流
11. 既往感染性心内膜炎史，包括无器质性心脏病者

续　表

计划进行手术种类：
1. 有可能引起牙龈出血的口腔科检查和手术
2. 扁桃体或腺样增殖体切除术
3. 上呼吸道活体组织检查或是手术
4. 支气管镜检查
5. 有菌手术切口
6. 胃肠器械检查或手术
7. 泌尿生殖器器械检查或手术
8. 妇产科检查或手术
9. 计划生育手术

第七章

先天性心脏病

先天性心血管病是由于胎儿的心脏在母体内发育有缺陷或部分发育停顿所造成的畸形（Malformation）。出生后可发现有心血管病变，先天性心血管畸形种类很多，所造成的血流动力学影响差别悬殊，有的出生后即不能成活，有一些先天性心血管畸形的血流动力学障碍可自我调节和代偿而自然成活到成年，本章仅对常见的可自然成活至成人的先天性心血管病做简单的介绍。

第一节　房间隔缺损

房间隔缺损是成年人最常见的先天性心脏病，女性多于男性，男女比例为 1 ∶ 2，且有家族遗传倾向。根据缺损部位的不同可分为原发孔缺损和继发孔缺损，以继发孔房间隔缺损最为常见。房间隔缺损（ASD）早期存在心房水平左向右分流，经过右心房、右心室和肺部的血流量显著增加；晚期因肺动脉高压可发生右向左分流或双向分流。原发孔房间隔缺损常伴有二尖瓣和三尖瓣发育不良。

一、病理生理

继发孔型房间隔缺损由于正常左、右心房之间存在着压力阶差，左房的氧合血经缺损分流至右房，体循环血流量减少，可引起患儿发育迟缓，体力活动受到一定限制，部分患者亦可无明显症状。氧合血进入肺循环后可引起肺小血管内膜增生及中层肥厚等病变，导致肺动脉压及肺血管阻力升高，但其进程较缓慢，多出现在成人患者。原发孔型房间隔缺损又称部分心内膜垫缺损或房室管畸形。在胚胎发育过程中心内膜垫发育缺陷所致。

形成一个半月形的大型房间隔缺损，位在冠状静脉窦的前下方，缺损下缘邻近二尖瓣环，常伴有二尖瓣裂。

房间隔缺损的大小并不完全相同。小的房间隔缺损只会将一小部分血液渗漏到另一侧心房。很小的房间隔缺损不会影响心脏的正常工作，因此也没有必要进行特殊的治疗。很多较小的缺损随着孩子的发育甚至会自行闭合。而较大的缺损则会导致比较多的血液流入另一侧的心房，而且通常也不太可能自行闭合。

据美国心肺与血液研究院统计，大约 50% 的房间隔缺损可能会自行闭合或者很小而不必治疗，而另外 50% 的缺损则需要心导管手术的治疗。

一、临床类型

原发孔型房间隔缺损，实际上为部分型心内膜垫缺损。位于房间隔的下部，紧邻房室瓣呈新月状，常合并二尖瓣前叶裂与关闭不全，伴三尖瓣隔瓣发育不良及轻度三尖瓣关闭不全。继发孔型房间隔缺损包括：卵圆窝型房间隔缺损、卵圆孔未闭（PFO）、卵圆窝上缺损、卵圆窝后下方缺损以及单心房。大小不一，继发孔型房间隔缺损有时可合并二尖瓣狭窄。心房水平左向右分流的程度取决于房间隔缺损的大小和左右心室的顺应性，正常情况下，左心室的顺应性小于右心室即左房压力略高于右房压而决定了左心房向右心房分流，导致右心房、右心室扩张和肺血流增多。肺循环 / 体循环血流 Qp/Qs<2 ∶ 1 时为

小房间隔缺损。当 $Qp/Q \geq 2:1$ 时为中至大型房间隔缺损。在成人，由于常常合并有肺动脉高压，可使左向右分流减少或出现右向左分流，发生青紫。相反，在左心室顺应性严重降低的情况（如主动脉瓣狭窄、冠状动脉疾病及周身高血压）则左向右分流量增加，可引起右心衰竭。

三、临床表现

（一）症状

轻者可无症状，仅在体检时发现。分流量大时可有发育障碍，患者可表现劳累后乏力、气急、胸闷等，并因肺充血易患支气管炎，尤其是婴幼儿。晚期约有 15% 患者因重度肺动脉高压出现右向左分流而有青紫，形成 Eisenmenger 综合征。

（二）体征

缺损较小的患者可能无明显的体征，而缺损较大的患者可能发育较差，体格瘦小，左前胸隆起，甚至胸脊柱后凸。

（1）心脏浊音界增大，心前区近胸骨左缘处有抬举性搏动，提示右心室增大。

（2）肺动脉瓣区第二心音明显分裂并亢进，此种分裂在呼吸周期和 valsalva 动作时无明显改变（固定分裂），并可闻及Ⅱ ~ Ⅲ收缩期喷射性杂音，系肺动脉血流量增加，肺动脉瓣关闭延迟并相对性狭窄所致。

（3）肺动脉压显著增高时亦可听到由于相对性肺动脉瓣关闭不全而引起的舒张期哈气样杂音，但少见。

（4）极少数患者在胸骨左缘下端三尖瓣区可听到由相对性三尖瓣狭窄引起的隆样舒张中期杂音。

（5）原发孔型房间隔缺损伴有二尖瓣裂缺者，心尖区可有二尖瓣关闭不全的反流性全收缩期杂音。

四、辅助检查

（一）胸部 X 线检查

左至右分流量大的病例，胸部 X 线检查显示心脏扩大，尤以右心房、右心室增大最为明显。肺动脉总干明显突出，两侧肺门区血管增大，搏动增强，在透视下有时可见到肺门舞蹈、肺野血管纹理增粗、主动脉弓影缩小。慢性充血性心力衰竭患者，由于极度扩大的肺部小血管压迫气管，可能显示间质性肺水肿、肺实变或肺不张等 X 线征象。

（二）心电图检查

典型的病例常显示右心室肥大，不完全性或完全性右束支传导阻滞。心电轴右偏。P 波增高或增大，P-R 间期延长。额面心向量图 QRS 环呈顺时针方向运行。30 岁以上的病例室上性心律失常逐渐多见，起初表现为阵发性心房颤动，以后持续存在。房间隔缺损成年人病例，呈现心房颤动者约占 20%。

（三）超声心动图检查

超声心动图检查显示右心室内径增大，左室面心室间隔肌部在收缩期与左室后壁呈同向的向前运动，与正常者相反，称为室间隔矛盾运动。双维超声心动图检查可直接显示房间隔缺损的部位和大小。

（四）心导管检查

右心导管检查是诊断心房间隔缺损的可靠方法。右心房、右心室和肺动脉的血液氧含量高于腔静脉的平均血液氧含量达 1.9% 容积以上，说明心房水平由左至右血液分流。此外，心导管进入右心房后可能通过房间隔缺损进入左心房，从心导管在缺损区的上下活动幅度，尚可推测缺损的面积。从大隐静脉插入的心导管通过房间隔缺损进入左心房的机遇更多。

五、诊断与鉴别诊断

（一）诊断要点

根据典型的体征和实验室检查结果，诊断本病并不困难。

（二）鉴别诊断

下列情况要注意鉴别：

1．体征不明显的患者须与正常生理情况相鉴别　正常儿童可在胸骨左缘第2肋间听到Ⅱ级吹风样收缩期杂音，伴有第二心音分裂或亢进。如怀疑患本病，可进行X线、心电图和超声心动图等检查来确诊。

2．较大的心室间隔缺损　因左至右的分流量大，其X线、心电图表现与本病可极为相似，体征方面亦可有肺动脉瓣区第二心音的亢进或分裂，因此可能造成鉴别诊断上的困难。但室间隔缺损杂音的位置较低，常在胸骨左缘第3、第4肋间，且多伴震颤，左心室常有增大等可以鉴别。但在儿童患者，尤其是与第一孔未闭型的鉴别仍然不易，此时超声心动图、右心导管检查等有助于确立诊断。此外，左心室一右心房沟通（一种特殊类型的心室间隔缺损）的患者，其体征类似高位心室间隔缺损，右心导管检查结果类似心房间隔缺损，也要注意鉴别。

3．原发性肺动脉高压　其体征和心电图表现，与本病颇为相似；X线检查亦可发现肺动脉总干弧凸出，肺门血管影增粗，右心室和右心房增大；但肺野不充血或反而清晰，可资鉴别。右心导管检查可发现肺动脉压明显增高而无左至右分流的证据。

4．瓣膜型单纯肺动脉口狭窄　其体征、X线和心电图的表现，与本病有许多相似之处，有时可造成鉴别上的困难。但瓣膜型肺动脉口狭窄时，杂音较响，常伴有震颤，而肺动脉瓣区第二心音减轻或听不见；X线片示肺野清晰，肺纹稀少，可以鉴别。超声心动图见肺动脉瓣的异常，右心导管检查发现右心室与肺动脉间有收缩期压力阶差，而无分流的证据，则可确诊。

六、治疗

治疗原则为中小型缺损且年龄较小者可先行内科处理，无自然闭合可能者应及早行根治性治疗。

（一）内科治疗

原发孔型房间隔缺损要避免剧烈活动，防止感染和心力衰竭。

（二）介入治疗

经导管介入治疗先天性心脏病具有创伤小、恢复快、疗效高、并发症低、术后不留瘢痕等优势，目前已成为先天性心脏病根治的重要治疗手段。

1．适应证

（1）年龄通常≥3岁。

（2）缺损直径≥5mm，伴右心容量负荷增加，≤36mm的继发孔型左向右分流ASD。

（3）缺损边缘至冠状静脉窦、上、下腔静脉及肺静脉的距离≥5mm；至房室瓣≥7mm。

（4）房间隔的直径应大于所选用封堵伞左房侧的直径。

（5）不合并必须外科手术的其他心脏畸形。

2．禁忌证

（1）原发孔型及静脉窦型ASD。

（2）心内膜炎及出血性疾患。

（3）封堵器安置处有血栓存在，导管插入处有静脉血栓形成。

（4）严重肺动脉高压导致右向左分流。

（5）伴有与ASD无关的严重心肌疾患或瓣膜疾病。

3．介入治疗术后处理

（1）综合心电监护24h。

（2）术后肝素抗凝48h，按100U/kg计算，每12小时1次，共用4次。

（3）口服阿司匹林3~5mg/（kg·d），共6个月；封堵器直径≥30mm，患者可酌情加服波立维每日75mg（成人）。

（4）常规应用抗生素3~5日。

（5）术后24h、1、3、6及12个月复查超声心动图、心电图及X线胸片。

（三）手术治疗

分流量较大的 ASD 须手术治疗。多在体外循环心内直视下进行缺损修补。

第二节 室间隔缺损

室间隔缺损（ventricularseptaldefect，VSD）是指在左、右心室之间存在一直接开口。在成人先天性心脏病中，本病仅次于房间隔缺损占第二位。室间隔缺损分为三型：Ⅰ型肌型缺损、Ⅱ型膜周部缺损、Ⅲ型动脉瓣下缺损，其中又以膜周部缺损最为常见。本病在男性略多见。

一、临床分型

根据缺损的位置，可分为三型：

（一）漏斗部缺损

又分为干下型（室上嵴上缺损）和嵴内型缺损（室上嵴下缺损）。干下型位于右心室流出道，室上嵴上方和主、肺动脉瓣之下，少数病例合并主、肺动脉瓣关闭不全。嵴内型缺损位于室间隔膜部，此型最多见，约占 60%~70%。

（二）膜周部缺损

又分为单纯膜部、膜周型和隔瓣后缺损，其中隔瓣后缺损位于右心室流入道，三尖瓣隔瓣后方，约占 20%。

（三）肌部缺损

位于心尖部，为肌小梁缺损，收缩期时间隔心肌收缩使缺损变小，所以左向右分流量小。

二、病理生理

室间隔缺损意味着隔离左右心室（心脏下部的两个腔室）的间隔出现了缺损。这种心脏缺损会导致左心室的富氧血液流入右心室而不是正常流入主动脉。而心室间隔缺损（VSD）导致了左心室富氧血液与右心室缺氧血液的混合。VSD 也是大小不一。较小的 VSD 临床表现不明显，甚至有可能自行闭合。而较大的 VSD 会导致大量的血液由左心室分流到右心室，肺循环的血流量可达到体循环的 3~5 倍，不但会导致左心室负荷过重，而且由于右心室血液过多，进而导致右侧心脏及肺部血压过高。随着病情的发展，由于肺循环量持续增加，并以相当高的压力冲向肺循环，致使肺动脉发生痉挛，产生动力性肺动脉高压。日久肺小动脉发生病理性变化，中层和内膜层增厚，使肺循环阻力增加，产生梗阻型肺动脉高压。此时左向右分流量显著减少，最后出现双向分流或反向分流而呈现青紫。当肺动脉高压显著时，产生右向左分流，即称为艾森曼格（Eisenmenger）综合症。

三、临床表现

在心室水平产生左至右的分流，分流量多少取决于缺损大小。缺损大者，肺循环血流量明显增多，流入左心房、室后，在心室水平通过缺损口又流入右心室，进入肺循环，因而左、右心室负荷增加，左、右心室增大，肺循环血流量增多导致肺动脉压增加，右心室收缩期负荷也增加，最终进入阻塞性肺动脉高压期，可出现双向或右至左分流。缺损小，可无症状。缺损大者，症状出现早且明显，以致影响发育。有心悸气喘、乏力和易肺部感染。严重时可发生心力衰竭。有明显肺动脉高压时，可出现发绀，本病易罹患感染性心内膜炎。心尖搏动增强并向左下移位，心界向左下扩大，典型体征为胸骨左缘三四肋间有 4~5 级粗糙收缩期杂音，向心前区传导，伴收缩期细震颤。若分流量大时，心尖部可有功能性舒张期杂音。肺动脉瓣第二音亢进及分裂。严重的肺动脉高压，肺动脉瓣区有相对性肺动脉瓣关闭不全的舒张期杂音，原间隔缺损的收缩期杂音可减弱或消失。

四、辅助检查

（一）X线检查

缺损小的可无异常发现，缺损大的有肺充血、肺血管影增粗，肺动脉总干弧凸出及左、右心室增大。肺动脉显著高压时有显著右心室肥大。

（二）心电图和心电向量图检查

缺损大时可示左心室肥大、左右心室合并肥大、右束支传导阻滞等变化。

（三）超声心动图检查

可见室间隔回声连续性中断，同时左心室内径增大，二尖瓣前瓣叶 EF 段下降斜率增快。彩色多普勒血流显像对探测小的缺损和对缺损定位和分型很有价值。

（四）磁共振

电脑断层显像有助于缺损定位和大小。

（五）心导管检查

右心导管检查发现从右心室开始至肺动脉，血液氧含量较右心房高出 0.9% 容积以上，即显示右心室水平由左至右分流。肺动脉和右心室压可增高。

五、诊断与鉴别诊断

（一）诊断

根据典型的杂音、X 线和心电图检查的发现，诊断本病不太困难，结合超声心动图、右心导管检查可以确诊。

（二）鉴别诊断

1. 房间隔缺损　尤其在儿童患者，须与房间隔缺损相鉴别。

2. 肺动脉口狭窄　漏斗型的肺动脉口狭窄，杂音常在胸骨左缘第 3、4 肋间听到，易与室间隔缺损的杂音混淆。

3. 肥厚梗阻型原发性心肌病　肥厚型原发性心肌病有左心室流出道梗阻者可在胸骨左下缘听到收缩期杂音，其位置和性质与心室间隔缺损的杂音类似，但此病杂音在下蹲时减轻，半数患者在心尖部有收缩期反流性杂音，脉搏呈双峰状，心电图示左心室肥大和劳损的同时有异常深的 Q 波，超声心动图见心室间隔明显增厚、二尖瓣前瓣叶收缩期前移（SAM），心导管检查未见由左至右分流，而左心室与流出道间有收缩期压力阶差，选择性左心室造影示心室腔小、肥厚的心室间隔凸入心腔。

六、治疗

治疗原则为中小型缺损且年龄较小者可先行内科处理，无自然闭合可能的应及早行根治性治疗。

（一）内科治疗

同房间隔缺损的治疗。

（二）介入治疗

1. 适应证

（1）年龄通常≥ 3 岁。

（2）对心脏有血流动力学影响的单纯性 VSD。

（3）VSD 上缘距主动脉右冠瓣≥ 2mm，无主动脉右冠瓣脱入 VSD 及主动脉瓣反流。

（4）外科手术后残余分流。

2. 禁忌证

（1）活动性心内膜炎，心内有赘生物，或引起菌血症的其他感染。

（2）封堵器安置处有血栓存在，导管插入处有静脉血栓形成。

（3）缺损解剖位置不良，封堵器放置后影响主动脉瓣或房室瓣功能。

（4）重度肺动脉高压伴双向分流者。

3. 介入治疗术后处理

（1）综合心电监护 24h。

（2）地塞米松 0.1~0.25mg/（kg · d），术后常规应用 5 日。

（3）口服阿司匹林 3~5mg/（kg · d），服用 6 个月；封堵器直径≥ 30mm，患者可酌情加服波立维每日 75mg（成人）。

（4）常规应用抗生素 3~5 日。

（5）术后 24h、1 日、3 日、6 日及 12 个月复查超声心动图、心电图及 X 线胸片。

（三）手术治疗

无自然闭合可能的较大室间隔缺损可行体外循环下直视手术修补。

第八章

冠心病

第一节　不稳定型心绞痛

一、定义

临床上将原来的初发型心绞痛、恶化型心绞痛和各型自发性心绞痛广义地统称为不稳定型心绞痛（UAP）。其特点是疼痛发作频率增加、程度加重、持续时间延长、发作诱因改变，甚至休息时亦出现持续时间较长的心绞痛。含化硝酸甘油效果差，或无效。本型心绞痛介于稳定型心绞痛和急性心肌梗死之间，易发展为心肌梗死，但无心肌梗死的心电图及血清酶学改变。不稳定型心绞痛是介于稳定型心绞痛和急性心肌梗死之间的一组临床心绞痛综合征。有学者认为除了稳定的劳力性心绞痛为稳定型心绞痛外，其他所有的心绞痛均属于不稳定型心绞痛，包括初发劳力型心绞痛、恶化劳力型心绞痛、卧位型心绞痛、夜间发作的心绞痛、变异型心绞痛、梗死前心绞痛、梗死后心绞痛和混合型心绞痛。如果劳力性和自发性心绞痛同时发生在一个患者身上，则称为混合型心绞痛。不稳定型心绞痛具有独特的病理生理机制及临床预后，如果得不到恰当及时的治疗，可能发展为急性心肌梗死。

二、病因及发病机制

目前认为有五种因素与产生不稳定型心绞痛有关，它们相互关联。

（一）冠脉粥样硬化斑块上有非阻塞性血栓

为最常见的发病原因，冠脉内粥样硬化斑块破裂诱发血小板聚集及血栓形成，血栓形成和自溶过程的动态不平衡过程，导致冠脉发生不稳定的不完全性阻塞。

（二）动力性冠脉阻塞

在冠脉器质性狭窄基础上，病变局部的冠脉发生异常收缩、痉挛导致冠脉功能性狭窄，进一步加重心肌缺血，产生不稳定型心绞痛。这种局限性痉挛与内皮细胞功能紊乱、血管收缩反应过度有关，常发生在冠脉粥样硬化的斑块部位。

（三）冠状动脉严重狭窄

冠脉以斑块导致的固定性狭窄为主，不伴有痉挛或血栓形成，见于某些冠脉斑块逐渐增大、管腔狭窄进行性加重的患者或PCI术后再狭窄的患者。

（四）冠状动脉炎症

近年来研究认为斑块发生破裂与其局部的炎症反应有十分密切的关系。在炎症反应中感染因素可能也起一定作用，其感染物可能是巨细胞病毒和肺炎衣原体。这些患者炎症递质标志物水平检测常有明显增高。

（五）全身疾病加重的不稳定型心绞痛

在原有冠脉粥样硬化性狭窄基础上，由于外源性诱发因素影响冠脉血管导致心肌氧的供求失衡，心绞痛恶化加重。常见原因有：①心肌需氧增加，如发热、心动过速、甲亢等。②冠脉血流减少，如低血压、休克。③心肌氧释放减少，如贫血、低氧血症。

三、临床表现

（一）症状

临床上不稳定型心绞痛可表现为新近发生（1 个月内）的劳力型心绞痛，或原有稳定型心绞痛的主要特征近期内发生了变化，如心前区疼痛发作更频繁、程度更严重、时间也延长，轻微活动甚至在休息也发作。少数不稳定型心绞痛患者可无胸部不适表现，仅表现为颌、耳、颈、臂或上胸部发作性疼痛不适，或表现为发作性呼吸困难，其他还可表现为发作性恶心、呕吐、出汗和不能解释的疲乏症状。

（二）体格检查

一般无特异性体征。心肌缺血发作时可发现反常的左室心尖搏动，听诊有心率增快和第一心音减弱，可闻及第三心音、第四心音或二尖瓣反流性杂音。当心绞痛发作时间较长，或心肌缺血较严重时，可发生左室功能不全的表现，如双肺底细小水泡音、甚至急性肺水肿或伴低血压。也可发生各种心律失常。

体检的主要目的是努力寻找诱发不稳定型心绞痛的原因，如难以控制的高血压、低血压、心律失常、梗阻性肥厚型心肌病、贫血、发热、甲状腺功能亢进、肺部疾病等，并确定心绞痛对患者血流动力学的影响，如对生命体征、心功能、乳头肌功能或二尖瓣功能等的影响，这些体征的存在高度提示预后不良。

体检对胸痛患者的鉴别诊断至关重要，有几种疾病状态如得不到及时准确诊断，即可能出现严重后果。如背痛、胸痛、脉搏不整，心脏听诊发现主动脉瓣关闭不全的杂音，提示主动脉夹层破裂，心包摩擦音提示急性心包炎，而奇脉提示心脏压塞，气胸表现为气管移位、急性呼吸困难、胸膜疼痛和呼吸音改变等。

（三）临床类型

1. 静息心绞痛　心绞痛发生在休息时，发作时间较长，含服硝酸甘油效果欠佳，病程 1 个月以内。

2. 初发劳力型心绞痛　新近发生的严重心绞痛（发病时间在 1 个月以内），CCS（加拿大心脏病学会的劳力型心绞痛分级标准，表 8-1）分级，Ⅲ级以上的心绞痛为初发性心绞痛，尤其注意近 48h 内有无静息心绞痛发作及其发作频率变化。

表 8-1　加拿大心脏病学会的劳力型心绞痛分级标准

分级	特点
Ⅰ级	一般日常活动例如走路、登楼不引起心绞痛，心绞痛发生在剧烈、速度快或长时间的体力活动或运动后
Ⅱ级	日常活动轻度受限，心绞痛发生在快步行走、登楼、餐后行走、冷空气中行走、逆风行走或情绪波动后活动
Ⅲ级	日常活动明显受限，心绞痛发生在路一般速度行走时
Ⅳ级	轻微活动即可诱发心绞痛患者不能做任何体力活动，但休息时无心绞痛发作

3. 恶化劳力型心绞痛　既往诊断的心绞痛，最近发作次数频繁、持续时间延长或痛阈降低（CCS 分级增加Ⅰ级以上或 CCS 分级Ⅲ级以上）。

4. 心肌梗死后心绞痛　急性心肌梗死后 24h 以后至 1 个月内发生的心绞痛。

5. 变异型心绞痛　休息或一般活动时发生的心绞痛，发作时 ECG 显示暂时性 ST 段抬高。

四、辅助检查

（一）心电图

不稳定型心绞痛患者中，常有伴随症状而出现的短暂的 ST 段偏移伴或不伴有 T 波倒置，但不是所有不稳定型心绞痛患者都发生这种 ECG 改变。ECG 变化随着胸痛的缓解而常完全或部分恢复。症状缓解后，ST 段抬高或降低、或 T 波倒置不能完全恢复，是预后不良的标志。伴随症状产生的 ST 段、T 波改变持续超过 12h 者可能提示非 ST 段抬高心肌梗死。此外临床表现拟诊为不稳定型心绞痛的患者，胸导联 T 波呈明显对称性倒置（≥ 0.2mV），高度提示急性心肌缺血，可能系前降支严重狭窄所致。胸痛患者 ECG 正常也不能排除不稳定型心绞痛可能。若发作时倒置的 T 波呈伪性改变（假正常化），发作后 T 波恢复原倒置状态；或以前心电图正常者近期内出现心前区多导联 T 波深倒，在排除非 Q 波性心肌梗死后结合临床也应考虑不稳定型心绞痛的诊断。不稳定型心绞痛患者中有 75%~88% 的一过性 ST 段改变不伴有相关症状，为无痛性心肌缺血。动态心电图检查不仅有助于检出上述心肌缺血的动态变化，还可用于不稳定型心绞痛患者常规抗心绞痛药物治疗的评估以及是否需要进行冠状动脉造影和血管重建术的参考指标。

（二）心脏生化标记物

心脏肌钙蛋白：肌钙蛋白复合物包括 3 个亚单位，即肌钙蛋白 T（TnT）、肌钙蛋白 I（TnI）和肌钙蛋白 C（TnC），目前只有 TnT 和 TnI 应用于临床。约有 35% 不稳定型心绞痛患者显示血清 TnT 水平增高，但其增高的幅度与持续的时间与 AMI 有差别。AMI 患者 TnT>3.0ng/mL 者占 88%，非 Q 波心肌梗死中仅占 17%，不稳定型心绞痛中无 TnT>3.0ng/mL 者。

因此，TnT 升高的幅度和持续时间可作为不稳定型心绞痛与 AMI 的鉴别诊断之参考。不稳定型心绞痛患者 TnT 和 TnI 升高者较正常者预后差。临床怀疑不稳定型心绞痛者 TnT 定性试验为阳性结果者表明有心肌损伤（相当于 TnT>0.05μg/L），但如为阴性结果并不能排除不稳定型心绞痛的可能性。

（三）冠状动脉造影

目前仍是诊断冠心病的金标准。在长期稳定型心绞痛的基础上出现的不稳定型心绞痛常提示为多支冠脉病变，而新发的静息心绞痛可能为单支冠脉病变。冠脉造影结果正常提示可能是冠脉痉挛、冠脉内血栓自发性溶解、微循环系统异常等原因引起，或冠脉造影病变漏诊。

不稳定型心绞痛有以下情况时应视为冠脉造影强适应证：①近期内心绞痛反复发作，胸痛持续时间较长，药物治疗效果不满意者可考虑及时行冠状动脉造影，以决定是否急诊介入性治疗或急诊冠状动脉旁路移植术（CABG）。②原有劳力性心绞痛近期内突然出现休息时频繁发作者。③近期活动耐量明显减低，特别是低于 Bruce Ⅱ级或 4METs 者。④梗死后心绞痛。⑤原有陈旧性心肌梗死，近期出现由非梗死区缺血所致的劳力性心绞痛。⑥严重心律失常、LVEF<40% 或充血性心力衰竭。

（四）螺旋 CT 血管造影（CTA）

近年来，多层螺旋 CT 尤其是 64 排螺旋 CT 冠状动脉成像（CTA）在冠心病诊断中正在推广应用。CTA 能够清晰显示冠脉主干及其分支狭窄、钙化、开口起源异常及桥血管病变。有资料显示，CTA 诊断冠状动脉病变的灵敏度 96.33%、特异度 98.16%，阳性预测值 97.22%，阴性预测值 97.56%。其中对左主干、左前降支病变及大于 75% 的病变灵敏度最高，分别达到 100% 和 94.4%。CTA 对冠状动脉狭窄病变、桥血管、开口畸形、支架管腔、斑块形态均显影良好，对钙化病变诊断率优于冠状动脉造影，阴性者不能排除冠心病，阳性者应进一步行冠状动脉造影检查。另外，CTA 也可以作为冠心病高危人群无创性筛选检查及冠脉支架术后随访手段。

（五）其他

其他非创伤性检查包括运动平板试验、运动放射性核素心肌灌注扫描、药物负荷试验、超声心动图等，也有助于诊断。通过非创伤性检查可以帮助决定冠状动脉造影单支临界性病变是否需要做介入性治疗，明确缺血相关血管，为血运重建治疗提供依据。同时可以提供有否存活心肌的证据，也可作为经皮腔内冠状动脉成形术（PTCA）后判断有否再狭窄的重要对比资料。但不稳定型心绞痛急性期应避免做任何形式的负荷试验，这些检查宜放在病情稳定后进行。

五、诊断

（一）诊断依据

对同时具备下述情形者，应诊断不稳定型心绞痛。

（1）临床新出现或恶化的心肌缺血症状表现（心绞痛、急性左心衰竭）或心电图心肌缺血图形。

（2）无或仅有轻度的心肌酶（肌酸激酶同工酶）或 TnT、TnI 增高（未超过 2 倍正常值），且心电图无 ST 段持续抬高。应根据心绞痛发作的性质、特点、发作时体征和发作时心电图改变以及冠心病危险因素等，结合临床综合判断，以提高诊断的准确性。心绞痛发作时心电图 ST 段抬高或压低的动态变化或左束支阻滞等具有诊断价值。

（二）危险分层

不稳定型心绞痛的诊断确立后，应进一步进行危险分层，以便于对其进行预后评估和干预措施的选择。

1. 中华医学会心血管分会关于不稳定型心绞痛的危险度分层根据心绞痛发作情况，发作时 ST 段下移程度以及发作时患者的一些特殊体征变化，将不稳定型心绞痛患者分为高、中、低危险组（表 8-2）。

表 8-2 不稳定型心绞痛临床危险度分层

组别	心绞痛类型	发作时 ST 降低幅（mm）	持续时间（min）	肌钙蛋白 T 或 I
低危险组	初发、恶化劳力型，无静息时发作	≤ 1	< 20	正常
中危险组	1 个月内出现的静息心绞痛，但 48h 内无发作者（多数由劳力型心绞痛进展而来）或梗死后心绞痛	> 1	< 20	正常或轻度升高
高危险组	48h 内反复发作静息心绞痛或梗死后心绞痛	发作时 ST 降低幅（mm）	< 20	升高

注：①陈旧性心肌梗死患者其危险度分层上调一级，若心绞痛是由非梗死区缺血所致时，应视为高危险组。②左心室射血分数（LVEF）<40%，应视为高危险组。③若心绞痛发作时并发左心功能不全、二尖瓣反流、严重心律失常或低血压[SBP ≤ 12.0kPa（90mmHg）]，应视为高危险组。④当横向指标不一致时，按危险度高的指标归类。例如：心绞痛类型为低危险组，但心绞痛发作时 ST 段压低 >1mm，应归入中危险组。

2. 美国 ACC/AHA 关于不稳定型心绞痛 / 非 ST 段抬高心肌梗死危险分层见表 8-3。

表 8-3 ACC/AHA 关于不稳定型心绞痛 / 非 ST 段抬高心肌梗死的危险分层

危险分层	高危（至少有下列特征之一）	中危（无高危特点但有以下特征之一）	低危（无高中危特点但有下列特点之一）
①病史	近 48h 内加重的缺血性胸痛发作	既往 MI、外围血管或脑血管病，或 CABG，曾用过阿司匹林	近 2 周内发生的 CCS 分级 I 级或以上伴有高、中度冠脉病变可能者
②胸痛性质	静息心绞痛 > 20min	静息心绞痛 > 20min, 现已缓解，有高、中度冠脉病变可能性，静息心绞痛 < 20min, 经休息或含服硝酸甘油缓解	无自发性心绞痛 > 20min 持续发作
③临床体征或发现	第三心音、新的或加重的奔马律，左室功能不全（EF <40%），二尖瓣反流，严重心律失常或低血压 [SBP ≤ 12.0kPa（90mmHg）] 或存，在与缺血有关的肺水肿，年龄 >75 岁	年龄 >75 岁	
④ ECG 变化	休息时胸痛发作伴 ST 段变化 >0.1mV; 新出现 Q 波，束支传导阻滞；持续性室性心动过速	T 波倒置 >0.2mV, 病理性 Q 波	胸痛期间 ECG 正常或无变化
⑤肌钙蛋白监测	明显增高（TnT 或 TnI > 0.1μg/ml）	轻度升高（即 TnT> 0.01，但 <0.1μg/mL）	正常

六、鉴别诊断

在确定患者为心绞痛发作后，还应对其是否稳定做出判断。

与稳定型心绞痛相比，不稳定型心绞痛症状特点是短期内疼痛发作频率增加、无规律，程度加重、持续时间延长、发作诱因改变或不明显，甚至休息时亦出现持续时间较长的心绞痛，含化硝酸甘油效果差，或无效，或出现了新的症状如呼吸困难、头晕甚至晕厥等。不稳定型心绞痛的常见临床类型包括初发劳力型心绞痛、恶化劳力型心绞痛、卧位型心绞痛、夜间发作的心绞痛、变异型心绞痛、梗死前心绞痛、梗死后心绞痛和混合型心绞痛。

临床上，常将不稳定型心绞痛和非 ST 段抬高心肌梗死（NSTEMI）以及 ST 段抬高心肌梗死（STEMI）统称为急性冠脉综合征。

不稳定型心绞痛和非 ST 段抬高心肌梗死（NSTEMI）是在病因和临床表现上相似、但严重程度不同而又密切相关的两种临床综合征，其主要区别在于缺血是否严重到导致足够量的心肌损害，以至于能检测到心肌损害的标记物肌钙蛋白（TnI、TnT）或肌酸激酶同工酶（CK-MB）水平升高。如果反映心肌坏死的标记物在正常范围内或仅轻微增高（未超过 2 倍正常值），就诊断为不稳定型心绞痛，而当心肌坏死标记物超过正常值 2 倍时，则诊断为 NSTEMI。

不稳定型心绞痛和 ST 段抬高心肌梗死（STEMI）的区别，在于后者在胸痛发作的同时出现典型的 ST 段抬高并具有相应的动态改变过程和心肌酶学改变。

七、治疗

不稳定型心绞痛的治疗目标是控制心肌缺血发作和预防急性心肌梗死。治疗措施包括内科药物治疗、冠状动脉介入治疗（PCI）和外科冠状动脉旁路移植手术（CABG）。

（一）一般治疗

对于符合不稳定型心绞痛诊断的患者应及时收住院治疗（最好收入监护病房），急性期卧床休息 1~3d，吸氧，持续心电监测。对于低危险组患者留观期间未再发生心绞痛，心电图也无缺血改变，无左心衰竭的临床证据，留观 12~24h 期间未发现有 CK-MB 升高，TnT 或 TnI 正常者，可在留观 24~48h 后出院。对于中危或高危组的患者特别是 TnT 或 TnI 高者，住院时间相对延长，内科治疗亦应强化。

（二）药物治疗

1. 控制心绞痛发作

（1）硝酸酯类：硝酸甘油主要通过扩张静脉，减轻心脏前负荷来缓解心绞痛发作。心绞痛发作时应舌下含化硝酸甘油，初次含硝酸甘油的患者以先含 0.5mg 为宜。对于已有含服经验的患者，心绞痛发作时若含 0.5mg 无效，可在 3~5min 追加 1 次，若连续含硝酸甘油 1.5~2.0mg 仍不能控制疼痛症状，需应用强镇痛药以缓解疼痛，并随即采用硝酸甘油或硝酸异山梨酯静脉滴注，硝酸甘油的剂量以 5μg/min 开始，以后每 5~10min 增加 5μg/min，直至症状缓解或收缩压降低 1.3kPa（10mmHg），最高剂量一般不超过 80~100μg/min，一旦患者出现头痛或血压降低 [SBP<12.0kPa（90mmHg）] 应迅速减少静脉滴注的剂量。维持静脉滴注的剂量以 10~30μg/min 为宜。对于中危和高危险组的患者，硝酸甘油持续静脉滴注 24~48h 即可，以免产生耐药性而降低疗效。

常用口服硝酸酯类药物：心绞痛缓解后可改为硝酸酯类口服药物。常用药物有硝酸异山梨酯（消心痛）和 5- 单硝酸异山梨酯。硝酸异山梨酯作用的持续时间为 4~5h，故以每日 3~4 次口服为妥，对劳力性心绞痛患者应集中在白天给药。5- 单硝酸异山梨酯可采用每日 2 次给药。若白天和夜间或清晨均有心绞痛发作者，硝酸异山梨酯可每 6h 给药 1 次，但宜短期治疗以避免耐药性。对于频繁发作的不稳定型心绞痛患者口服硝酸异山梨酯短效药物的疗效常优于服用 5- 单硝类的长效药物。硝酸异山梨酯的使用剂量可以从 10mg/ 次开始，当症状控制不满意时可逐渐加大剂量，一般不超过 40mg/ 次，只要患者心绞痛发作时口含硝酸甘油有效，即是增加硝酸异山梨酯剂量的指征，若患者反复口含硝酸甘油不能缓解症状，常提示患者有极为严重的冠状动脉阻塞病变，此时即使加大硝酸异山梨酯剂量也不一定能取得良好效果。

（2）β 受体阻滞药：通过减慢心率、降低血压和抑制心肌收缩力而降低心肌耗氧量，从而缓解心绞痛症状，对改善近、远期预后有益。

对不稳定型心绞痛患者控制心绞痛症状以及改善其近、远期预后均有好处，除有禁忌证外，主张常规服用。首选具有心脏选择性的药物，如阿替洛尔、美托洛尔和比索洛尔等。除少数症状严重者可采用

静脉推注 β 受体阻滞药外，一般主张直接口服给药。剂量应个体化，根据症状、心率及血压情况调整剂量。阿替洛尔常用剂量为 12.5~25mg，每日 2 次，美托洛尔常用剂量为 25~50mg，每日 2~3 次，比索洛尔常用剂量 5~10mg 每日 1 次，不伴有劳力性心绞痛的变异性心绞痛不主张使用。

（3）钙拮抗药：通过扩张外周血管和解除冠状动脉痉挛而缓解心绞痛，也能改善心室舒张功能和心室顺应性。非二氢吡啶类有减慢心率和减慢房室传导作用。常用药物有两类：①二氢吡啶类钙拮抗药：硝苯地平对缓解冠状动脉痉挛有独到的效果，故为变异性心绞痛的首选用药，一般剂量为 10~20mg，每 6h1 次，若仍不能有效控制变异性心绞痛的发作还可与地尔硫䓬合用，以产生更强的解除冠状动脉痉挛的作用，当病情稳定后可改为缓释和控释制剂。对合并高血压病者，应与 β 受体阻滞药合用。②非二氢吡啶类钙拮抗药：地尔硫䓬有减慢心率、降低心肌收缩力的作用，故较硝苯地平更常用于控制心绞痛发作。一般使用剂量为 30~60mg，每日 3~4 次。该药可与硝酸酯类合用，亦可与 β 受体阻滞药合用，但与后者合用时需密切注意心率和心功能变化。

如心绞痛反复发作，静脉滴注硝酸甘油不能控制时，可试用地尔硫䓬短期静脉滴注，使用方法为 5~15μg/（kg·min），可持续静滴 24~48h，在静滴过程中需密切观察心率、血压的变化，如静息心率低于 50/min，应减少剂量或停用。

钙通道阻滞药用于控制下列患者的进行性缺血或复发性缺血症状：①已经使用足量硝酸酯类和 β 受体阻滞药的患者。②不能耐受硝酸酯类和 β 受体阻滞药的患者。③变异性心绞痛的患者。因此，对于严重不稳定型心绞痛患者常需联合应用硝酸酯类、β 受体阻滞药和钙拮抗药。

2. 抗血小板治疗　阿司匹林为首选药物。急性期剂量应在 150~300mg/d，可达到快速抑制血小板聚集的作用，3d 后可改为小剂量即 50~150mg/d 维持治疗，对于存在阿司匹林禁忌证的患者，可采用氯吡格雷替代治疗，使用时应注意经常检查血象，一旦出现明显白细胞或血小板降低应立即停药。

（1）阿司匹林：阿司匹林对不稳定型心绞痛治疗目的是通过抑制血小板的环氧化酶快速阻断血小板中血栓素 A_2 的形成。因小剂量阿司匹林（50~75mg）需数天才能发挥作用。故目前主张：①尽早使用，一般应在急诊室服用第一次。②为尽快达到治疗性血药浓度，第一次应采用咀嚼法，促进药物在口腔颊部黏膜吸收。③剂量 300mg，每日 1 次，5d 后改为 100mg，每日 1 次，很可能需终身服用。

（2）氯吡格雷：为第二代抗血小板聚集的药物，通过选择性地与血小板表面腺苷酸环化酶偶联的 ADP 受体结合而不可逆地抑制血小板的聚集，且不影响阿司匹林阻滞的环氧化酶通道，与阿司匹林合用可明显增加抗凝效果，对阿司匹林过敏者可单独使用。噻氯匹定的最严重副作用是中性粒细胞减少，见于连续治疗 2 周以上的患者，易出现血小板减少和出血时间延长，亦可引起血栓性血小板减少性紫癜，而氯吡格雷则不明显，目前在临床上已基本取代噻氯匹定。目前对于不稳定型心绞痛患者和接受介入治疗的患者多主张强化血小板治疗，即二联抗血小板治疗，在常规服用阿司匹林的基础上立即给予氯吡格雷治疗至少 1 个月，亦可延长至 9 个月。

（3）血小板糖蛋白Ⅱb/Ⅲa 受体抑制药：为第三代血小板抑制药，主要通过占据血小板表面的糖蛋白Ⅱb/Ⅲa 受体，抑制纤维蛋白原结合而防止血小板聚集。但其口服制剂疗效及安全性令人失望。静脉制剂主要有阿昔单抗和非抗体复合物替罗非班、lamifiban、xemilofiban、eptifiban、lafradafiban 等，其在注射停止后数小时作用消失。目前临床常用药物有盐酸替罗非班注射液，是一种非肽类的血小板糖蛋白Ⅱb/Ⅲa 受体的可逆性拮抗药，能有效地阻止纤维蛋白原与血小板表面的糖蛋白Ⅱb/Ⅲa 受体结合，从而阻断血小板的交联和聚集。盐酸替罗非班对血小板功能的抑制的时间与药物的血浆浓度相平行，停药后血小板功能迅速恢复到基线水平。在不稳定型心绞痛患者盐酸替罗非班静脉输注可分两步，在肝素和阿司匹林应用条件下，可先给以负荷量 0.4μg/（kg·min）（30min），而后以 0.1μg/（kg·min）维持静脉点滴 48h。对于高度血栓倾向的冠脉血管成形术患者盐酸替罗非班两步输注方案为负荷量 10μg/kg 于 5min 内静脉推注，然后以 0.15μg/（kg·min）维持 16~24h。

3. 抗凝血酶治疗　目前临床使用的抗凝药物有普通肝素、低分子肝素和水蛭素，其他人工合成或口服的抗凝药正在研究或临床观察中。

（1）普通肝素：是常用的抗凝药，通过激活抗凝血酶而发挥抗栓作用，静脉滴注肝素会迅速产生抗凝作用，但个体差异较大，故临床需化验部分凝血活酶时间（APTT）。一般将 APTT 延长至 60~90s 作为治疗窗口。多数学者认为，在 ST 段不抬高的急性冠状动脉综合征，治疗时间为 3~5d，具体用法为 75U/kg 体重，静脉滴注维持，使 APTT 在正常的 1.5~2 倍。

（2）低分子肝素：低分子肝素是由普通肝素裂解制成的小分子复合物，分子量在 2500~7000，具有以下特点：抗凝血酶作用弱于肝素，但保持了抗因子 Xa 的作用，因而抗因子 Xa 和凝血酶的作用更加均衡；抗凝效果可以预测，不需要检测 APTT；与血浆和组织蛋白的亲和力弱，生物利用度高；皮下注射，给药方便；促进更多的组织因子途径抑制物生成，更好地抑制因子Ⅶ和组织因子复合物，从而增加抗凝效果等。许多研究均表明低分子肝素在不稳定型心绞痛和非 ST 段抬高心肌梗死的治疗中起作用至少等同或优于经静脉应用普通肝素。低分子肝素因生产厂家不同而规格各异，一般推荐量按不同厂家产品以千克体重计算皮下注射，连用一周或更长。

（3）水蛭素：是从药用水蛭唾液中分离出来的第一个直接抗凝血酶制药，通过重组技术合成的是重组水蛭素。重组水蛭素理论上优点有：无须通过 AT-Ⅲ激活凝血酶；不被血浆蛋白中和；能抑制凝血块黏附的凝血酶；对某一剂量有相对稳定的 APTT，但主要经肾脏排泄，在肾功能不全者可导致不可预料的蓄积。多数试验证实水蛭素能有效降低死亡与非致死性心肌梗死的发生率，但出血危险有所增加。

（4）抗血栓治疗的联合应用：①阿司匹林 + ADP 受体拮抗药：阿司匹林与 ADP 受体拮抗药的抗血小板作用机制不同，一般认为，联合应用可以提高疗效，CURE 试验表明，与单用阿司匹林相比，氯吡格雷联合使用阿司匹林可使死亡和非致死性心肌梗死降低 20%，减少冠状动脉重建需要和心绞痛复发。②阿司匹林加肝素：RISC 试验结果表明，男性非 ST 段抬高心肌梗死患者使用阿司匹林明显降低死亡或心肌梗死的危险，单独使用肝素没有受益，阿司匹林加普通肝素联合治疗的最初 5d 事件发生率最低。目前资料显示，普通肝素或低分子肝素与阿司匹林联合使用疗效优于单用阿司匹林；阿司匹林加低分子肝素等同于甚至可能优于阿司匹林加普通肝素。③肝素加血小板 GP Ⅱ b/ Ⅲ a 抑制药：PUR-SUTT 试验结果显示，与单独应用血小板 GP Ⅱ b/ Ⅲ a 抑制药相比，未联合使用肝素的患者事件发生率较高。

目前多主张联合应用肝素与血小板 GP Ⅱ b/ Ⅲ a 抑制药。由于两者连用可延长 APTT，肝素剂量应小于推荐剂量。④阿司匹林加肝素加血小板 GP Ⅱ b/ Ⅲ a 抑制药：目前，合并急性缺血的非 ST 段抬高心肌梗死的高危患者，主张三联抗血栓治疗，是目前最有效的抗血栓治疗方案。持续性或伴有其他高危特征的胸痛患者及准备做早期介入治疗的患者，应给予该方案。

4. 调脂治疗　血脂增高的干预治疗除调整饮食、控制体重、体育锻炼、控制精神紧张、戒烟、控制糖尿病等非药物干预手段外，调脂药物治疗是最重要的环节。近代治疗急性冠脉综合征的最大进展之一就是 3- 羟基 -3 甲基戊二酰辅酶 A（HMGCoA）还原酶抑制药（他汀类）药物的开发和应用，该类药物除降低总胆固醇（TC）、低密度脂蛋白胆固醇（LDL-C）、三酰甘油（TG）和升高高密度脂蛋白胆固醇（HDL-C）外，还有缩小斑块内脂质核、加固斑块纤维帽、改善内皮细胞功能、减少斑块炎性细胞数目、防止斑块破裂等作用，从而减少冠脉事件，另外还能通过改善内皮功能减弱凝血倾向，防止血栓形成，防止脂蛋白氧化，起到了抗动脉粥样硬化和抗血栓作用。随着长期的大样本的实验结果出现，已经显示他汀类强化降脂治疗和 PTCA 加常规治疗可同样安全有效地减少缺血事件。所有他汀类药物均有相同的不良反应，即胃肠道功能紊乱、肌痛及肝损害，儿童、孕妇及哺乳期妇女不宜应用。常见他汀类降调脂药见表 8-4。

表 8-4　临床常见他汀类药物剂量

药物	常用剂量（mg）	用法
阿托伐他汀（立普妥）	10~80	每天 1 次，口服
辛伐他汀（舒将之）	10~80	每天 1 次，口服
洛伐他汀（美将之）	20~80	每天 1 次，口服
普伐他汀（普拉固）	20~40	每天 1 次，口服
氟伐他汀（来适可）	40~ 80	每天 1 次，口服

5. 溶血栓治疗　国际多中心大样本的临床试验（TIMI Ⅲ B）业已证明采用 AMI 的溶栓方法治疗不稳定型心绞痛反而有增加 AMI 发生率的倾向，故已不主张采用。至于小剂量尿激酶与充分抗血小板和抗凝血酶治疗相结合是否对不稳定型心绞痛有益，仍有待临床进一步研究。

6. 不稳定型心绞痛出院后的治疗　不稳定心绞痛患者出院后仍需定期门诊随诊。低危险组的患者 1~2 个月随访 1 次，中、高危险组的患者无论是否行介入性治疗都应 1 个月随访 1 次，如果病情无变化，随访半年即可。

UA 患者出院后仍需继续服阿司匹林、β 受体阻滞药。阿司匹林宜采用小剂量，每日 50~150mg 即可，β 受体阻滞药宜逐渐增量至最大可耐受剂量。在冠心病的二级预防中阿司匹林和降胆固醇治疗是最重要的。降低胆固醇的治疗应参照国内降血脂治疗的建议，即血清胆固醇 >4.68mmol/L（180mg/dL）或低密度脂蛋白胆固醇 >2.60mmol/L（100mg/dL）均应服他汀类降胆固醇药物，并达到有效治疗的目标。血浆三酰甘油 >2.26mmol/L（200mg/dL）的冠心病患者一般也需要服降低三酰甘油的药物。其他二级预防的措施包括向患者宣教戒烟、治疗高血压和糖尿病、控制危险因素、改变不良的生活方式、合理安排膳食、适度增加活动量、减少体重等。

八、影响不稳定型心绞痛预后的因素

（1）左心室功能：为最强的独立危险因素，左心室功能越差，预后也越差，因为这些患者的心脏很难耐受进一步的缺血或梗死。

（2）冠状动脉病变的部位和范围：左主干病变和右冠开口病变最具危险性，三支冠脉病变的危险性大于双支或单支者，前降支病变危险大于右冠或回旋支病变，近段病变危险性大于远端病变。

（3）年龄：是一个独立的危险因素，主要与老年人的心脏储备功能下降和其他重要器官功能降低有关。

（4）合并其他器质性疾病或危险因素：不稳定型心绞痛患者如合并肾衰竭、慢性阻塞性肺疾患、糖尿病、高血压、高血脂、脑血管病以及恶性肿瘤等，均可影响不稳定型心绞痛患者的预后。其中肾状态还明显与 PCI 术预后有关。

第二节　急性心肌梗死

心肌梗死指由于长时间缺血导致心肌细胞死亡，临床上多表现为剧烈而持久的胸骨后疼痛，伴有血清心肌损伤标志物增高及进行性心电图变化，属于急性冠状动脉综合征（acute coronary syndrome，ACS）的严重类型。基本病因是冠状动脉粥样硬化及其血栓形成，造成一支或多支血管管腔狭窄、闭塞，持久的急性缺血达 20~30min 以上，即可发生心肌梗死。根据心电图 ST 段的改变，可分为 ST 段抬高型心肌梗死（STEMI）和非 ST 段抬高型心肌梗死（NSTEMI），本节主要讨论 STEMI。

一、临床表现

与梗死的范围、部位、侧支循环情况密切有关。

1. 症状

（1）先兆：患者多无明确先兆，部分患者在发病前数日有乏力，胸部不适，活动时心悸、气急、烦躁、心绞痛等前驱症状，其中以新发生心绞痛（初发型心绞痛）或原有心绞痛加重（恶化型心绞痛）最为突出。

（2）疼痛：

①最主要、最先出现的症状。多发生于清晨，疼痛部位和性质与心绞痛相同，但程度更重，持续时间较长，可达数小时或更长，休息和含用硝酸甘油片多不能缓解。诱因多不明显，且常发生于安静时。

②部分患者疼痛位于上腹部，被误认为胃穿孔、急性胰腺炎等急腹症；部分患者疼痛放射至下颌、颈部、背部上方，被误认为骨关节痛。

③少数患者无疼痛，一开始即表现为休克或急性心力衰竭。

（3）全身症状：除疼痛外，患者常出现烦躁不安、出汗、恐惧、胸闷或有濒死感。少部分患者在疼痛发生后 24~48h 出现发热、心动过速、白细胞增高和红细胞沉降率增快等，体温一般≤ 38℃，持续约一周。

（4）胃肠道症状：疼痛剧烈时常伴有频繁的恶心、呕吐和上腹胀痛，下壁心肌梗死时更为常见，与迷走神经受坏死心肌刺激和心排血量降低，组织灌注不足等有关。肠胀气亦不少见，重症者可发生呃逆。

（5）心律失常：见于 75%~95% 的患者，多发生在起病 1~2 天，以 24h 内最多见。可出现各种心律失常，如室性心律失常（期前收缩、室速、室颤）、传导阻滞（房室传导阻滞和束支传导阻滞）。

（6）低血压和休克：疼痛期常见血压下降，未必是休克。休克多在起病后数小时至数日内发生，见于约 20% 的患者，主要是心源性，表现为疼痛缓解而收缩压仍低于 80mmHg，有烦躁不安、面色苍白、皮肤湿冷、脉细而快、大汗淋漓、尿量减少（<20mL/h）、反应迟钝，甚至晕厥。

（7）心力衰竭：主要是急性左心衰竭，可在起病最初几天内发生，或在疼痛、休克好转阶段出现，发生率为 32%~48%。出现呼吸困难、咳嗽、发绀、烦躁等症状，严重者可发生肺水肿。右心室梗死者可一开始即出现右心衰竭表现，有颈静脉怒张、肝大、水肿等右心衰竭表现伴血压下降。

2. 体征

（1）心脏体征：①心脏浊音界可正常也可轻度至中度增大；②心率多增快，少数也可减慢、不齐；③心尖区第一心音减弱，可出现第四心音（心房性）奔马律，少数有第三心音（心室性）奔马律；④ 10%~20% 患者在起病第 2~3 天出现心包摩擦音，为反应性纤维性心包炎所致，常提示透壁性心肌梗死；⑤心尖区可出现粗糙的收缩期杂音或伴收缩中晚期喀喇音，为二尖瓣乳头肌功能失调或断裂所致。

（2）血压：除极早期血压可增高外，几乎所有患者都有血压降低。起病前有高血压者，血压可降至正常，且可能不再恢复到起病前的水平。

（3）其他：可有与心律失常、休克或心力衰竭相关的其他体征。

二、辅助检查

1. 心电图

（1）特征性改变：STEMI 心电图表现特点为：① ST 段抬高：多呈弓背向上型；②宽而深的 Q 波（病理性 Q 波），在面向透壁心肌坏死区的导联上出现；③ T 波倒置，在面向损伤区周围心肌缺血区的导联上出现，在背向心肌梗死（MI）区的导联则出现相反的改变，即 R 波增高、ST 段压低和 T 波直立并增高。

（2）动态性演变：高大两肢不对称的 T 波（数小时）→ ST 段明显抬高，可与直立 T 波形成单相曲线→ R 波减低，Q 波出现（数小时至数天）→抬高 ST 段回落、T 波平坦或倒置。

（3）定位和定范围：STEMI 的定位和定范围可根据出现特征性改变的导联数来判断。

2. 超声心动图　二维和 M 型超声心动图也有助于了解心室壁的运动和左心室功能，诊断室壁瘤和乳头肌功能失调、室间隔穿孔、心脏破裂等。

3. 实验室检查

（1）起病 24~48h 后白细胞可增至（10~20）$\times 10^9$/L，中性粒细胞增多，嗜酸性粒细胞减少或消失；红细胞沉降率（ESR）增快；C 反应蛋白（CRP）增高均可持续 1~3 周。起病数小时至 2 日内血中游离脂肪酸增高。

（2）血心肌坏死标志物动态变化：目前推荐使用的心肌损伤标志物包括肌钙蛋白 I 或 T（cTnI/cTnT）、肌红蛋白（Mb）和肌酸磷酸激酶同工酶（CK-MB），其升高水平和时间特点见表 8-4。

表 8-4 STEMI 时心肌损伤标志物变化

升高时间	血清心肌损伤标志物			
	肌红蛋白（MB）	肌钙蛋白		CK-MB
		cTnT	cTnT	
开始升高时间（b）	1~2	2~4	2~4	6
峰值时间（h）	4~8	10~24	10~24	18~24
持续时间（d）	0.5~1.0	5~14	5~10	2~4

注：cTnT：心脏肌钙蛋白 T；cTnI: 心脏肌钙蛋白 I；CK-MB: 肌酸激酶同工酶。肌红蛋白（Mb）对早期诊断的初筛有较高价值，但确诊有赖于 cTnI/cTnT 或 CK-MB。Mb 和 CK-MB 对再梗死的诊断价值较大。梗死时间较长者，cTnI/cTnT 检测是唯一的有价值检查。

三、诊断和鉴别诊断

1. 诊断标准　根据“心肌梗死全球统一定义”，存在下列任何一项时，可以诊断心肌梗死。

（1）心肌标志物（最好是肌钙蛋白）增高≥正常上限 2 倍或增高后降低，并有以下至少一项心肌缺血的证据：①心肌缺血临床症状；②心电图出现新的心肌缺血变化，即新的 ST 段改变或左束支传导阻滞；③心电图出现病理性 Q 波；④影像学证据显示新的心肌活力丧失或区域性室壁运动异常。

（2）突发、未预料的心脏性死亡，涉及心脏停搏，常伴有提示心肌缺血的症状、推测为新的 ST 段抬高或左束支传导阻滞、冠状动脉造影或尸体检验显示有新鲜血栓的证据，死亡发生在可取得血标本之前，或心脏生物标志物在血中升高之前。

（3）在基线肌钙蛋白正常，接受经皮冠状动脉介入术（PCI）的患者肌钙蛋白超过正常上限的 3 倍，定为 PCI 相关的心肌梗死。

（4）基线肌钙蛋白值正常，行冠状动脉旁路移植术（CABG）患者，肌钙蛋白升高超过正常上限的 5 倍并发生新的病理性 Q 波或新的左束支传导阻滞，或有冠状动脉造影或其他心肌活力丧失的影像学证据，定义为与 CABG 相关的心肌梗死。

（5）有 AMI 的病理学发现。

2. 鉴别诊断　临床发作胸痛，结合心电图和心肌损伤标志物，鉴别诊断并不困难。不要为了鉴别而耽搁急诊再灌注治疗的时间。

四、并发症

1. 乳头肌功能失调或断裂　二尖瓣乳头肌因缺血、坏死出现收缩功能障碍，二尖瓣关闭不全，心尖区出现收缩中晚期喀喇音和吹风样收缩期杂音，第一心音减弱，多伴心力衰竭。严重者，可迅速发生肺水肿，在数日内死亡。

2. 心脏破裂　少见，多在起病 1 周内出现。心室游离壁破裂则造成心包积血、急性心脏压塞而猝死。室间隔破裂造成穿孔可在胸骨左缘第 3~4 肋间出现收缩期杂音，可引起心力衰竭和休克，死亡率高。

3. 心室壁瘤　或称室壁瘤，主要见于左心室，发生率为 5%~20%。体格检查可见左侧心界扩大，心脏搏动范围较广，可有收缩期杂音。瘤内发生附壁血栓时，心音减弱。心电图 ST 段持续抬高。X 线透视、摄影、超声心动图、放射性核素心脏血池显像以及左心室造影可见局部心缘突出，搏动减弱或有反常搏动。其他并发症，如栓塞、心肌梗死后综合征等发生率较低，临床意义不大。

五、治疗

对于 STEMI 患者，治疗原则是尽快恢复心肌的血液灌注，以挽救濒死的心肌，防止梗死扩大，保护心功能。

1. 监护和一般治疗

（1）休息：急性期须住院、卧床休息。

（2）心电、血压监护。

（3）吸氧：对有呼吸困难和血氧饱和度降低者，最初几日间断或持续通过鼻导管面罩吸氧。

（4）护理：建立静脉通道，保持给药途径畅通。急性期 12h 卧床休息，若无并发症，24h 内应鼓励患者在床上进行肢体活动，若无低血压，第 3 天就可在病房内走动；梗死后第 4~5 天，逐步增加活动直至每天 3 次步行 100~150m。

（5）解除疼痛：除舌下含服或静脉点滴硝酸甘油外，可以使用吗啡等镇痛药缓解疼痛。

2. 抗栓治疗

（1）抗血小板治疗：抗血小板治疗已成为急性 STEMI 常规治疗。

1）阿司匹林：首次 300mg 嚼服，以后 100mg/d 口服。

2）氯吡格雷：负荷量：急诊 PCI 前首次 300~600mg 顿服，静脉溶栓前 150mg（≤ 75 岁）或 75mg（>75 岁）；常规应用剂量：75mg/d 口服。也可用替格瑞洛、普拉格雷替代。

3）替罗非班：属于静脉注射用 GP Ⅱ b/ Ⅲ a 受体拮抗剂。主要用于①高危；②拟转运进行经皮冠状动脉介入治疗（PCI）；③出血风险低（Crusade 评分 <30）；④造影显示大量血栓；⑤ PCI 术中出现慢血流或无复流。

起始推注剂量为 10μg/kg，在 3min 内推注完毕，而后以 0.15μg/（kg・min）的速率维持滴注，持续 36~48h。

（2）抗凝治疗：凝血酶是使纤维蛋白原转变为纤维蛋白最终形成血栓的关键环节，因此抑制凝血酶至关重要。所有 STEMI 患者急性期均进行抗凝治疗。非介入治疗患者，抗凝治疗要达到 8 天或至出院前；行急诊介入治疗的患者，抗凝治疗可在介入术后停用或根据患者情况适当延长抗凝时间。

1）普通肝素：①溶栓治疗：可先静脉注射肝素 60U/kg（最大量 4000U），继以 12U/（kg・h）（最大 1000U/kg），使 APTT 值维持在对照值 1.5~2.0 倍（为 50~70s），至少应用 48h。尿激酶和链激酶均为非选择性溶栓剂，可在溶栓后 6h 开始测定 APTT 或活化凝血时间（ACT），待其恢复到对照时间 2 倍以内时开始给予皮下肝素治疗。②直接 PCI：与 GP Ⅱ b/ Ⅲ a 受体拮抗剂合用者，肝素剂量应为 50~70U/kg，使 ACT>200s；未使用 GP Ⅱ b/ Ⅲ a 受体拮抗剂者，肝素剂量应为 60~100U/kg，使 ACT 达到 250~350s。③对于因就诊晚、已失去溶栓治疗机会、临床未显示有自发再通情况，静脉滴注肝素治疗是否有利并无充分证据。

使用肝素期间应监测血小板计数，及时发现肝素诱导的血小板减少症。

2）低分子量肝素：使用方便，不需监测凝血时间，有条件尽量替代普通肝素。

3）磺达肝癸钠：是间接 Xa 因子抑制剂，接受溶栓或未行再灌注治疗的患者，磺达肝癸钠有利于降低死亡和再梗死。而不增加出血并发症。无严重肾功能不全的患者，初始静脉注射 2.5mg，以后每天皮下注射 2.5mg，最长 8 天。在用于直接 PCI 时，应与普通肝素联合应用，以减少导管内血栓的风险。

4）比伐卢定：在直接 PCI 时，可以使用比伐卢定。先静脉推注 0.75mg/min，再静脉滴注 1.75mg/（kg・min），不需监测 ACT，操作结束时停止使用。不需要同时使用替罗非班，降低出血发生率。

3. 再灌注疗法　起病 3~6h，最多在 12h 内，使闭塞的冠状动脉再通，心肌得到再灌注，濒临坏死的心肌可能得以存活或使坏死范围缩小，减轻梗死后心肌重塑，改善预后，是一种积极的治疗措施。

（1）介入治疗（PCI）

①直接 PCI：直接 PCI 适应证包括：a. 症状发作 <12 h 的 STEMI 或伴有新出现的左束支传导阻滞。b. 在发病 36 h 内发生心源性休克，或休克发生 18 h 以内者。c. 如果患者在发病 12~24h 具备以下 1 个或多个条件时可行直接 PCI 治疗：严重心力衰竭；血流动力学或心电不稳定；持续缺血的证据。

②转运 PCI：高危 STEMI 患者就诊于无直接 PCI 条件的医院，尤其是有溶栓禁忌证或虽无溶栓禁忌证但已发病 >3h 的患者，可在抗栓（抗血小板，如口服阿司匹林、氯吡格雷或肝素抗凝）治疗同时，尽快转运患者至有条件实施急诊 PCI 的医院进行治疗。

③溶栓后紧急 PCI: 接受溶栓治疗的患者无论临床判断是否再通，都应进行冠状动脉造影检查及可能的 PCI 治疗：①溶栓未再通者：尽早实施冠状动脉造影。②溶栓再通者：溶栓后 3~24h 内行冠状动

脉造影检查。

（2）溶栓治疗：无条件施行介入治疗或因转送患者到可施行介入治疗的单位超过 3h，如无禁忌证应在接诊患者后 30min 内对患者实施静脉溶栓治疗。

1）适应证：①发病 12h 以内 STEMI 患者，无溶栓禁忌证，不具备急诊 PCI 治疗条件，转诊行 PCI 的时间 >3h。②对发病 12~24h 仍有进行性缺血性疼痛和至少 2 个胸导联或肢体导联 ST 段抬高 >0.1mV 的患者，若无急诊 PCI 条件，在经过选择的患者也可进行溶栓治疗。③对再梗死患者，如果不能立即（症状发作后 60min 内）进行冠状动脉造影和 PCI，可给予溶栓治疗。

2）禁忌证：①既往任何时间脑出血病史；②脑血管结构异常（如动静脉畸形）；③颅内恶性肿瘤（原发或转移）；④ 6 个月内缺血性卒中或短暂性脑缺血史（不包括 3h 内的缺血性卒中）；⑤可疑主动脉夹层；⑥活动性出血或者出血体质（不包括月经来潮）；⑦ 3 个月内的严重头部闭合性创伤或面部创伤；⑧慢性、严重、没有得到良好控制的高血压或目前血压严重控制不良（收缩压≥ 180mmHg 或者舒张压≥ 110mmHg）；⑨痴呆或已知的其他颅内病变；⑩创伤（3 周内）或者持续 >10min 的心肺复苏，或者 3 周内进行过大手术；⑪近期（4 周内）内脏出血；⑫近期（2 周内）不能压迫止血部位的大血管穿刺；⑬感染性心内膜炎；⑭ 5 天至 2 年内曾应用过链激酶，或者既往有此类药物过敏史（不能重复使用链激酶）；⑮妊娠；⑯活动性消化性溃疡；⑰目前正在应用口服抗凝治疗 [国际标准化比值（INR）水平越高，出血风险越大]。

3）溶栓药物的选择：以纤维蛋白溶酶原激活剂激活血栓中纤维蛋白溶酶原，使之转变为纤维蛋白溶酶而溶解冠状动脉内的血栓。国内常用：①尿激酶（UK）：30min 内静脉滴注（150~200）万单位；②链激酶（SK）或重组链激酶（rSK）：以 150 万单位静脉滴注，在 60min 内滴完，用链激酶时，应注意寒战、发热等过敏反应；③重组组织型纤维蛋白溶酶原激活剂（rt-PA）：100mg 在 90 min 内静脉给予：先静脉注入 15mg，继而 30min 内静脉滴注 50mg，其后 60min 内再滴注 35mg。用 rt-PA 前先用肝素 5000U 静脉注射，用药后继续以肝素每小时 700~1000U 持续静脉滴注共 48h，以后改为皮下注射 7500U 每 12h 一次，连用 3~5 天（也可用低分子量肝素）。

4）溶栓成功的判断：可以根据冠状动脉造影直接判断，或根据：①心电图抬高最为明显的导联的 ST 段于 2h 内回降 >50%；②胸痛 2h 内基本消失；③ 2h 内出现再灌注性心律失常；④血清 CK-MB 酶峰值提前出现（14h 内）等间接判断溶栓是否成功。

六、二级预防、康复治疗与随访

STEMI 患者出院后，应继续进行科学合理的二级预防，以降低心肌梗死复发、心力衰竭以及心脏性死亡等主要不良心血管事件的危险性，并改善患者生活质量。

1. 加强宣教，促使患者改善生活方式

（1）戒烟。

（2）适当运动，病情稳定的患者建议每天进行 30~60min 的有氧运动，以不觉劳累为原则。有心功能不全者，活动量宜小。

（3）控制体重。

（4）清淡饮食，可少量饮酒。

（5）保持乐观心情。

2. 坚持药物治疗

（1）抗血小板药物：若无禁忌证，所有 STEMI 患者出院后均应长期服用阿司匹林（75~150mg/d）治疗。因存在禁忌证而不能应用阿司匹林者，可用氯吡格雷（75mg/d）替代。如接受了 PCI 治疗，则同时服用阿司匹林 + 氯吡格雷至少一年，以后阿司匹林长期服用。

（2）ACEI 和 ARB 类药物：若无禁忌证，所有伴有心力衰竭（LVEF<45%）、高血压、糖尿病或慢性肾病的 STEMI 患者均应长期服用 ACEI。具有适应证但不能耐受 ACEI 治疗者，可应用 ARB 类药物。

（3）β 受体阻滞剂：若无禁忌证，所有 STEMI 患者均应长期服用 β 受体阻滞剂治疗，并根据患者耐受情况确定个体化的治疗剂量。

（4）醛固酮受体拮抗剂（螺内酯）：无明显肾功能能损害和高血钾的心肌梗死后患者，经过有效剂量的 ACEI 与 β 受体阻滞剂治疗后其 LVEF<40% 者，可考虑应用螺内酯治疗，但须密切观察高钾血症等不良反应。

3. 控制心血管危险因素

（1）控制血压：STEMI 患者出院后应继续进行有效的血压管理。对于一般患者，应将其血压控制于 <140/90mmHg，合并慢性肾病者应将血压控制于 <130/80mmHg。

（2）调脂治疗（同稳定型心绞痛调脂治疗）。

（3）血糖管理：对所有 STEMI 患者均应常规筛查其有无糖尿病。对于确诊糖尿病的患者，应将其糖化血红蛋白（HbAlc）控制在 7% 以下；若患者一般健康状况较差、糖尿病病史较长、年龄较大时，宜将 HbAlc 控制于 7%~8%。

第三节　慢性稳定性心绞痛

一、概述

慢性稳定型心绞痛是指心绞痛反复发作的临床表现持续在 2 个月以上，且心绞痛发作性质（如诱因、持续时间、缓解方式等）基本稳定，系因某种因素引起冠状动脉供血不足，发生急剧的暂时的心肌缺血、缺氧，引起阵发性、持续时间短暂、休息或应用硝酸酯制剂后可缓解的以心前区疼痛为主要临床表现的综合征。本病多见于 40 岁以上的男性，劳累、情绪因素、高血压、吸烟、寒冷、饱餐等为常见诱因。

二、诊断要点

（一）冠心病危险因素

年龄因素（男性 >45 岁、女性 >55 岁），高血压、血脂异常、糖尿病、吸烟、冠心病家族史，其他如超重、活动减少、心理社会因素等。

（二）典型的心绞痛症状

劳累后胸骨后压榨样闷痛，休息或舌下含服硝酸甘油可以缓解。患者多有典型的胸痛病史，该病可根据典型的病史即可做出明确诊断，因此认真采集病史对诊断和处理心绞痛是必需的。慢性稳定型心绞痛典型发作时的诱因、部位、性质、持续时间及缓解方式如下。

1. 诱因　劳力性心绞痛发作常由体力活动引起，寒冷、精神紧张、饱餐等也可诱发。

2. 部位　大多数心绞痛位于胸骨后中、上 1/3 段，可波及心前区，向左肩、左上肢尺侧、下颌放射，也可向上腹部放射。少数患者以放射部位为主要不适部位。

3. 性质　心绞痛是一种钝痛，为压迫、憋闷、堵塞、紧缩等不适感，重者可伴出汗、濒死感。

4. 持续时间　较短暂，一般 3~5min，不超过 15min。可在数天或数星期发作 1 次，也可一日内多次发作。

5. 缓解方式　体力活动时发生的心绞痛如停止活动，休息数分钟即可缓解。舌下含服硝酸甘油后 1~3min 也可使心绞痛缓解。服硝酸甘油 5~10min 后症状不缓解，提示可能为非心绞痛或有严重心肌缺血。

（三）常规检查提示心肌缺血

1. 静息心电图　对于慢性稳定型心绞痛患者必须行静息心电图检查。尽管心电图对缺血性心脏病诊断的敏感性低，约 50% 以上的慢性稳定型心绞痛患者心电图结果正常，但心电图仍可以提供有价值的诊断性信息：比如可见 ST-T 改变、病理 Q 波、传导阻滞及各种心律失常。特别是心绞痛发作时的 ST-T 动态改变：心绞痛时 ST 段水平形或下斜形压低，部分心绞痛发作时仅表现为 T 波倒置，而发作结束后 ST-T 改变明显减轻或恢复，即可做出明确诊断。值得注意的是部分患者原有 T 波倒置，心绞痛发作时 T 波可变为直立（为正常化）。

2. 运动心电图 单用运动试验诊断冠心病敏感性较低（约 75%）。在低发缺血性心脏病的人群中，假阳性率很高，尤其是无症状者。在年轻人和女性患者中假阳性率的发生率更高。运动试验有 2 个主要用途：①缺血性心脏病的诊断和预后的判断。如果使用得当，运动试验是可靠的、操作方便的危险分层方法。②对鉴别高危患者和即将行介入手术的患者特别有用。但在临床上应注意其适应证，以免出现危险。

3. 负荷心肌灌注显像 负荷心肌灌注显像是较运动试验更准确的诊断缺血性心脏病的方法，可显示缺血心肌的范围和部位，其敏感性和特异性较运动试验高。但对运动试验已经诊断明确地高危者，负荷心肌灌注显像并不能提供更多的信息。对怀疑运动试验假阳性或假阴性而静息心电图异常的患者有诊断价值。对考虑行冠状动脉介入治疗的多支血管病变患者，负荷心肌灌注显像有助于确定哪支血管为罪犯血管。对左心室功能障碍的患者，负荷心肌灌注显像可鉴别冬眠心肌，从而通过冠状动脉介入治疗获益。负荷心肌灌注显像的缺血范围与预后成正比。

4. 静息和负荷超声心动图 静息和运动时的左心室功能障碍预示患者预后不良。和负荷心肌灌注显像一样，负荷超声心动图是确诊缺血性心脏病特异性和敏感性较高的方法。负荷超声心动图有助于判断冬眠心肌所致的心功能障碍，而冬眠心肌功能可通过冠状动脉介入术得到改善。

（四）多层螺旋 CT

近年来应用多层螺旋 CT 增强扫描无创地显示冠状动脉的解剖已逐渐成熟（后简称冠脉 CT），目前常用的 64~256 层 CT 其对冠心病的诊断价值已得到国内外医学界的普遍认可。虽然冠状动脉导管造影（后简称冠脉造影）目前仍是诊断冠心病的金标准，但在下列方面有其明显不足。

（1）因临床症状和心电图改变而进行的冠脉造影阳性率不足 50%（冠状动脉无明显狭窄或闭塞），有些医院甚至不足 20%。

（2）不少患者心存畏惧，不愿住院接受有创的造影，且费用较高。虽然部分患者能够一次完成诊断和治疗的过程，但大多数患者却落得个“院白住，‘罪’白受，钱白花”的结果。

（3）冠状动脉造影不能显示危险的类脂斑块，不能提出预警。这种斑块容易破裂，造成猝死（发病后 1h 甚至几分钟内死亡），几乎无抢救机会。患者生前从无相关症状，出现的第 1 个“症状”就是猝死。

冠脉 CT 目前虽还不能完全代替冠脉造影。但冠脉 CT 能可靠地显示冠状动脉壁上的类脂斑块，及时应用调脂药可有效地将其消除，从而大大减少或防止心脏性猝死的危险。冠脉 CT 还能无创地对冠状动脉支架或搭桥手术后的患者进行复查，相当准确地了解有无再狭窄或闭塞。

冠状动脉重度钙化时判断狭窄程度、对于心律失常患者如何获得好的图像以及辐射剂量较大是目前冠脉 CT 的最大不足。有资料显示，对 120 例患者的统计，冠状动脉正常或仅有 1~2 处病变的 70 例患者，冠脉 CT 对狭窄位置和程度诊断符合率可达 99.2%，仅 0.8% 的患者对狭窄程度的诊断不够准确。但对多发病变（冠状动脉明显狭窄达 5 处以上），诊断的准确率仅 88.4%，11.6% 的病变对狭窄程度的诊断不够准确或严重的钙化导致难以诊断。此类患者多有重度的冠脉钙化，临床上也有典型的症状或心肌梗死的病史。冠脉 CT 的技术还在迅速发展，机型几乎年年出新。最新机型使检查过程简化，适应证增宽（无须控制心率），屏气扫描时间缩短至 1~4s，射线剂量和对比剂用量均远低于冠脉造影，在不断提高图像质量。

（五）冠状动脉造影术

冠状动脉造影是目前诊断冠心病的最可靠方法。适应证为：①临床及无创性检查不能明确诊断者。②临床及无创性检查提示有严重冠心病，进行冠状动脉造影，以选择做血运重建术，改善预后。③心绞痛内科治疗无效者。④需考虑做介入性手术者。尤其近年来多数患者采用经桡动脉途径，避免了患者术后必须卧床的需要，大大减轻了患者的痛苦。

（六）鉴别诊断

慢性稳定型心绞痛要与以下疾病相鉴别。①急性冠脉综合征。②其他疾病引起的心绞痛，如严重的主动脉瓣狭窄或关闭不全、风湿性冠状动脉炎、梅毒性主动脉炎、肥厚型心肌病、心肌桥病变等均可引起心绞痛。③肋间神经痛和肋软骨炎。④心脏神经症。⑤不典型疼痛还需与反流性食管炎等食管疾病、膈疝、消化性溃疡、肠道疾病、颈椎病等相鉴别。

三、治疗

（一）治疗目标与措施

稳定型心绞痛治疗主要有 2 个目标：①预防心肌梗死的发生和延长寿命。②缓解心绞痛症状及减少发作频率以改善生活质量。第一个目标是最终目标。如果有数种策略可供选择，且都能够达到缓解心绞痛的效果，那么能否有效预防死亡将是其选择的主要依据。对慢性稳定型心绞痛的治疗措施选择包括减少心血管病危险因素的生活方式改变，药物治疗以及血运重建 3 个方面。临床医师应根据患者个体情况的差异和伴随疾病的不同，而选择不同的治疗方案。

（二）改变生活方式

生活方式的改变是慢性稳定型心绞痛治疗的重要手段，因为它可以改善症状和预后，并且相对较经济，应该鼓励每个患者持之以恒。

1. 戒烟　吸烟是导致冠心病的主要危险因素，有研究表明，戒烟可使冠心病病死率下降 36%，其作用甚至超过单独应用他汀、阿司匹林的作用。因此，应积极劝诫吸烟患者进行戒烟治疗。

2. 饮食干预　以蔬菜、水果、鱼和家禽作为主食。饮食干预是调脂治疗的有效补充手段，单独低脂饮食就可使血清中的胆固醇成分平均降低 5%。改变饮食习惯（如摄入地中海饮食或鱼油中的高 ω-3 不饱和脂肪酸）能增加其预防心绞痛的作用。

3. 控制体重　肥胖与心血管事件密切相关。目前还没有干预试验显示体重减轻可以减轻心绞痛的程度，但体重的减轻可以减少心绞痛发作频率，且可能改善预后。现今随着肥胖程度的增加（尤其是腹型肥胖），可出现以肥胖、胰岛素抵抗、脂质紊乱、高血压为特征的代谢综合征，后者可导致心血管事件的增加。目前有新的治疗方法可减少肥胖和代谢综合征，大麻素（cannabinoid）1 型受体拮抗药联合低热量饮食，可显著减轻体重和减少心血管事件危险因素，但其对冠心病肥胖患者的作用尚待确立。

4. 糖尿病　对所有糖尿病患者必须严格控制血糖，因其可减少长期并发症（包括冠心病）。一级预防试验及心肌梗死后的二级预防试验表明，强化降糖治疗可减少致残率和死亡率，且心肌梗死时血糖控制不佳提示预后不佳。

5. 适度运动　鼓励患者进行可以耐受的体力活动，因为运动可以增加运动耐量，减少症状的发生，运动还可以减轻体重，提高高密度脂蛋白浓度，降低血压、血脂，还有助于促进冠状动脉侧支循环的形成，可以改善冠心病患者的预后。值得注意的是，每个患者应该根据自身的具体病情制订符合自身的运动方式和运动量，最好咨询心脏科医生。

（三）药物治疗

以下将根据作用机制不同分述稳定型心绞痛内科治疗的药物。

1. 抗血小板治疗

（1）阿司匹林：乙酰水杨酸（aspirin，阿司匹林）可以抑制血小板在动脉粥样硬化斑块上的聚集，防止血栓形成，同时通过抑制血栓素 A_2（TXA_2）的形成，抑制 TXA_2 所致的血管痉挛。因此阿司匹林虽不能直接改善心肌氧的供需关系，但能预防冠状动脉内微血栓或血栓形成，有助于预防心脏事件的发生。稳定型心绞痛患者可采用小剂量 75~150mg/d。不良反应主要有胃肠道反应等。颅内出血少见，在上述剂量情况下发生率 <0.1%/ 年。在长期应用阿司匹林过程中，应该选择最小的有效剂量，达到治疗目的和胃肠道不良反应方面的平衡。

（2）ADP 受体拮抗药：噻氯匹定（ticlopidine） 250mg，1~2 次 /d，或氯吡格雷（clopi-dogrel）首次剂量 300mg，然后 75mg/d，通过 ADP 受体抑制血小板内钙离子活性，并抑制血小板之间纤维蛋白原的形成。本类药物与阿司匹林作用机制不同，合用时可明显增强疗效，但合用不作为常规治疗，而趋向于短期使用，如预防支架后急性或亚急性血栓形成，或用于有高凝倾向，近期有频繁休息时心绞痛或反复出现心内膜下梗死者。氯吡格雷是一种可供选择的对胃黏膜没有直接作用的抗血小板药物，可用于不能耐受阿司匹林或对阿司匹林过敏的患者。

（3）肝素或低分子肝素：抗凝治疗主要为抗凝血酶治疗，肝素为最有效的药物之一。近年来，大规模的临床试验表明低分子肝素对降低心绞痛尤其是不稳定型心绞痛患者的急性心肌梗死发生率方面优于静脉普通肝素，故已作为不稳定型心绞痛的常规用药，而不推荐作为抗血小板药物用于稳定型心绞痛患者。

2. 抗心绞痛药物

（1）β 受体阻滞药：β 受体阻滞药通过阻断拟交感胺类的作用，一方面减弱心肌收缩力和降低血压而起到明显降低心肌耗氧量的作用；另一方面减慢心率，增加心脏舒张期时间，增加心肌供血时间，并且能防止心脏猝死。既能缓解症状又能改善预后。因此，β 受体阻滞药是稳定型心绞痛的首选药物。β 受体阻滞药应该从小剂量开始应用，逐渐增加剂量，使安静时心率维持在 55~60/min，严重心绞痛可降至 50/min。

普萘洛尔（propanolol，普萘洛尔）是最早用于临床的 β 受体阻滞药，用法 3~4 次 /d，每次 10mg，对治疗高血压、心绞痛、急性心肌梗死已有 30 多年的历史，疗效十分肯定。但由于普萘洛尔是非选择性 β 受体阻滞药，在治疗心绞痛等方面现已逐步被 β_1 受体选择性阻滞药所取代。目前临床上的常用的制剂有美托洛尔（metoprolol，倍他乐克）12.5~50mg，2 次 /d；阿替洛尔（atenolol）12.5~25mg，2 次 /d；醋丁洛尔（acebutolol，醋丁酰心胺）200~400mg/d，分 2~3 次服；比索洛尔（bi-soprolol，康可）2.5~10mg，1 次 /d；噻利洛尔（celiprolol，噻利心安）200~400mg，1 次 /d 等。

β 受体阻滞药的禁忌证：心率 <50 次 /min、动脉收缩压 <90mmHg、中重度心力衰竭、二到三度房室传导阻滞、严重慢性阻塞性肺部疾病或哮喘、末梢循环灌注不良、严重抑郁者等。

本药可与硝酸酯类药物合用，但需注意：①本药与硝酸酯类制剂有协同作用，因而起始剂量要偏小，以免引起直立性低血压等不良反应。②停用本药时应逐渐减量，如突然停药有诱发心肌梗死的危险。③剂量应逐渐增加到发挥最大疗效，但应注意个体差异。

我国慢性稳定型心绞痛诊断治疗指南指出，β 受体阻滞药是慢性稳定型心绞痛患者改善心肌缺血的最主要药物，应逐步增加到最大耐受剂量。当不能耐受 β 受体阻滞药或疗效不满意时可换用钙拮抗药、长效硝酸酯类或尼可地尔。当单用 β 受体阻滞药疗效不满意时也可加用长效二氢吡啶类钙拮抗药或长效硝酸酯类，对于严重心绞痛患者必要时可考虑 β 受体阻滞药、长效二氢吡啶类钙拮抗药及长效硝酸酯类三药合用（需严密观察血压）。

（2）硝酸酯类制剂：硝酸酯类（nitrates）药物能扩张冠状动脉，增加冠状循环的血流量，还通过对周围血管的扩张作用，减轻心脏前后负荷和心肌的需氧，从而缓解心绞痛。硝酸酯类常见的不良反应是头晕、头痛、脸面潮红、心率加快、血压下降，患者一般可以耐受，尤其是多次给药后。第一次用药时，患者宜平卧片刻，必要时吸氧。轻度的反应可作为药物起效的指标，不影响继续用药。若出现心动过速或血压降低过多，则不利于心肌灌注，甚至使病情恶化，应减量或停药。

静脉点滴长时间用药可能产生耐受性，需增加剂量，或间隔使用，一般在停用 10h 以上即可复效。其他途径给药如含服等则不会产生耐受性。临床上常用的硝酸酯类制剂有：

1）硝酸甘油（nitroglycerin，NTG），是最常用的药物，一般以舌下含服给药。心绞痛发作时，立即舌下含化 0.3~0.6mg，1~2min 见效，持续 15~30min。对约 92% 的患者有效，其中 76% 的患者在 3min 内见效。需要注意的是，诊断为稳定型心绞痛者，如果服用的硝酸甘油在 10min 以上才起作用，这种心绞痛的缓解可能不是硝酸甘油的作用，或者是硝酸甘油失效。

2）硝酸异山梨酯（isosorbide dinitrate，消心痛）为长效制剂，3 次 /d，每次 5~20mg，服药后 30min 起作用，持续 3~5h；缓释制剂药效可维持 12h，可用 20mg，2 次 /d。单硝酸异山梨酯（isosorbide 5-mononitrate），多为长效制剂，20~50mg，每天 1~2 次。患青光眼、颅内压增高、低血压者不宜使用本类药物。

3）长效硝酸甘油制剂：服用长效片剂，硝酸甘油持续而缓慢释放，口服 30min 后起作用，持续 8~12h，可每 8h 服 1 次，每次 2.5mg。用 2% 硝酸甘油油膏或皮肤贴片（含 5~10mg）涂或贴在胸前或上臂皮肤而缓慢吸收，适用于预防夜间心绞痛发作。最近还有置于上唇内侧与牙龈之间的缓释制剂。

（3）钙离子拮抗药：钙离子拮抗药（calcium channel blockers，CCB 或称钙拮抗药 calci-um antagonist），通过抑制钙离子进入细胞内，以及抑制心肌细胞兴奋 - 收缩耦联中钙离子的作用，抑制心肌收缩，减少心肌氧耗；扩张冠状动脉，解除冠状动脉痉挛，改善心肌供血；扩张周围血管，降低动脉压，减轻心脏负荷；还降低血液黏滞度，抗血小板聚集，改善心肌微循环。又因其阻滞钙离子的内流而有效防治心肌缺血再灌注损伤，保护心肌。钙离子拮抗药对冠状动脉痉挛引起的变异型心绞痛有很好的疗效，因为它直接抑制冠状动脉平滑肌收缩并使其扩张。

钙离子拮抗药与其他扩血管药物相似，有服药后一面潮红、头痛、头胀等不良反应。一般 1 周左右即可适应，不影响治疗。少数患者发生轻度踝关节水肿或皮疹。部分病例可加重心力衰竭或引起传导阻滞，临床上应予以注意。维拉帕米和地尔硫䓬与 β 受体阻滞药合用时有过度抑制心脏的危险。因此，临床上不主张非二氢吡啶类钙拮抗药与 β 受体阻滞药联用。停用本类药物时也应逐渐减量停服，以免发生冠状动脉痉挛。

钙离子拮抗药主要分为二氢吡啶类与非二氢吡啶类。非二氢吡啶类包括地尔硫䓬与维拉帕米，它们在化学结构上并无相同之处。

二氢吡啶类举例如下：

1）硝苯地平（nifedipine，硝苯吡啶，心痛定）：有较强的扩血管作用，使外周阻力下降，心排血量增加，反射性引起交感神经兴奋，心率加快，而对心脏传导系统无明显影响，故也无抗心律失常作用。硝苯地平一般用法：10~20mg，3 次 /d。舌下含服 3~5min 后发挥作用，每次持续 4~8h，故为短效制剂。循证医学的证据表明，短效二氢吡啶类钙拮抗药对冠心病的远期预后有不利的影响，故在防治心绞痛的药物治疗中需避免应用。现有缓释制剂 20~40mg，1~2 次 /d，能平稳维持血药浓度。

2）其他常用于治疗心绞痛的二氢吡啶类钙拮抗药有：尼群地平（nitrendipine）口服每次 10mg，1~3 次 /d；尼卡地平（nicardipine）口服每次 10~30mg，3~4 次 /d，属短效制剂，现有缓释片口服每次 30mg，2 次 /d；氨氯地平（AMIodipine）口服每次 5mg，每日 1 次，治疗 2 周疗效不理想可增至每日 10mg。需要长期用药的患者，推荐使用控释、缓释或长效制剂。

非二氢吡啶类举例如下：

1）地尔硫䓬（diltilazem，硫氮䓬酮，合心爽）：对冠状动脉和周围血管有扩张作用，抑制冠状动脉痉挛，增加缺血心肌的血流量，有改善心肌缺血和降低血压的作用。用法为口服每次 30~60mg，3 次 /d。现有缓释胶囊，每粒 90mg/d。尤其适用于变异型心绞痛。

2）维拉帕米（verapamil，维拉帕米）：有扩张外周血管及冠状动脉的作用，此外还有抑制窦房结和房室结兴奋性及传导功能，减慢心率，降低血压，从而降低心肌耗氧。口服每次 40mg，3 次 /d。现有缓释片，每次 240mg，每日 1 次。

（4）钾通道激活药：主要通过作用于血管平滑肌细胞和心肌细胞的钾通道，发挥血管扩张、改善心肌供血和增强缺血预适应、保护心肌的作用。尼可地尔是目前临床上唯一使用的此类药物，具有硝酸酯类和钾通道开放的双重作用。但目前尚无证据表明钾通道激活剂优于其他抗心绞痛药物，能明显改善冠心病预后。目前主要用于顽固性心绞痛的综合治疗手段之一。尼可地尔用法：每次口服 5~10mg，3 次 /d。

（5）改善心肌能量代谢：在心肌缺血缺氧状态下，应用曲美他嗪（万爽力）抑制心肌内脂肪酸氧化途径，促使有限的氧供更多地通过葡萄糖氧化产生更多的能量，达到更早地阻止或减少缺血缺氧的病理生理改变，从而缓解临床症状，改善预后。

3. 他汀类药物　近代药物治疗稳定型心绞痛的最大进展之一是他汀类药物的开发和应用。该类药物抑制胆固醇合成，增加低密度脂蛋白胆固醇（LDL-C）受体的肝脏表达，导致循环 LDL-C 清除增加。研究表明他汀类药物可降低 LDL 胆固醇水平 20%~60%。应用他汀类药物后，冠状动脉造影变化所显示的管腔狭窄程度和动脉粥样硬化斑块消退程度相对较少，而患者的临床冠心病事件的危险性降低却十分显著。对此的进一步的解释是他汀类药物除了降低 LDL-C、胆固醇、三酰甘油水平和提高高密度脂蛋白胆固醇（HDL-C）水平外，还可能有其他的有益作用，包括稳定甚至缩小粥样斑块、抗血小板、调整内皮功能、改善冠状动脉内膜反应、抑制粥样硬化处炎症、抗血栓和降低血黏稠度等非调脂效应。他汀类药物的治疗结果说明，对已确诊为冠心病的患者，经积极调脂后，明显减慢疾病进展并减少以后心血管事件发生。慢性冠心病中许多是稳定型心绞痛患者，他汀类药物对减少心血管事件发生超过对冠状动脉造影显示的冠状动脉病变的改善。慢性稳定型心绞痛患者 LDL-C 水平应控制在 2.6mmol/L 以下。

4. 血管紧张素转化酶抑制药（ACEI）　2007 年中国《慢性稳定型心绞痛诊断与治疗指南》明确了 ACEI 在稳定型心绞痛患者中的治疗地位，将合并糖尿病、心力衰竭、左心室收缩功能不全或高血压的稳定型心绞痛患者应用 ACEI 作为Ⅰ类推荐（证据水平 A），将有明确冠状动脉疾病的所有患者使用 ACEI 作为Ⅱ a 类推荐证据水平，并指出："所有冠心病患者均能从 ACEI 治疗中获益。"

（四）血运重建术

目前的两种疗效肯定的血运重建术用于治疗由冠状动脉粥样硬化所致的慢性稳定型心绞痛：经皮冠脉介入治疗（percutaneous coronary intervention，PCI）和外科冠状动脉搭桥术（coronary artery bypass grafting，CABG）。对于稳定型心绞痛患者，冠状动脉病变越重，越宜尽早进行介入治疗或外科治疗，能最大程度恢复改善心肌血供和改善预后而优于药物治疗。

根据现有循证医学证据，中国慢性稳定型心绞痛诊断治疗指南指出，严重左主干或等同病变、3 支主要血管近端严重狭窄、包括前降支（LAD）近端高度狭窄的 1~2 支血管病变，且伴有可逆性心肌缺血及左心室功能受损而伴有存活心肌的严重冠心病患者，行血运重建可改善预后（减少死亡及 MI）。糖尿病合并 3 支血管严重狭窄，无 LAD 近端严重狭窄的单、双支病变心性猝死或持续性室性心动过速复苏存活者，日常活动中频繁发作缺血事件者，血运重建有可能改善预后。对其他类型的病变只是为减轻症状或心肌缺血。因此，对这些患者血运重建应该用于药物治疗不能控制症状者，若其潜在获益大于手术风险，可根据病变特点选择 CABG 或经皮冠状动脉介入治疗（PCI）。

（五）慢性难治性心绞痛

药物和血运重建治疗，能有效改善大部分患者缺血性心脏病的病情。然而，仍有一部分患者尽管尝试了不同的治疗方法，仍遭受心绞痛的严重困扰。难治性的慢性稳定型心绞痛患者被认为是严重的冠心病引起的心肌缺血所致，在排除引发胸痛的非心脏性因素后，可以考虑其他治疗。慢性难治性心绞痛需要一种有效的最佳治疗方案，前提是各种药物都使用到个体所能耐受的最大剂量。其他可予考虑的治疗方法包括：①增强型体外反搏（EECP）。②神经调节技术（经皮电神经刺激和脊髓刺激）。③胸部硬脊膜外麻醉。④经内镜胸部交感神经阻断术。⑤星形神经节阻断术。⑥心肌激光打孔术。⑦基因治疗。⑧心脏移植。⑨调节新陈代谢的药物。

四、预防

对慢性稳定型心绞痛一方面要应用药物防止心绞痛再次发作，另一方面还应从阻止或逆转动脉粥样硬化病情进展，预防心肌梗死等方面综合考虑以改善预后。

第九章

小儿病毒性心肌炎

第一节　新生儿心肌炎

新生儿心肌炎（myocarditis）是由多种病因引起的心肌损害，其中以病毒感染为多见。其病理变化以心肌血管周围炎症细胞程润和心肌纤维细胞溶解、坏死为特征。本病易致流行。周临床表现不典型，又无特殊检查手段，病死率较高。如果及早诊断，积极治疗，预后可有所改善。既往认为本病少见。近年来由于对本病认识提高，病例数也逐渐增多。但因为诊断标准不一，各家报告的发病数相差甚大。美国报告本病占新生儿期心脏病的0.7%，加拿大报道占0.66%，而有的报告高达3%。国内北京儿童医院等综合报道的小儿心肌炎208例中，有新生儿心肌炎69例，占33.2%。一年四季均能发生，以秋冬季为甚。男性多于女性，男女之比2.7 ∶ 1。新生儿心肌炎有流行倾向，流行时，往往患儿母亲或社会上有病毒感染。国内外均有该病在产房新生儿室流行的报告。

一、病因

本病主要由感染引起，以病毒感染为多，其中最重要的是柯萨奇B病毒。目前已分离到有B_3、B_4、B_5等型。ECHO、巨细胞病毒、风疹、水痘和腺病毒亦可致该病。新生儿室内的流行，常由柯萨奇、ECHO病毒所致；而巨细胞病毒、风疹、水痘病毒多见于母妊娠期引起的宫内感染，往往在新生儿早期即可发病；此外，细菌、螺旋体、立克次体、真菌、原虫等也可为该病的病原。常见感染途径有肠道感染和经胎盘感染。新生儿的粪便中常可检到病原。引起心肌炎的病毒感染可发生在宫内、产时或生后，孕妇宫内感染时，病毒可通过胎盘传播给胎儿。本病可在婴儿室、母婴同室及产科发生暴发流行，病情严重，病死率高。

二、发病机制

本病发病机制不清。一般认为发病早期是由于病原体直接侵犯心肌所致，如能在此时及时终止感染，病变可完全愈合而不留瘢痕。发病晚期病原多不活动，而免疫机制成为重要的因素。近年来研究表明超氧阴离子自由基也参与病毒性心肌炎的发病机制。心肌炎症使心肌细胞缺血、缺氧、组织超氧自由基产生增加，机体清除自由基能力下降，脂质过氧化反应增强，导致心肌细胞病变；自由基侵犯心脏传导系统，影响离子转运功能，导致心律失常。其代谢产物脂质过氧化物又加重对心血管的损伤。

三、病理

心脏扩大，外观苍白，心肌软弱无力。光镜下可见程度不等的间质性心肌炎、心包炎，而其心瓣膜多为正常。心肌有淋巴细胞、大单核细胞、嗜酸性和中性粒细胞浸润，多密集呈斑点状，也有扩散分布。后期常有心肌纤维局限性退行性变及坏死。除心肌损害外，脑、肝组织常可累及。

四、临床表现

临床表现轻重不一，且变化多端。多数在生后1周内出现症状，如果在生后48小时内发病，则提示宫内感染所致。起病形式多样，可呈暴发性经过，表现为急骤发展的烦躁不安、呼吸窘迫、发绀、皮肤苍白，酷似肺炎；也可先出现一些非特异性症状，如发热、嗜睡、呕吐、腹泻、黄疸，继而出现呼吸窘迫。

1. 循环系统表现

（1）心输出量不足，表现为脸色苍白、多汗、肢冷、脉弱、体温不升，甚至导致心源性休克。

（2）充血性心力衰竭，表现为呼吸急促伴呻吟、喘息、三凹征及发绀，肝肋下 >3cm、水肿、心音低钝、奔马律和肺部密集的细湿啰音。有些患儿可因心脏扩大压迫喉返神经出现声音嘶哑。

（3）严重者偶见心脏综合征。

（4）心脏体征有与体温不成正比的心动过速、心音低钝、奔马律、早搏。一些病例可在心前区闻及收缩期杂音。严重者病情进展迅速，于数天内因心力衰竭、心源性休克死亡。

2. 神经系统表现

约50%的患儿可同时有神经系统表现，出现颈抵抗和惊厥。脑脊液检查可发现单核细胞增多，有助于该病的早期诊断。

五、辅助检查

1. 心电图

以R波为主的两个或两个以上主要导联（Ⅰ、Ⅱ、aVF、V_5）的ST-T改变持续4天以上并伴动态变化。可见窦房传导阻滞、房室传导阻滞、完全性右或左束支阻滞，成联律、多形、多源、成对或并行性早搏，非房室结及房室折返引起的异位性心动过速，低电压（新生儿除外）及异常Q波。

2. X线检查

心脏正常或向两侧扩大呈球形，透视下见搏动减弱。心衰时可有肺瘀血水肿。

3. 超声心动图

心脏大小可正常或有扩大。另外应除外心脏结构异常的先心病。

4. 酶学检查

心肌受损时血清中有10余种酶的活性可增高，但较有意义的是肌酸磷酸激酶（CK）的同工酶CK-MB及肌钙蛋白（cTnI或cTnT）增高。

5. 病原学检查

确诊指标为自患儿心内膜、心肌、心包（活检、病理）或心包穿刺液检查，发现以下之一者。

（1）分离到病毒。

（2）用病毒核酸探针查到病毒核酸。

（3）特异性病毒抗体阳性。

参考依据如下。

（1）自患儿粪便、咽拭子或血液中分离到病毒，且恢复期血清同型抗体滴度较第一份血清升高或降低4倍以上。

（2）病程早期患儿血中特异性IgM抗体阳性。

（3）用病毒核酸探针从患儿血中查到病毒核酸。具有以上阳性结果之一者结合临床表现可考虑心肌炎系病毒引起。

六、诊断

根据中华医学会儿科分会心血管学组在1999年修订的病毒性心肌炎诊断标准，确诊依据如下。

（1）临床观察到心功能不全、心源性休克或心脑综合征，X线或超声心动图显示心脏扩大，心电图异常表现。三者中具备两项，发病同时或发病前 1~3 周有病毒感染证据。

（2）同时具备病原学确诊依据之一者可确诊为病毒性心肌炎。具备病原学参考依据之一者可临床诊断为病毒性心肌炎。需除外其他性质的心脏病或心肌损害。凡不具备确诊依据应给予必要的治疗及随诊，根据病情变化确诊或除外心肌炎。新生儿病毒性心肌炎的发病过程、流行病学及临床表现都有特点，诊断时要注意母亲在围产期有无感染性疾病；婴儿室、母婴病室有无交叉感染及暴发流行；临床表现常有多脏器损害及类似败血症表现，迅速发生心力衰竭和心源性休克等。

七、治疗

尚无特效治疗，治疗应包括吸氧、纠正心力衰竭和心源性休克、控制心律失常及支持疗法等综合措施。

1. 抗病毒治疗

本病系因病毒进入细胞所致，现有抗病毒药多不能进入细胞，因此不起作用。有人试用 α 干扰素注射或用丙种球蛋白激酶注射可改善机体免疫状态，中和病毒抗原。有研究表明牛磺酸能保护未受感染的细胞，使受感染细胞的死亡减少，并能进入细胞内，有抗自由基作用。

2. 抗氧化剂

已观察到心肌炎患者血清脂质过氧化物升高，使用抗氧化剂维生素 C、维生素 E 和辅酶 Q_{10} 等治疗后，临床症状和实验室指标均比对照组恢复快。剂量：维生素 C，100~200mg/kg，静脉滴注，每日 1 次。维生素 E，50~100mg，每日 1~2 次。辅酶 Q_{10}，2.5~5mg，每日 1 次，肌内注射。总疗程 2~4 周。

3. 改善心肌代谢药物

ATP、辅酶 A、细胞色素 c、肌苷等均可应用。

4. 静脉推注维生素 C

静脉推注维生素 C 对抢救心源性休克有效，常用 10%~12.5%，每次 100~200mg/kg（不加葡萄糖）。1 次注射后血压仍不稳，半小时后再重复 1 次，以后每 6~8 小时注射 1 次，全日 3~5 次。注射之间可用多巴胺、阿拉明各 10mg 溶于 100~200mL 葡萄维持液中持续点滴。也可在维持液中加入氢化可的松 10mg/（kg・d）（或相当剂量的地塞米松）。全日液量掌握在 1000~1200mL/（m^2・d）。

5. 免疫抑制剂

目前仍有争论，有的学者认为免疫抑制剂降低机体抵抗力，促进病毒繁殖，加重病情；另一些学者认为免疫抑制刺能抑制抗原抗体反应，减轻变态反应造成的心肌损伤，有利于局部炎症、水肿的消退。目前多主张只在重症患者使用，即以心衰、心源性休克、严重心律失常、心脑综合征为主要表现时。

6. 免疫增强剂

病毒性心肌炎患者普遍存在细胞免疫功能低下，免疫增强剂能提高细胞免疫功能，改善症状，减少复发，阻断心肌炎向心肌病发展。如用胸腺素或胸腺肽：5mg（儿童），隔日 1 次，肌内注射。

7. 中药

近年研究证明黄芪及黄芪总皂苷对感染的心肌有保护作用，能防止病毒感染所致的心肌细胞的离子泵改变；增加心肌细胞内牛磺酸；并有免疫调控作用。

第二节　小儿病毒性心肌炎

VMC 是由多种病毒侵犯心脏，引起局灶性或弥漫性心肌间质炎性渗出和心肌纤维变性、坏死或溶解的疾病，有的可伴有心包或心内膜炎症改变。可导致心肌损伤、心功能障碍、心律失常和周身症状。可发生于任何年龄，近年来发生率有增多的趋势，是儿科常见的心脏疾病之一。临床上病情轻重悬殊，病程长短不等，预后大多良好。但少数可发生严重心律失常、心力衰竭、心源性休克，甚至猝死；也可病程迁延不愈，心脏肥大，遗有心肌永久性损害，并由于免疫反应逐渐发展为心肌病。据全国九省市“小儿病毒性心肌炎协作组”调查，其发病率占住院病儿总数的 5.97%，占门诊患者总数的 0.14%。

一、病因

1. 病原

现有资料表明，能引起 VMC 的病毒有 20 余种（表 9-1），其中以肠道病毒最为常见。近年来，由于细胞毒性药物的应用，致命性巨细胞病毒渐增多，丙肝病毒不但可引起急性 VMC，亦可引起慢性 VMC。除以上病毒外，还有猪的细小病毒等某些无致病作用的病毒基因突变均可引起 VMC。

表 9-1　引发小儿 VMC 病毒的分类

分类	病毒
RNA	肠病毒　柯萨奇病毒、艾柯病毒、脊髓灰质炎病毒
	鼻病毒　鼻病毒
	正粘病毒　流感病毒 A、B
	副粘病毒　腮腺病毒、麻疹病毒、副流感病毒、合胞病毒
	披膜病毒　出血热病毒、风疹病毒、登革热病毒
	弹状病毒　狂犬病毒
	沙粒病毒　脑膜炎病毒
DNA	腺病毒腺病毒
	疱疹病毒单纯疱疹病毒 1、2 型，巨细胞病毒
	痘病毒牛痘病毒、天花病毒
未分类	肝炎病毒

美国心脏病学会发表了一项公报称，近 10 年来，发现数种腺病毒均可引起儿童左心室功能障碍，因此，建议对有流感症状的儿童，伴有明显乏力、气短时，应注意腺病毒引起 VMC 的可能。国内也有腺病毒引起 VMC 的证据。

2. 条件因子

罹患病毒感染的机会很多，而多数不发生心肌炎，在一定条件下才发病。例如当机体由于继发细菌感染（特别是链球菌感染）、发热、缺氧、营养不良、接受类固醇或放射治疗等，而抵抗力低下时，可诱发发病。

二、发病机制

病毒性心肌炎的发病原理至今未完全了解，目前提出几种学说如下。

1. 病毒学说

一般认为在疾病早期，病毒可经由血流直接侵入心肌，并在心肌细胞内复制，致使心肌细胞发生代谢紊乱与营养障碍，而引起心肌细胞的溶解、坏死、水肿及血管内皮细胞肿胀与间质炎症反应。因从心肌炎患者的心肌组织中直接分离出病毒、电镜检查发现病毒颗粒，或应用荧光抗体染色技术证实特异性病毒抗原。

2. 免疫学说

疾病的后期，病毒多不活动，而由病毒或受损心肌作为抗原，诱发体液及细胞免疫反应。此时病毒感染的全身症状基本消退，病毒分离已转阴性，才出现心脏受累的征象，符合变态反应性疾患的规律。在患者血中可测到抗心肌抗体的增加，部分患者表现为慢性心肌炎，符合自身免疫反应。这类病例的尸解中常可在心肌内发现免疫球蛋白（IgG）及补体 β_1C）的沉淀等，以上现象说明本病的发病机制有变态反应或自身免疫反应参与。

3. 生化机制

正常心肌代谢可产生高活性物质，即所谓活性氧：·O-2（超氧化物阴离子自由基）、·HO（羟氧自由基）、H_2O_2（过氧化氢）等。而正常心肌组织含有许多抗氧化物质：如 SOD、CAT（过氧化氢酶）、GSH-PX（谷胱甘肽过氧化酶），POD（过氧化酶）及维生素 C、维生素 E 和硒等，可以清除或协助清除活性氧，以保持活性氧的生成和清除的动态平衡，使心肌细胞免疫受活性氧损害和维持正常生理功能。当机体感染病毒或细菌时，中性粒细胞在吞噬微生物时耗量增加，发生“呼吸大爆发”产生大量超氧阴离子自由基。当心肌缺血、缺氧时，能量代谢障碍，ATP 降解为次黄嘌呤，并在组织中堆积，同时黄嘌呤脱氢酶（天型）转化黄嘌呤氧化酶（O 型），催化次黄嘌呤和黄嘌呤代谢，产生氧自由基，同时免疫反应过程中产生的抗体复合物、补体等可促进吞噬细胞产生超氧阴离自由基等，因此可能导致细胞内活性氧增多，引起心肌细胞核酸断裂、多糖聚解、不饱和脂肪酸过氧化而损伤心肌。以上是自由基对心肌炎细胞损害作用的生化机制推测。最近研究发现病毒性心肌炎患者红细胞 SOD 急性期降低，血中 LPO 增高。而恢复期前者升高，后者降低，使用抗氧化剂治疗有一定效果。

三、病理

急性心肌炎病理改变轻重不等。轻者常以局灶性病变为主，而重者则多呈弥漫性病变。局灶性病变的心肌外观正常，而弥漫性者则心肌苍白、松软，心脏呈不同程度的扩大、增重。镜检可见病变部位的心肌纤维变性或断裂，心肌细胞溶解、水肿、坏死。间质有不同程度水肿以及淋巴细胞、单核细胞和少数多核细胞浸润。病变以左心室及室间隔最显著，可波及心包、心内膜及传导系统。

慢性病例心脏扩大，心肌间质炎症浸润及心肌纤维化并有瘢痕组织形成，心内膜呈弥漫性或局限性增厚，血管内皮肿胀等变化。

四、病理生理

病毒性心肌炎病理生理资料多来源于对动物模型的研究。即用柯萨奇病毒病毒感染小鼠，这些 RNA 病毒在心肌细胞表面受体介导下，经胞饮及吞噬作用进入细胞内，或直接进入细胞内，并在细胞浆内复制，造成心肌的损伤，病理改变轻重不等，以间质炎症为主，呈局限或弥漫性分布。随着病情进展，炎症可消散或纤维组织增生形成瘢痕。病毒除侵犯心肌外还可累及心内膜、传导系统及冠状动脉。早期炎性细胞因子起重要作用。如 TNF 可激活内皮细胞，分泌多种细胞因子，加重炎性过程；IFN 有很强的抗病毒作用，无论是给予内源性或外源性干扰素都可防止病毒的复制；NO 对于某些病毒性小鼠心肌炎具有保护作用；而在心肌，由于细胞因子诱导一氧化氮合酶的形成，反而会加重对心肌的损伤。T 细胞介导的免疫反应在清除病毒中起重要作用；细胞因子，特别是 γ-IFN 可诱导心肌细胞表面主要组织相容复合抗原上调。

五、临床表现

心肌炎的临床表现轻重悬殊，轻者可无症状，极重者则暴发心源性休克或急性充血性心力衰竭，于数小时或数日内死亡或猝死。心肌炎症状可发生在病毒感染的急性期或恢复期。如发生在急性期，则心肌炎的症状常为全身症状所掩盖。

典型症状与体征：在心脏症状出现前数日或 2 周内有呼吸道或肠道感染，可伴有中度发热、咽疼、腹泻、皮疹等症状，继之出现心脏症状。主要症状有疲乏无力、食欲不振、恶心、呕吐、呼吸困难、面色苍白，发热，年长儿可诉心前区不适、心悸、头晕、腹痛、肌痛。检查多有心尖部第一心音低钝，可有奔马律，心率过速或过缓，或有心律失常，因合并心包炎可听到心包摩擦音，心界正常或扩大，血压下降，脉压低。

根据病情可分为轻、中及重 3 型。

1. 轻型

可无症状或仅有一过性心电图 ST-T 的改变，或表现为精神差、无力、食欲不振，第一心音减弱，或有奔马律，心动过速，心界大都正常，病情较轻，经治疗于数日或数周内痊愈，或呈亚临床经过。

2. 中型

除以上症状外，多有充血性心力衰竭，起病多较急，患儿拒食、面色苍白、呕吐、呼吸困难、干咳。儿童可诉心前区疼痛、头晕、心悸，可有急性腹痛及肌痛、呼吸困难、端坐呼吸、烦躁不安、面色发绀、心界扩大、心音钝，有左马律或心律失常。双肺出现啰音，肝大有压痛，而水肿往往不显著，可并发神经系统及肾脏损伤。如及时治疗，多数病例经数月或数年后可获痊愈，部分患者于急性期死于急性充血性心力衰竭，或迁延未愈，遗留心肌损害。

3. 重型

可暴发心源性休克，患儿烦躁不安、呼吸困难，面色苍白、末梢青紫、皮肤冷湿、多汗、脉搏细弱、血压下降或不能测出、心动过速、有奔马律；部分患儿以严重腹痛或肌痛发病，病情进展急遽，如抢救不及时，可于数小时或数日内死亡。重型也有以急性或慢性充血性心力衰竭起病，症状如中型病例，部分因急性心力衰竭急遽发展未能控制而死亡，少数病例从急性转为慢性，因感染或过劳，心力衰竭反复发生，迁延数年，心脏明显增大，呼吸困难，肝大，水肿明显，心力衰竭于控制而死亡。慢性经过者常并发栓塞现象，或心律失常。脑栓塞者有偏瘫、失语；肾栓塞有血尿等症状。少数病例发生心肌梗死；并发严重心律失常者如完全性房室传导阻滞、室性心动过速、心室纤颤等则可致猝死。新生儿时期柯萨奇 B 组病毒感染引起的心肌炎，病毒严重，常同时出现其他器官的炎症如脑膜炎、胰腺炎、肝炎等，一般在生后 10 天内发病，起病突然，出现拒食、呕吐、腹泻及嗜睡，有明显的呼吸困难和心动过速，迅速发生急性心力衰竭。也可按起病情况、临床经过和转归分为以下 5 种类型。

1. 无症状型

临床无明显症状，多数心电图可无明显改变，但心肌酶谱检查，尤其是血清肌钙蛋白检查可发现心肌损害的证据；分子生物学技术也可找到病毒侵害心肌的依据。该型患儿少数可因治疗不及时，病情迁延，形成慢性 VMC，甚至发展为 DCM。

2. 心律失常型

临床较多见，以心律失常为主要表现，最常表现为期前收缩，其中以室性最为多见，还可见阵发性、房扑、房颤等。而 ST–T 改变、低电压、QT 延长、各种传导阻滞等也是该型常见的心电图改变。临床无明显心脏扩大及心功能不全。

3. 心脏扩大及心力衰竭型

临床有不同程度的心脏扩大，部分有心力衰竭表现，以左心衰竭为主，可伴有心电图的改变。

4. 暴发型

此型起病急骤、病情凶猛，预后不良，病死率高。早期即出现严重心律失常，如高度或完全房室传导阻滞，或反复阵发性短阵室性心动过速，甚至室颤。常引起晕厥。某些患儿早期即可出现循环衰竭表现，如血压下降、休克；或严重左心衰竭；或有广泛的心肌坏死，心电图类似急性心肌梗死改变。多在几天或 1~2 周内死亡。

5. 猝死型

临床少见，可因突然室颤等引起心搏骤停。

六、辅助检查

1. 实验室检查

（1）一般检查：白细胞总数为 10×10^9~20×10^9/L，中性粒细胞偏高，嗜酸性粒细胞细胞增加。血沉、抗“O”大多数正常。

（2）血清酶测定：CK 及 CK–MB、LDH 及其同工酶 LDH1、LDH2 等、AST 在病程早期可增高。SOD 急性期降低。

（3）cTnT、cTnI: cTnT 和 cTnI 是近年来发展起来的一种新的诊断心肌缺血、坏死的高敏感、高特异、并且诊断窗口期长的心肌损伤标记物，其对心肌损伤的敏感性、特异性均优于 CK、CK–MB。

（4）病毒分离：从心包、心肌或心内膜分离到病毒，或用免疫荧光抗体检查找到心肌中有特异的病毒抗原，电镜检查心肌发现有病毒颗粒，可以确定诊断；咽洗液、粪便、血液、心包液中分离出病毒，同时结合恢复期血清中同型病毒中和抗体滴度较第 1 份血清升高或下降 4 倍以上，则有助于病原诊断。

（5）抗体测定与病毒核酸检测：病毒特异性抗体，补体结合抗体的测定以及用分子杂交法或聚合酶链反应（PCR）检测心肌细胞内的病毒核酸也有助于病原诊断。部分病毒性心肌炎患者可有抗心肌抗体出现，一般于短期内恢复，如持续提高，表示心肌炎病变处于活动期。

2. 心电图检查

心电图在急性期有多变与易变的特点，对可疑病例应反复检查，以助诊断。其主要变化为 ST-T 改变，各种心律紊乱和传导阻滞。

（I）ST-T 段及 QRS 波的改变：ST 段下降（心包积液时可见抬高），T 波低平、双向或倒置。可有低电压，Q-T 间期延长。大片心肌坏死时有宽大的 Q 波，类似心肌梗死。

（2）心律紊乱：除窦性心动过速、实性心动过缓外，可见各种过早搏动（房性、室性、结性）其中以室性过早搏动多见。室上性或室性心动过速、心房扑动或颤动，室颤也可见。

（3）传导阻滞：窦房、房室或室内传导阻滞颇为常见，其中以一至二度房室传导阻滞最多见。

恢复期以各种类型的过早搏动为多见。少数为慢性期患儿可有房室肥厚的改变。

3. X 线检查

心影正常或不同程度的增大，多数为轻度增大。若反复迁延不愈或合并心力衰竭，心脏扩大明显。后者可见心搏动减弱，伴肺瘀血、肺水肿或胸腔少量积液。有心包炎时，有积液征。

4. 超声心动图

超声心动图检查对暴发性心肌炎和急性心肌炎的诊断及预后具有诊断及鉴别诊断的意义。有人观察暴发性心肌炎 11 例和急性心肌炎 43 例就诊时均有左心室功能的损害，暴发性心肌炎左心室内径大多正常，但室间隔厚度增大；急性心肌炎的左心室壁厚度增大，但室间隔厚度不变。6 个月后再比较发现，暴发性心肌炎短轴缩短率有明显改变，而急性心肌炎却无改变。因此认为，通过超声心动图检查可区别急性或暴发性心肌炎，同时对判断预后也有一定的意义。

5. 心内膜心肌活检

心导管法心内膜心肌活检（EM13），在成人患者中早已开展，小儿患者仅是近年才有报道，为心肌炎诊断提供了病理学依据。据报道：①原因不明的心律失常、充血性心力衰竭患者，经 EMB 证明约 40% 为心肌炎；②临床表现和组织学相关性较差，原因是 EMB 取材很小且局限以及取材时不一定是最佳机会；③ EMB 本身可导致心肌细胞收缩，而出现一些病理性伪迹。因此对于 EMB 活检病理无心肌炎表现者不一定代表心脏无心肌炎，此时临床医师不能忽视临床诊断。此项检查一般医院尚难开展，不作为常规检查项目。

七、诊断

目前常用的诊断标准由九省市心肌炎协作组制订（1983 年再次修订）。

1. 病原学诊断根据

（1）自患者心包穿刺液、心包、心肌、心内膜分离到病毒或特异性荧光抗体检查阳性。

（2）自患儿粪便、咽拭子或血液分离出病毒，且在恢复期血清中同型病毒中和抗体滴度较第一份血清升高或下降 4 倍以上。

2. 临床诊断根据

（1）主要指标。

①急、慢性心功能不全或心脑综合征。

②有奔马律或心包炎表现。

③心脏扩大。

④心电图：①窦性心动过速、房室传导阻滞、窦房阻滞或束支阻滞；②多源、成对室性过早搏动，自主性房性或交界性心动过速，阵发或非阵发性室性心动过速，心房或心室扑动或颤动；③两个以上导

联 ST 段呈水平型或下斜型下移≥ 0.01mV 或 ST 段异常抬高或出现异常 Q 波。

（2）次要指标。

①发病同时或 1~3 周前有过病毒感染。

②有明显乏力、苍白、多汗、心悸、气短、胸闷、头晕、心前区痛、手足凉、肌痛等症状，至少两种；婴儿可有拒食、发绀、烦躁、双眼凝视等；新生儿可结合母亲流行病学史考虑诊断。

③心尖区第一心音明显低钝，或安静时有心动过速。

④心电图有轻度异常。

⑤病程早期可有血清 CK、AST 或 LDH 增高（最好检查同工酶），病程中多有抗心肌抗体（AHA、HRA）增高。

3. 确诊条件

必须除外其他原因引起的心血管疾病。

（1）具有主要指标 2 项或主要指标 1 项及次要指标 2 项者（至少包括一项心电图指标），可临床诊断为心肌炎。

（2）同时具备病原学第 1~2 项之一者可诊断为病毒性心肌炎，在发生心肌炎同时或前 1 个月内，身体其他系统有明显的病毒感染，如无条件做病毒学检查，结合病史，临床上可考虑心肌炎亦系病毒引起。

（3）凡不具备以上条件，但临床怀疑为心肌炎，可作为“疑似心肌炎”进行长期随诊，如有系统的动态变化，亦可考虑为心肌炎，或在随诊过程中除外。

4. 临床分型与分期

（1）临床分型。

①普通型（轻型）：症状轻、X 线无明显改变，心电图仅表现窦性心动过速、过缓或 ST–T 改变。

②心律失常型：主要表现各种心律失常或传导阻滞。

③心衰型：表现进行性心力衰竭。

④心休型：病势凶猛，短期内出现面色苍白、发绀、多汗、肢凉、皮肤花斑、脉搏细弱，血压下降或不能测得。

⑤心脑型：心肌炎伴有神经症状如嗜睡、抽搐、脑膜刺激征阳性及脑脊液改变。

（2）临床分期。

①急性期：临床症状明显而多变，病程多在 6 个月内。

②恢复期：临床症状和心电图改变等逐渐好转，但尚未痊愈，病程一般在 6 个月以上。

③迁延期：临床症状反复出现，心电图和 X 线迁延不愈，实验室检查有病情活动表现者，病程多在 1 年以上。

④慢性期：进行性心脏增大或反复心力衰竭，病程在 1 年以上。

1999 年在昆明召开全国小儿心肌炎、心肌病学术会议，制定了新的诊断标准如下（发表于《中华儿科杂志》2000 年第 2 期）。

1. 临床指标

（1）有心功能不全、心源性休克或心脑综合征。

（2）心脏扩大（X 线或超声心动图检查有一项阳性）。

（3）心电图以 R 波为主的 2 个或 2 个以上导联有改变。

（4）ST–T 段改变持续 4 天以上伴动态变化，窦房传导阻滞，房室传导阻滞，完全性左右束支传导阻滞，成联律及多形、多源、成对并行性期前收缩，非房室结及房性折返引起的异位性心动过速，低电压（新生儿除外）及异常 Q 波等。

（5）CK–MB 升高或 cTnI 或 cTnT 阳性。

2. 病原学诊断依据

（1）确诊指标：自患儿心肌、心内膜或心包（活检或病理）或心包穿刺液中发现以下之一者可确诊为心肌炎。

①分离到病毒。

②病程早期用病毒的核酸探针查到病毒核酸。

③特异性病毒抗体阳性。

（2）参考指标：有以下之一，结合临床可考虑心肌炎系病毒引起。

①自患儿粪便、咽拭子或血液中分离到病毒，且恢复期血清同型抗体滴度较第一份升高或降低 4 倍以上。

②病程早期特异性 IgM 抗体阳性。

③用病毒核酸探针自患儿血清中查到病毒核酸。

（3）确诊依据。

①同时具备临床诊断依据 2 项可诊断为心肌炎，发病同时或发病前有病毒感染证据支持为病毒性心肌炎。

②同时具备病原学诊断依据之一，可确诊为心肌炎，具备病原学参考指标之一，可临床确诊为病毒性心肌炎。

③凡不具备确诊依据，应给予必要的治疗或随访，根据病情变化，确诊或除外心肌炎。

④应除外风湿性心肌炎、中毒性心肌炎、先天性心脏病、结缔组织性疾病及代谢性疾病的心肌损伤、原发性心肌病、原发性心内膜弹力纤维增生症、先天性房室传导阻滞、心脏自主神经功能异常、β 受体功能亢进或药物引起的心电图改变。

3. 优点

1999 年诊断标准有以下优点。

（1）诊断标准中取消了只有少数医院能开展并且属于半定量性质的核素检查。

（2）去除了无心电图异常就不能诊断 VMC 的条件，在 1999 年以前的所有诊断标准中均把心电图异常作为诊断的必要条件。

（3）把频发过早搏动呈联律列为心电图显著改变，把低电压（新生儿除外）列为心电图显著改变。

4. 问题

1999 年诊断标准也存在一些问题。

（1）把复杂问题简单化。VMC 缺少特异性诊断标准，诊断只能根据临床表现、实验室与器械检查进行综合判断，因此应该把主要指标和次要指标分开，诊断标准中的正确性要重于诊断标准的简单化，把 VMC 诊断这一复杂问题简单化，必然会影响结果的正确性。

（2）诊断标准中完全取消病史、症状和体征，完全依靠化验和器械检查，不符合一般疾病的诊断规律。

（3）诊断标准过严，可造成有些病例的漏诊。

（4）发病前有病毒感染史很重要，但未列入诊断标准。

（5）心电图的窦性心动过缓，部分后果严重，恢复较难，也未列入诊断标准。

（6）超声心动图显示室间隔或左心室后壁回声增强、变粗、局部运动减弱等表现，也未列入诊断标准。

（7）取消了疑似 VMC 的诊断。

目前有争论的两个问题。

（1）心肌酶：CK-MB 是心肌炎诊断的主要指标，但很难回答增高一个或几个单位能否作为诊断条件，增高多少才可作为诊断条件。目前国内各地均认为 CK-MB>25U/L 有临床意义，但由于不同医院仪器不同，诊断标准有所差异，各医院要正确确定正常值。

（2）频发室性期前收缩：频发的室性期前收缩是否有病理意义，国内争论较大，虽然无法证实这部分患儿系心肌炎所致，但有专家认为，频发的室性期前收缩有一部分为心肌炎所致，特别是 1 岁以内的小儿很少有良性期前收缩。

八、鉴别诊断

在考虑九省市心肌炎协作组制订的心肌炎诊断标准时，应首先除外其他疾患，包括风湿性心肌炎、中毒性心肌炎，结核性心包炎、先天性心脏病、胶原性疾病或代谢性疾病或代谢性疾病的心肌损害（包括维生素 B_1 缺乏症）原发性心肌病、先天性房室传导阻滞、高原性心脏病、克山病、川崎病、良性过早搏动和神经功能紊乱、电解质紊乱及药物等引起的心电图改变。现重点描述下列 4 种疾病的临床特点，以资鉴别。

1. 原发性心内膜弹力纤维增生症

相似之处为心脏扩大，反复出现心力衰竭，可见心源性休克。但本病多发生在 6 个月以下的小婴儿。心内膜弹力纤维大量增生及心肌变性等病变累及整个心脏。心电图及超声心动图检查均显示左心室肥厚为主。临床表现为反复发作的左心衰竭症状，心脏肥大，心音减弱，无杂音或有轻度收缩期杂音。无病毒感染的病史或症状，无病毒性心肌炎的实验室检查改变。

2. 中毒性心肌炎

有严重感染或药物中毒史，常并发于重症肺炎、伤寒、败血症、白喉、猩红热等疾病，常随原发病感染症状好转而逐渐恢复。使用吐根碱、锑剂等可引起心肌炎，随药物的减量或停用而逐渐好转或恢复。

3. 风湿性心脏炎

有反复呼吸道感染史。风湿活动的症候如高热，多发性游走性大关节炎，环形红斑及皮下小结等。有瓣膜病变时出现二尖瓣区收缩期和（或）舒张期杂音。实验室检查可见血沉增快，C 反应蛋白阳性，黏蛋白增高及抗溶血性链球菌“O”，链球菌激酶效价增高与咽拭子培养阳性等链球菌感染的证据。

4. 克山病

相似点为心脏扩大、心律失常、出现心力衰竭或心源性休克。但克山病有地方性，发病常在某一流行地区，有多发季节（如东北冬春季，西南夏季为多）及年龄特点（如东北青年妇女，西南 2~5 岁患儿）。心电图上以 ST–T 改变，右束支传导阻滞、低电压者为多见；心律失常心律多变、快变，心率明显增快或减慢为特点。X 线检查心脏扩大较显著，搏动显著减弱，控制心力衰竭后不能回缩至正常。急性期过后多数变为慢性。有时可因心脏中附壁血栓脱落而引起脑栓塞，发生抽搐或偏瘫。

此外，尚需与下列疾病鉴别。

1. β 受体功能亢进症

多见于 6~14 岁学龄儿童，疾病的发作和加重常与情绪变化（如生气）和精神紧张（如考试前）有关，症状多样性，但都类似于交感神经兴奋性增高的表现。体检心音增强，心电图有 T 波低平倒置和 ST 段改变，普萘洛尔试验阳性，多巴酚丁胺负荷超声心动图试验心脏 β 受体功能亢进。

2. 先天性房室传导阻滞

多为三度阻滞，患儿病史中可有晕厥和阿—斯综合征发作，但多数患儿耐受性好，一般无胸闷、心悸、面色苍白等。心电图提示三度房室传导阻滞，QRS 波窄，房室传导阻滞无动态变化。

3. 自身免疫性疾病

多见全身型幼年类风湿关节炎和红斑狼疮。全身型幼年型类风湿性关节炎主要临床特点为发热、关节疼痛、淋巴结、肝脾大、充血性皮疹、血沉增快、C 反应蛋白增高、白细胞增多、贫血及相关脏器的损害。累及心脏可有心肌酶谱增高，心电图异常。对抗菌素治疗无效而对激素和阿司匹林等药物治疗有效。红斑狼疮多见于学龄儿童，可有发热，皮疹，血白细胞、红细胞和血小板减低，血中可查到狼疮细胞，抗核抗体阳性。

4. 皮肤黏膜淋巴结综合征

多见于 2~4 岁幼儿，发热，球结膜充血，口腔黏膜弥散性充血，口唇皲裂，杨梅舌，浅表淋巴结肿大，四肢末端硬性水肿，超声心动图冠状动脉多有病变。需要注意的是，重症皮肤黏膜淋巴结综合征并发冠状动脉损害严重时，可出现冠状动脉梗死心肌缺血，此时心电图可出现异常 Q 波，此时应根据临床病情和超声心动图进行鉴别诊断。

5. 癫痫

急性心肌炎合并三度房室传导阻滞发生阿－斯综合征应与癫痫区别。由于儿科惊厥很常见，年长儿无热发生的未明原因惊厥者常想到癫痫。这两种惊厥发作时症状不同，癫痫无明确感染史，发作时因喉痉挛缺氧而发绀，过后面色苍白。阿－斯综合征发作是心脏排血障碍脑血流中断，发作时面色苍白，无脉，弱或缓，过后面色很快转红。

6. 甲状腺功能亢进

儿科较为少见，由于近年来对心肌炎较为重视，因此一见到不明原因窦性心动过速，就想到心肌炎，常将甲状腺功能亢进误为心肌炎。当心脏增大时诊断为慢性心肌炎。但患儿心功能指数不是减少而是增加，和心肌炎不同。有青春发育期女孩出现不明原因窦性心动过速时，应常规除外甲状腺功能亢进。

九、治疗

（一）一般治疗

1. 休息

休息相当重要。活动和疲劳可使病情加重。急性期就卧床休息到热退后 3~4 周，心影恢复正常，始能下床轻微活动。恢复期应继续限制活动，待病情稳定，再逐步增加活动量。病情较重，心脏增大者，卧床 6 个月左右，如心脏未明显缩小，应适当延长卧床时间。有心功能不全者，应绝对卧床休息，以减轻心脏负担，使心衰获得控制，心脏情况好转后，始能轻度活动。一般重症患儿需卧床休息半年以上；轻症患儿如仅有过早搏动等心律失常，则可适当缩短卧床休息时间。

2. 抗生素

虽对引起心肌炎的病毒无直接作用，但因细菌感染是病毒性心肌炎的重要条件因子，故在开始治疗时，均主张适当使用抗生素。一般应用青霉肌内注射 1~2 周，以清除链球菌和其他敏感细菌。

3. 保护心肌

（1）抗氧化剂的应用：①大剂量维生素 C 具有增加冠状血管血流量、心肌糖原、心肌收缩力、改善心功能、清除自由基、修复心肌损伤的作用。剂量为 100~200mg/（kg·d），溶于 10%~25% 葡萄糖液 10~30mL 内静脉注射，每日 1 次，15~30 天为 1 疗程；②维生素 E 是机体重要的脂溶性抗氧化剂，主要分布于线粒体膜、内质网及浆膜上，在清除细胞内外自由基、抑制膜的脂质过氧化反应、保护细胞膜等方面起重要作用。剂量为 100mg，每日 3 次口服；③辅酶 Q_{10} 有类似维生素 E 的抗氧化作用，能抑制生物膜的脂质过氧化反应，减少 LPO 生成，从而保护细胞膜及亚细胞成分。剂量为 5mg，每日 1 次肌内注射，可连用 1~3 个月。

（2）营养心肌的药物：①能量合剂，用三磷酸腺苷 20mg、辅酶 A 50~100U、维生素 $B_6$100mg、细胞色素 c 15mg 加入 10%~20% 葡萄糖液 100~250mL 静脉滴注，每日 1 次，10~30 次为 1 疗程（细胞色素 c 使用前需做过敏试验）；②极化液，用三磷酸腺苷 20mg、辅酶 A 50~100U、普通胰岛素 4~6U、10% 氯化钾 5~8mL，溶于 5%~10% 葡萄糖液 250mL 内静脉滴注，每日 1 次，10~30 次为一疗程。以上药物具有加强心肌营养，改善心肌功能，对心肌损伤有修复作用。

（二）肾上腺皮质激素的应用

关于皮质激素的应用目前尚有争论，多数认为：病程早期（即发病 18 天内）及轻症病例则不必使用；病情严重如心脑综合征、心源性休克、二度以上房室传导阻滞、严重心力衰竭等应立即使用，剂量宜大，病情缓解减量停药；反复发作或病情迁延者，可能与自身免疫有关，故主张使用，一般病例口服强的松 1~1.5mg/（kg·d），3~4 周，症状缓解逐渐减量、停药；严重病例使用氢化考的松 8~12mg/（kg·d）或地塞米松 0.2~0.4mg/（kg·d）静脉滴注。

（三）控制心力衰竭

心肌炎时，心肌对洋地黄敏感性增高，耐受性差，易发生中毒，宜选用收效迅速及排泄快的制剂如西地兰或地高辛。剂量应偏小，一般用常用量的 1/2~2/3。在急性心衰控制后数日即可停药。但对慢性心功能不全者，多主张长期应用偏小量的洋地黄维持量，直到心功能恢复正常为止。利尿剂应早用和少用，同时注意补钾，否则易导致心律失常。注意供氧，保持安静。若烦躁不安，可给镇静剂。发生急性左心功能不全时，除短期内并用西地兰、利尿剂、镇静剂、氧气吸入外，应给予血管扩张剂如酚妥拉明（0.5~1mg/kg）加入 10% 葡萄糖液（50~100mL。）内快速静脉滴注。紧急情况下，可先用半量以 10% 葡萄糖液稀释静脉缓慢注射，然后将其余半量静脉滴注。

（四）抢救心源性休克

由于心肌收缩无力，心室率过快（如室上性心动过速、心室纤颤）或心室率过缓（如窦性心动过缓、二度及二度以上传导阻滞）所造成，故必须及时纠正心律失常。

（1）快速静脉滴注大剂量激素。

（2）大剂量维生素 C 即刻静脉推注，如血压上升不稳定，1~2 小时后重复使用，以后每 4~8 小时 1 次，第 1 天可用 3~5 次，以后改为每日 1~2 次。

（3）升压药物，多巴胺和阿拉明并用，每 200~300mL 液体中各加入 10~20mg，静脉滴注，根据血压，随时调整浓度及速度。

（4）若有房室传导阻滞或心率缓慢可给异丙基肾上腺素 0.25~1mg 加入 5%~10% 葡萄糖液 250mL 中滴注。用药前可输全血或血浆补充血容量，但必须慎防肺水肿。

（5）保证液体量，按 1000~1200mL/（m^2·d）给予，若有酸中毒应及时纠正。

（6）氧气吸入。

（五）纠正严重心律失常

心律失常的纠正在于心肌病变的吸收或修复。一般轻度心律失常如过早搏动、一度房室传导阻滞等，多不用物纠正，而主要是针对心肌炎本身进行综合治疗。若发生严重心律失常如快速心律失常，严重传导阻滞都应迅速及时纠正，否则威胁生命。

1. 期前收缩（过早搏动）

期前收缩分为房性、结性（房室交界性）和室性 3 种，其中以室性为多见。如为多源性，频繁性过早搏动，或形成联律，或过早搏动重叠于前面的窦性 T 波上时，应及时静脉注射利多卡因；室率缓慢者可慎用异丙基肾上腺素或阿手托品静脉滴注。酌情选用慢心律、心律平、乙胺碘呋酮、双异丙吡胺、普鲁卡因酰胺等。房性或结性过早搏动，可选用地高辛。仍频繁者加用心得安或其他 β 受体阻滞剂，或改用心律平、异搏定等。

2. 阵发性室上性心动过速

可使用机械刺激如按压颈动脉窦、刺激咽部引起恶心等方法兴奋迷走神经，或采用快速洋地黄制剂如西地兰、地高辛等静脉注射，或选用心律平、ATP 等治疗。若伴重度心衰或心源性休克等，可用直流电同步电击复律。

3. 房室传导阻滞

一、二度 I 型时以病因治疗为主。二度Ⅱ型、三度房室传导阻滞，除静脉滴注大剂量肾上腺皮质激素外，可试用异同丙基肾上腺素 0.5~1mg 加入 5%~10% 葡萄糖液 250mL 中滴注，好转后减量维持，或用阿托品 0.01~0.03mg/（kg·次）皮下注射或静脉滴注维持，或植入永久性起搏器。

4. 心房颤动与扑动

首先用西地兰，也可用异搏停、心得安。如药物治疗无效，可选用电复律。

5. 室性心动过速

紧急病例可叩击心前区，有时可使室性心动过速转为窦性心律。有条件者首选使用直流电电击复律术，若无此设备者可根据心电图类型选用药物治疗。如过早搏动型室性心动过速，首选利多卡因，也可用心律平、普鲁卡因酰胺等注射；如尖端扭转型室速，可选用异丙基肾上腺素或阿托品或硫酸镁静脉注射。

（六）病因治疗

对病毒感染尚无特效治疗药物。病初要试用病毒唑、吗啉胍、金钢烷胺、阿糖胞苷、潘生丁、干扰素、免疫核糖核酸等终止或干扰毒复制及扩散的药物，但疗效不肯定。中药如大青叶、板蓝根、金银花、连翘、贯众、黄芪等对某些病毒具有一定的抑制作用，也可试用。

（七）其他

丹参注射液 6~8mL 加入 10% 葡萄糖液静脉滴注，或每天 2~4mL，肌内注射。有活血化瘀，改善心肌循环，促进炎症吸收的作用。

（八）特殊治疗

欧洲心脏炎性疾病治疗及流行病学多中心研究组根据病因学治疗，即用自身免疫反应及存在的病毒分型进行药物治疗。

（1）心肌中有巨细胞病毒基因持续存在可用高效价免疫球蛋白。

（2）肠道病毒 PCR 检测阳性：用 α 干扰素 25 万 ~500 万 U/n12，皮下注射，每周 3 次，1 个疗程为 6 个月。

（3）腺病毒 PCR 检测阳性：lgG 和 IgM 免疫球蛋白 10g，第 1 及第 3 天各静脉注射 1 次。

（4）自身免疫性心肌炎病毒检测阴性：泼尼松初始量每天 1.25mg/kg，4 周后改维持量每天 0.3mg/kg。硫唑嘌呤初始量每天 2mg/kg，4 周后改维持量每天 0.85mg/kg。

目前有关免疫抑制剂及丙种球蛋白在 VMC 中的应用尚存在争议。

研究证实 VMC 发病机制和液体免疫及细胞免疫反应有关。许多医生认为，免疫抑制剂对急性心肌炎的治疗有好处，而且大量的临床实践证实，免疫抑制剂可明显缓解心肌炎的进程。静脉用丙种球蛋白可明显增加左心室功能，但组织学并没有发生实质性的改变，同时和那些左心室功能自然缓解的患儿相比并无明显差异。研究指出，对长期存活的病毒性心肌炎患者，扩张性心肌病的发生率亦无不同。亦有人指出，随机安慰剂对照实验显示，免疫抑制剂及丙种球蛋白对 VMC 治疗并无明显益处。

抗病毒疫苗的应用：减毒活疫苗已成功用于接触病毒的小鼠、猪及大象的预防，但能否成功地用于人目前尚不清楚。在小鼠心肌炎的研究中已经提示，持续炎性损伤可渐变成以自身免疫反应对心肌的损伤。因此，最近有人报道，使用免疫吸附法可中和循环中的抗体，对 VMC 的治疗已取得惊人的效果，但需要进一步的研究。

（九）治愈标准

痊愈的标准：患儿的症状和相应的阳性体征消失，如体力恢复好、无心慌、无头晕和胸闷、呼吸顺畅、面色红润，心动过速、心律失常得到纠正，心脏无杂音，心界也恢复正常大小。辅助检查如：心电图、超声心动图及 X 线等均已恢复正常，且心电图运动负荷试验也无异常。以上的结果，偶尔 1 次并不是痊愈的标准，在半年内，以上的五项检查结果 2~3 次都正常，才可以认为是临床治愈。

痊愈后的患儿，如果再次因呼吸道、消化道的病毒感染，或者过度劳累、发热、营养不良等情况仍有可能引起心肌炎的复发，而往往反复的心肌炎病情比前次要重。所以，对于患过 VMC 的患儿，更应该注意预防各种感染，坚持休息病长期随诊治疗。

（十）预后和转归

多数患儿预后良好，病死率不高，半数经数周或数月后痊愈。少数重症暴发病例在数小时或数日内死于心力衰竭或心源性休克，个别可因严重心律失常引起猝死。部分病例迁延，表现为仅有心电图改变，如期前收缩、一度房室传导阻滞等，而无心肌炎和心功能改变临床表现。有的则转为慢性，出现顽固的心力衰竭或心律失常。约 13% 的患儿最后发展为心肌病。

第十章

老年心脏病

第一节　老年高血压

一、定义

欧美国家一般以65岁为老年的界限。中华医学会老年医学分会于1982年根据世界卫生组织（WHO）西太平洋地区会议所定而提出的老年界限为>60岁。在年龄>60岁的老年人群中，血压持续或3次非同日血压测量收缩压（SBP）≥140mmHg或舒张压（DBP）≥90mmHg诊断为老年高血压。若SBP≥140mmHg，DBP<90mmHg，则诊断为老年单纯收缩期高血压（ISH）。老年高血压患者中，一部分患者是由老年期前的各种高血压延续而来。而另一些患者随着年龄的增加伴有高脂血症、糖尿病，在此基础上大动脉发生粥样硬化，其大动脉的顺应性减低及弹性变弱，使血管壁的纤维增生，从而使血压增高。

二、临床特点

老年高血压有如下特点：

（1）收缩压升高明显，舒张压升高较慢，导致脉压差加大，如主动脉明显硬化，舒张压则无明显增高。

（2）血压随体位变动而变化。由于血管硬化，对张力和压力变动的调节能力减弱所致。

（3）血压随季节、昼夜变化。部分老年人的血压在夏季较低，而冬季较高或昼夜之间变化明显。收缩压的变动范围可达40mmHg以上，舒张压的变动范围可达20mmHg。

（4）容易发生并发症。老年高血压的发病基础是动脉硬化，而收缩压的增加又会加重和加速动脉硬化。脑血管和心血管的硬化为最严重的伴发症。收缩压升高使脑血管和心血管意外的发生率明显升高。经大量临床分析证实，冠心病患者中，有高血压病史者其病死率比无高血压病史者高2.3~5.0倍。在血压测量值增高的老年人中，有部分人实际血压并不高。这主要是因其肱动脉硬化，袖带不能正常压迫而致。这种假象称之为假性高血压。此现象亦有随年龄增加之趋势，不能贸然降压。

三、治疗

由于老年人的病理生理基础不同，且药物易发生不良反应，应该在长期治疗前对全身情况加以全面考虑。多数资料证实，对收缩压和舒张压均高的老年人进行降压是有益的，对于老年ISH，积极的降压同样对降低心脑血管事件的发生有非常显著的意义。

1. 老年高血压患者降压标准　血压应控制在140/90mmHg以下。在老年人的高血压治疗过程中，要特别根据老年人的特点，更多地注意不良反应问题。老年人代谢和内环境平衡功能呈生理性退化，可影响药物的分布、代谢和排泄。降压药的不良反应如低血钾症、直立性低血压、脑血流量减少、糖代谢障碍、血尿酸升高，常对老年人的健康产生不良影响。在临床治疗过程中，要注意老年患者对降压治疗的反应，调整和控制降压的幅度。对于70岁以上的老年人要重视治疗与生活质量的一致性。在英国有学者研究提出：治疗后舒张压在95~100mmHg或较低<85mmHg时，患者心肌梗死的发病率和病死率较高。而舒张压为85~90mmHg，则冠心病死亡率较低，其解释为机体通过自动调节，在一定范围的灌注压下，维持重要器官供血。鉴于此项研究，有学者提出舒张压不宜降至85mmHg以下。

必须明确，降低血压不是治疗高血压的唯一目标。对老年患者同时要考虑对心、肾和血管的保护。治疗要注意个体化，因人而异，严密观察疗效和不良反应，重视靶器官的保护，重视生活质量。提倡先使用一种降压药，力求摸索出最小的有效剂量。无疑在老年高血压人群中，也有相当数量的顽固性高血压。对这部分患者仍依照联合用药的原则。在治疗老年高血压时，还要注意到老年人在用药方面的特点，如肾脏功能减退，药物可能产生蓄积；血浆白蛋白减少，游离药物和结合状态药物的分布会有改变；身体脂肪增加，脂溶性药物分布增加；身体总水分减少，水溶性药物分布也减少等。必须按个体情况，选择和调整用药的种类和剂量。

2. 药物的选择

（1）钙离子拮抗剂（CCB）：CCB可作为治疗老年高血压的一线药物。它能降低血管外周阻力，有抗血小板凝集、防止动脉粥样硬化的形成、保护血管内膜、改善心肌供氧的作用，特别适用于老年收缩期高血压患者，对于有心脏并发症的老年高血压患者，可使用非二氢吡啶的CCB。它无反射性心跳加快的不良反应。并有扩张粥样硬化狭窄血管的作用，因此较少影响靶器官的灌注，目前先后出现的长效、缓（控）释CCB给老年高血压患者带来了福音。应该注意的是，非二氢吡啶CCB与β受体阻滞剂合用时，仍要小心。因为到目前为止，依然有学者坚持CCB的负性肌力作用将加重心力衰竭。

（2）利尿剂：迄今为止，利尿剂始终被列为一线抗高血压药物，多年来一直用于轻型高血压的治疗。由于随年龄增加钠水的处理能力降低，用噻嗪类药物可有助于缓解水钠潴留，但长期服用此类药物可造成多种代谢障碍。如低血钾、高血糖、高尿酸、脂代谢紊乱。教在应用时需密切注意代谢变化。

（3）血管紧张素转换酶抑制剂（ACEI）：近年来，ACEI类药物发展迅速。这类药物有较强的血管扩张作用，可有效降低血压，无直立性低血压及反射性心率加快的不良反应，很适用于老年患者。该类药物有抗重塑（anti-remodeling）效应，可逆转心室肥厚，改变心室结构。此药的咳嗽不良反应与剂量有密切关系。

（4）β受体阻滞剂：β受体阻滞剂的缺点是中枢神经不良反应，如嗜睡、乏力等。禁用于一度以上的房室传导阻滞，病态窦房结综合征和血流动力学不稳定的心力衰竭的患者。β受体阻滞剂可致糖耐量降低，血清总胆固醇和三酰甘油升高。

（5）血管紧张素Ⅱ受体拮抗剂（ARB）：ARB阻断血管紧张素Ⅱ的各种效应，如血管强烈收缩、醛固酮生成增加、间接增加缓激肽的血管扩张作用，从而降低血压，适于较长期应用。此外，ARB对改善心功能，降低蛋白尿有较明显的效果，临床应用不良反应少见，绝少发生咳嗽。

（6）老年患者不适用的降压药物：根据老年人容易发生直立性低血压的特点，强利尿剂、神经节阻滞剂、α受体阻滞剂等应避免使用，以免发生脑供血不足。此外，如利血平、可乐定、甲基多巴等药物对中枢神经系统有抑制作用，应尽量避免，以防产生精神抑郁等不良反应。

3. 老年人高血压治疗的新观点及并发症的治疗　大量随机临床试验均反映老年高血压治疗是有益的，即使是ISH也应治疗，据SHEP、Syst-Eur、Syst-China等ISH临床试验的综合分析，降压治疗可使脑卒中事件下降33%，冠心病事件下降23%。

（1）老年人降压治疗的用药：大量随机临床试验均已明确，各年龄段（<80）高血压患者均受益于利尿剂、CCB、β受体阻滞剂、ACEI等抗高血压治疗。STONE研究应用的是国产的硝苯地平，Syst-China研究则应用国产的尼群地平，这些药都有效且不昂贵。

（2）关于高龄老人的降压治疗：大量随机临床试验所观察的老年患者中，高龄患者并不多。STOP-I和STOP-Ⅱ选入患者的年龄为70~84岁，但80岁以上者不多。尚缺乏直接资料说明降低血压对高龄老人的影响，高龄老人进行降压治疗是否同样得益，降压治疗对高龄老人的意义如何，尚有待研究。

（3）同时患脑血管病或心脏病：①脑血管病：我国 PATS 研究表明发生过脑卒中或短暂性脑缺血发作（TIA）的患者，脑血管事件复发率为每年 4%，发生冠心病事件的危险也高，与血压水平有直接关系，即使中度降压，危险亦有相当的降低。因此，曾发生过脑卒中的高血压患者应接受认真的降压治疗。因该类患者按危险分层，属很高危，故治疗的绝对裨益更大。②冠心病：发生过心肌梗死或不稳定心绞痛的患者发生冠心病猝死或非致命心肌梗死的危险高达每年 5% 以上，均与血压有直接关系。β 受体阻滞剂、CCB 等降压药都曾广泛应用于各种冠心病患者，虽然并非用于降低血压，临床试验反映 β 受体阻滞剂减少急性心肌梗死患者再梗死及心血管死亡约 1/4；几项大规模的临床试验反映，ACEI 用于心力衰竭或左心室功能不良患者，心肌梗死或猝死危险减少约 1/5。多项临床试验均反映它们对冠心病事件的减少似不仅由于血压的降低，可能还有其他的一些心脏保护作用。

国外研究曾提示维拉帕米和地尔硫䓬减少心肌梗死危险，但立即释放的硝苯地平增加危险。

4. 高血压并发心力衰竭的治疗　长期高血压使左心室负荷过重，左心室肥厚，导致左心室衰竭，这在并发冠心病的患者更易发生。左心室衰竭后肺循环的高压使右心室负荷加重导致全心衰竭。

在早期，左心室收缩功能尚好，但由于心室肥厚和（或）并发的冠心病，使左心室舒张功能减退，即舒张期左心衰竭。此期间左心室 EF 值尚好，超声心动图可见 E/A 比值降低，可无明显的症状。应积极降压，控制体重及限盐也有助于减少左心室肥厚，ACEI 更有助于逆转左心室肥厚或阻止肥厚加重。

左心室功能减退进一步发展则出现收缩期心力衰竭，即充血性心力衰竭，先为左心，继为全心衰。EF 值低于正常。宜合并使用利尿剂及 ACEI，利尿剂可改善临床症状，ACEI 和 β 受体阻滞剂已在大规模临床试验中证明能降低心力衰竭死亡率和心血管事件发生率。在常规心力衰竭治疗基础上，加用 β 受体阻滞剂，从小剂量开始，缓慢增加达治疗剂量，有助于降低心力衰竭患者的病死率及再住院率。临床试验表明 CCB 对心力衰竭患者无益，如必需继续使用二氢吡啶类 CCB，可选用氨氯地平或非洛地平。如 ACEI 不良反应过大，则可用 ARB 替代之。

5. 高血压并发糖尿病　高血压和糖尿病二者常并存。大血管与微血管均累及是冠心病、脑卒中和肾衰竭、心力衰竭的重要危险因素。

不兼患高血压的糖尿病患者，可望长期存活。1 型糖尿病较少，2 型糖尿病较多（占 90% 以上），二者并发高血压的机制不同。1 型糖尿病早期血压多正常，多年后并发微血管病变可发生糖尿病肾病使血压升高，属肾性高血压。2 型糖尿病也可发生肾病，但高血压往往发生在糖尿病之前，属原发性高血压，在患肾病以后血压可进一步升高。原发性高血压和 2 型糖尿病多发生在老年人，单纯收缩期高血压较多见，可致直立性低血压，应注意测卧位、坐位、立位血压。

已有临床试验证明及早发现和控制血糖和血压有利于防治或延缓冠心病、脑卒中和糖尿病肾病的发生和发展。1 型糖尿病患者经长期应用胰岛素严格控制血糖能减少或延缓微血管并发症。经荟萃分析，2 型糖尿病患者也有类似效果。无论 1 型或 2 型糖尿病患者经长期严格控制血糖可改善血脂，减少动脉粥样硬化的发病率。

第二节　老年人肺源性心脏病

肺源性心脏病（pulmonary heart disease）是指肺组织或肺动脉及其分支的病变，引起肺循环阻力增加，因而发生肺动脉高压，导致右心室增大伴有或不伴有充血性心力衰竭的一组疾病。根据起病的缓急和病程的长短，分为急性和慢性肺源性心脏病（肺心病）。本章节论述慢性肺心病。

慢性肺心病，是指由肺组织、胸廓或肺动脉系统病变引起的肺动脉高压，伴或不伴有右心衰竭的一类疾病。

肺心病在我国是常见病、多发病，平均患病率为 0.48%，病死率在 15% 左右。老年人患病率约 1.6%，占肺心病总体患者的 48.65%，男性 > 女性，仅次于冠心病，占老年人心脏病的第二位。从全国范围看，慢性肺心病的患病率在北方高于南方，寒冷、潮湿地区较温暖地区高，高原地区较平原地区高，农村较城市高，吸烟者较不吸烟者高。

一、病因

1. 支气管肺疾病　其中最常见的为慢性支气管炎、慢性阻塞性肺气肿（以下简称 COPD），占80%~90%，是老年肺心病最主要的病因。其次为支气管扩张、支气管哮喘、重症肺结核、肺尘埃沉着病、弥漫性肺间质纤维化、结节病、嗜酸细胞性肉芽肿、系统性红斑狼疮及肺泡微结石症。

2. 胸廓疾患　较少见。脊柱后侧凸、类风湿脊柱炎，脊柱结核，广泛胸膜增厚粘连，胸廓改形术后，均可影响胸廓运动或造成支气管扭曲变形，影响呼吸道功能。严重地影响气体交换功能和损害肺血管结构后，可诱发肺动脉高压。

3. 肺血管疾病　广泛或反复发作的结节性肺动脉炎，累及肺动脉的变应性肉芽性疾病，广泛或反复发作的肺动脉栓塞等（以及原发性肺动脉高压），由于肺血管结构改变或扩张性下降，诱发肺动脉高压。

4. 神经－肌肉疾病　罕见于脑炎、脊髓灰质炎、吉兰－巴雷综合征、重症肌无力、肌营养不良和肥胖通气不良综合征。由于肺泡通气量不足，肺泡低氧和 CO_2 潴留诱发肺动脉高压。

5. 其他　如原发性肺泡低通气综合征，生活于高原的低氧环境以及饮食或药物诱发的慢性肺动脉高压。

二、发病机制

1. 肺血管器质性改变　肺气肿时，肺泡过度充气膨胀，间隔破裂，融合形成大泡，肺泡壁毛细血管床因而减少。但在早期COPD中，静息肺动脉压力通常是正常的。直到肺毛细血管床破坏几乎达一半时，才有可能发生肺动脉压力明显异常。肺气肿时肺泡内过度充气可产生较高的肺泡压力，压迫肺泡壁毛细血管。此外，气道阻塞时，呼气时相明显延长，也明显影响肺毛细血管血流阻力，形成高肺动脉压力。

2. 低氧和氢离子对肺血管功能的影响　在诱发前毛细血管收缩，引起肺动脉高压的诸多因素中，最重要的是肺泡低氧。低氧性肺血管收缩可发生在很多病理情况下，也可发生在完全健康的肺中。例如，高原居民的肺动脉高压，即是慢性低氧血症引起的。但在病理情况下发生的肺血管收缩往往还伴有高碳酸血症，如病理性肥胖和原发性肺泡低通气。高碳酸血症引起肺血管收缩的机制主要是由于氢离子浓度升高介导的，导致低氧性肺血管收缩加重，大多数发生静息肺动脉高压的 COPD 患者均有低氧血症和高碳酸血症。

3. 神经激素分泌异常　失代偿性肺心病患者常见交感神经活动增加，导致血浆儿茶酚胺水平升高和刺激肾素－血管紧张素－醛固酮系统，引起这些激素水平升高。血管紧张素Ⅱ是肺血管床的强力收缩剂，升高肺动脉压力。交感神经兴奋可收缩肾小动脉，减少肾血流，促进水、钠潴留。此外，高碳酸血症可增加肾小管分泌氢离子，增加钠重吸收，进一步增加血容量，加重肺动脉高压。长期慢性缺氧还可增加红细胞生成素分泌，引起红细胞生成增多，增加肺血流阻力。

4. 右心室失代偿　急性右心室后负荷增加可明显减少右心每搏输出量。慢性肺动脉高压伴相应的右心室做功增加，可引起右心室肥厚。结果，由于右心室室壁肌细胞增厚和核增大，引起右心室重量增加并伴不同程度的间质纤维化。当右心室进一步肥大时，可增加其抵抗高的肺血流阻力，保持正常心排血量的能力。有原发性肺动脉高压、严重二尖瓣狭窄和肺血管疾病的患者的右心室收缩压可明显高于动脉血压。有低氧性肺血管收缩的患者不仅有右心室肥厚而且伴右心室扩张。右心室的正常新月形状被逐渐改变为球形，便于增加每搏做功，但明显增加右心室心肌耗氧，并可因室壁厚度增加影响右心室心肌内膜的冠状血流，导致右心室心肌氧耗需求和供应失衡。当肺泡低氧进行性加重并伴高碳酸血症和酸中毒时，右心室做功可受到进一步损害，导致右心室舒张末期压力严重升高。发生右心室容量超负荷伴右心室扩张，每搏心排血量下降。

三、临床表现

老年肺心病从基础病到肺心病的形成，其病程进展缓慢。患者有各自基础疾病的临床表现，老年人又往往伴有多种疾病，使其临床症状不典型而易误诊、漏诊。可分为代偿与失代偿两个阶段，但其界限有时并不清楚。

1. 功能代偿期　本阶段只有肺动脉高压和右心室肥大，无右心衰竭的临床症状。患者都有慢性咳嗽、咳痰或哮喘史，逐步出现乏力，呼吸困难。体检示明显的肺气肿表现，包括桶状胸、肺部叩诊呈过清音，肝浊音上界下降，心浊音界缩小，甚至消失。听诊呼吸音低，可有干湿性啰音，心音轻，有时只能在剑突下听到。肺动脉瓣区第二心音亢进，剑突下有明显的心脏搏动，使病变累及心脏的表现。颈静脉可有轻度怒张，但静脉压并不明显增高。

2. 功能失代偿期　肺组织损害严重引起缺氧、二氧化碳潴留，可导致呼吸和（或）心力衰竭。呼吸道感染是本病急性加重最主要的诱因。呼吸道感染症状往往不典型。由于老年肺心病患者的呼吸道防御机制减弱，机体免疫力下降，极易发生肺部感染。但临床上往往起病隐匿，常无明显发热，部分患者甚至无咳嗽、咳痰等呼吸道症状，外周血白细胞计数亦可不增高，易延误诊断和治疗。

（1）呼吸衰竭：多见于急性呼吸道感染后。缺氧早期主要表现为发绀、心悸和胸闷等。病变进一步发展时发生低氧血症，可出现各种精神神经障碍症状，称为肺性脑病。

（2）心力衰竭：亦多发生在急性呼吸道感染后，因此常并发有呼吸衰竭，以右心衰竭为主，可出现各种心律失常。此外，由于肺心病是以心、肺病变为基础的多脏器受损害的疾病，因此在重症患者中，可有肾功能不全、弥散性血管内凝血、肾上腺皮质功能减退所致面颊色素沉着等表现。

四、实验室检查

1. 血液检查　红细胞计数和血红蛋白增高，血细胞比容正常或偏高，全血黏度、血浆黏度和血小板黏附率及聚集率常增高，红细胞电泳时间延长，红细胞沉降率一般偏快。在心力衰竭期，可有丙氨酸转氨酶和血尿素氮、肌酐、血及尿微球蛋白、血浆肾素活性、血浆血管紧张素Ⅱ含量增高等肝肾功能受损表现。并发呼吸道感染时，可有白细胞计数增高。动脉血氧饱和度常低于正常，二氧化碳分压高于正常，以呼吸衰竭时显著。在呼吸衰竭不同阶段可出现高钾、低钠、低钾或低氯、低钙、低镁等变化。在老年患者需动态观察，以指导治疗。

2. 痰细菌培养　旨在指导抗生素的应用。

3. X 线检查

（1）胸部 X 线改变：原发病为慢性支气管炎肺气肿时，可表现为肺透亮度增加，肋间隙增宽，膈肌低平；原发病为支气管扩张时，可见肺纹理增强紊乱，呈卷发状阴影，但大多数患者见不到这种改变，需要薄层 CT 才能实现。胸部 X 线对胸廓畸形的诊断具有特殊意义，除证明有无脊柱和胸廓畸形外，还能发现病变的程度、范围。

（2）心血管 X 线改变：胸部 X 线可发现肺动脉段不同程度突出，右前斜位可见圆锥部高 ≥ 7mm，肺动脉主干分支扩大，使肺门阴影增深，搏动增强和肺外周血管影变细。这些变化随肺动脉压升高的程度而逐渐变得显著，如果右下肺动脉主干直径 ≥ 15mm，与气管横径比值 ≥ 1.07 或经动态观察较原直径增加 2mm 以上，即可认为肥大。慢性肺心病常有右心肥大，但如果原发病为肺气肿，即使有右心肥大，在心脏功能代偿期也很难从 X 线上发现这一改变。如见到肺动脉段突出，心尖翘起及在右前斜位中见到右心室肺动脉圆锥处较突出，可怀疑右心室肥大。心力衰竭严重时可见右心明显增大，心影向两侧膨出心尖翘起，偶见左心室增大。心力衰竭控制后，心影可回缩至原来大小。

4. 心电图和心向量图检查　右心室肥大和（或）右心房肥大是肺心病心电图的特征性改变。急性发作期由于缺氧、酸中毒、碱中毒、电解质紊乱等可引起 ST 段与 T 波改变和各种心律失常。当解除诱因，病情缓解后常可有所恢复及心律失常等消失。常见改变为：额向 P 波电轴右偏，Ⅱ、Ⅲ、aVF 导联中 P 波高尖，呈“肺性 P 波”。常见肢导联低电压、顺时针转位。有时电轴极度右偏，呈 SⅠ、SⅡ、SⅢ的电轴右偏假象，右胸导联出现高 R 波，V_5 呈深 S 波，显示右心室肥大。重度肺气肿患者如心电图从正常转至出现不全性右束支传导阻滞，往往表示有右心负荷过重。极少数患者有左心室肥大的心电图改变，可能系并发高血压、冠心病所致，可出现各类心律失常。心向量图的改变也随右心室病变的严重程度而变化，特征性改变为 QRS 具有大的向后、向右和向上或向下的晚期平均瞬间向量。

5. 超声心动图检查　可显示肺总动脉舒张期内径明显增大，右肺动脉内径增大，右心室流出道增宽伴舒张末期内径增大，右心室内径增大和右心室前壁和室间隔厚度增加，搏动幅度增强。多普勒超声心动图显示三尖瓣反流及右心室收缩压增高，多平面经食管三维超声心动图可显示右心室功能射血分数下降。

6. 肺功能检查　在心肺功能衰竭期不宜进行本检查，症状缓解期中可考虑测定。患者均有通气和换气功能障碍。表现为时间肺活量及最大通气量减少，残气量增加。此外，肺阻抗血流图及其微分图的检查在一定程度上能反映机体内肺血流容积改变，了解肺循环血流动力学变化、肺动脉压力大小和右心功能；核素心血管造影有助于了解右心功能；肺灌注扫描如肺上部血流增加、下部减少，则提示有肺动脉高压存在。

7. 右心导管检查　是判断肺动脉高压的金指标，可直接获得准确、可靠的血液动力学资料，平均肺动脉压 >20mmHg 即可诊断肺动脉高压。但此检查是创伤性检查，而且由于右心室形状的易变性和不规则，即使在正常人要测量右心室功能和腔容量也是很困难的，因此一般不作为老年慢性肺心病的常规检查。

8. 放射性核素检查　用定量首次通过放射性心血管造影，可帮助判断右心室功能和射学分数异常。右心室射血分数下降是肺心病的最早征象。铊 -201 心肌灌注显像有助于显示右心室游离壁的厚度。肺动脉高压时肺灌注扫描示肺上部血流增加，下部减少。但核素检查费用昂贵。

五、诊断与诊断标准

1. 诊断　本病由慢性广泛性肺、胸疾病发展而来，呼吸和循环系统的症状常混杂出现，故早期诊断比较困难。一般认为凡有慢性广泛性肺、胸疾病患者，一旦发现有肺动脉高压、右心室增大而同时排除了引起右心室增大的其他心脏疾病可能时，即可诊断为本病。肺动脉高压和右心室增大是肺心病早期诊断的关键。

2. 诊断标准　①存在肺动脉高压相关病因。②查体时发现肺动脉高压和（或）右心衰竭的症状体征。③胸部 X 线检查提示肺动脉高压和（或）右心肥大依据。④心电图检查提示肺动脉高压和（或）右心肥大依据。⑤超声心动图检查提示肺动脉高压和（或）右心肥大依据。⑥心向量图检查提示肺动脉高压和（或）右心肥大依据。⑦放射性核素检查肺灌注扫描肺上部血流增加下部减少，提示可能有肺动脉高压。

六、鉴别诊断

1. 风湿性心脏病　对肺心病患者进行体检时，可在心尖区闻及吹风样收缩期杂音，有时可向心尖部传导。加上右心肥大、肺动脉高压等表现，易于与风湿性瓣膜病相混。但风湿性心脏病患者多年龄较轻，并有特征性瓣膜杂音，并常有左心房增大，心房颤动，发生心力衰竭时，发绀属周围性，动脉血氧饱和度可正常，静脉血氧饱和度多明显降低，造成动、静脉差别增大。肺心病患者年龄多在中年以上，有长期的咳嗽、咳痰、进行性气急病史，体检和胸部影像学检查可发现明显的肺气肿表现。发生心力衰竭时多伴有呼吸衰竭，表现为动脉血氧分压、氧饱和度降低和 CO_2 潴留。

2. 发绀型先天性心脏病　肺心病患者伴有胸廓畸形和明显发绀时，需与各种发绀型先天性心脏病鉴别。但发绀型先天性心脏病多有特征性心脏杂音，明显的杵状指（趾），且不伴有肺气肿。原有左右分流的先天性心脏病患者，幼年未进行手术治疗，以后发生肺动脉高压右至左分流综合征时，可出现发绀型右心室肥大和右心衰竭，但无肺气肿，却有相应的先天性心脏病病史。体检时可听到相应的心脏杂音，胸部 X 线、心电图均可发现明显的肺动脉高压和右心肥大，心脏超声可发现右至左分流。

3. 冠状动脉粥样硬化性心脏病　本病与肺心病，均多见于老年人，均可引起心脏增大，心律失常和心力衰竭。而且少数肺心病患者心电图胸部导联心室波呈 QS 型，类似前壁心肌梗死，如果 QRS 电轴呈左偏假象时，类似左束支前分支阻滞。但肺心病患者没有典型心绞痛或心肌梗死的临床表现，却有呼吸系统病史和肺气肿体征，病情改善尤其是心力衰竭纠正后，上述的心电图变化多减轻或消失。很少见到明显的 ST 段和 T 波改变。但冠心病患者也可在左心衰后发生右心衰竭，并伴有发绀，还可并发老年性肺气肿。近年来的尸检资料也发现肺心病和冠心病可同时存在。老年慢性肺心病患者有以下表现时应考虑并发冠心病：①有典型心绞痛发作或夜间阵发性呼吸困难或能除外其他非心脏原因所致急性肺水肿者。②心电图表现为急性或陈旧性心肌梗死（除外酷似心肌梗死或其他原因引起者）。③左束支阻滞、左前半分支阻滞或二度以上房室传导阻滞，左心室肥厚劳损能除外高血压引起者。④感染及低氧血症控制后心房颤动持续存在不消失而难以用其他原因解释者。⑤X 线胸片呈二尖瓣型心脏改变，但能除外高血压性心脏病、风湿性心脏病引起者。⑥心浊音界向左下扩大而能除外高血压、心肌病者。

七、并发症

1. 酸碱失衡及电解质紊乱　老年肺心病最常见的并发症是酸碱平衡失调和电解质紊乱。老年人由于增龄性改变和慢性疾病的影响，心、肾、肺、酸碱缓冲系统及神经内分泌代偿能力低下，容易发生水潴留、低钠血症、低钾血症及各种酸碱失衡。主要与低氧血症和高碳酸血症有关。这使呼吸衰竭、心力衰竭、心律失常的病情更为恶化。应对电解质和酸碱度进行监测，及时采取治疗措施。

2. 心律失常　老年慢性肺心病患者心律失常发生率可高达 26%~46%，主要表现为多发房性期前收缩和心房颤动。这可能与老年冠状动脉粥样硬化、心脏传导系统老化（纤维退变）以及长期缺氧、反复感染和电解质紊乱等因素有关。但其心律失常多数是暂时性的，常随着原发病的改善特别是缺氧的纠正减少或消失。少数病例由于急性严重心肌缺氧，可出现心室颤动以至心跳骤停。

3. 上消化道出血　严重缺氧时，胃肠道黏膜屏障功能损害，导致胃肠道黏膜充血水肿、糜烂渗血或应激性溃疡，引起上消化道出血。

4. 休克　肺心病休克并不多见，一旦发生，预后不良。发生原因有：①感染中毒性休克。②失血性休克，多由消化道出血引起。③心源性休克，严重心力衰竭或心律失常所致。

5. 多器官功能不全　老年人随年龄增长各器官功能逐渐减退，有的甚至濒临失代偿的边缘状态，一旦出现诱因，容易发生多器官功能不全。国内报道慢性肺心病并发多器官功能衰竭达 40%~75%。感染是最主要诱因，特别是革兰阴性细菌感染，这与革兰阴性细菌内毒素直接损害各器官功能，引起组织低灌注、缺氧、缺血、微血栓形成或免疫复合物沉积在各器官内皮上有关，其中以心力衰竭和呼吸衰竭多见，肾、脑损害次之，肝、胃、肠损害相对较少。慢性肺心病并多器官功能衰竭的病死率明显增高，国内报道为 33.4%~77.8%，累及的器官损害越多，病死率越高。

6. 肺性脑病　由于呼吸衰竭所致缺氧、二氧化碳潴留而引起精神障碍、神经系统症状的综合征，是老年肺心病死亡的首要原因。国内报道发生率为 1.0%~34.3%，这与缺氧、二氧化碳潴留、低渗性脑病、代谢性碱中毒、脑动脉硬化等有关。表现为失眠、淡漠、烦躁、嗜睡、昏迷，甚至偏瘫、抽搐等。

八、治疗

肺心病是原发于重症胸、肺、肺血管等基础疾病的晚期并发症。对老年肺心病患者，应针对缓解期和急性期分别加以处理。呼吸道感染是发生呼吸衰竭的常见诱因，故需积极予以控制。

1. 缓解期治疗　是防止肺心病发展的关键。可采用：①冷水擦身和膈式呼吸及缩唇呼气以改善肺脏通气等耐寒及康复训练。实践证明，长期实施此法可以改善肺心病患者的呼吸功能，有助于体内二氧化碳的排出，具体方法为：吸气时令气体从鼻孔进入，呼气时缩口唇呈吹口哨状，让气体均匀自双唇逸出，吸气与呼气的时间比为 1 ∶ 2，指导患者每天练习 3~4 次，每次 10min。②镇咳、祛痰、平喘和抗感染等对症治疗。③提高机体免疫力药物如核酸酪素、卡介苗注射液肌内注射等。④中医中药治疗，宜扶正固本；活血化瘀，以提高机体免疫力，改善肺循环情况。

2. 急性期治疗

（1）控制呼吸道感染：呼吸道感染是老年肺心病患者发生呼吸衰竭和心力衰竭的常见诱因，故需积极应用药物予以控制。目前主张联合用药。应早期、足量使用抗生素。宜根据痰培养和致病菌对药物敏感的测定选用抗生素。除需考虑病原微生物和抗生素的特性外，还需考虑老年患者的年龄及肝、肾功能状态选用抗生素。在还没有痰细菌培养结果前，应根据感染的环境及痰涂片革兰染色结果经验性选用抗菌药物，一般首选能兼顾革兰阳性、阴性细菌的广谱、强效抗生素，之后再根据临床疗效及痰细菌培养、药物敏感试验结果调整用药。

对于社区获得性呼吸道感染，青霉素类、大环内酯类仍常被选用，此外尚可选择第一代或第二代头孢菌素治疗；革兰阳性球菌感染的用药同上，对 β 内酰胺类抗生素耐药的革兰阳性菌，可选用 β 内酰胺类与酶抑制剂联合的抗生素；对耐甲氧西林金黄色葡萄球菌 MRSA）和表皮葡萄球菌（MRSE）感染者，要考虑使用万古霉素或去甲万古霉素治疗。

对于医院内获得性呼吸道感染，因其以革兰阴性细菌感染为主，且相当部分为复合细菌感染，因此，常选用第二、三、四代头孢菌素、新一代喹诺酮类、β 内酰胺酶抑制剂复合制剂、青霉素类和氧头孢烯类。选用广谱抗菌药物时必须注意可能继发的真菌感染。

（2）通畅呼吸道：在氧疗和改善通气之前，必须采取各种措施，使呼吸道保持通畅。首先要注意清除口咽部分泌物或胃内反流物，要预防呕吐物反流至气管。老年人口咽反应迟钝，摄水量少，痰黏稠，且久病体弱而无力咳痰，痰液贮留妨碍通气可引起或加重呼吸困难。应鼓励患者多饮水，经常变换体位和主动咳嗽，无力咳痰者可在咳嗽时帮助拍背以利排痰；可加用祛痰剂如氨溴索、乙酰半胱氨酸、溴己新，或超声雾化湿化气道；对咳嗽反射尚存，但上呼吸道痰液阻塞，严重影响通气者可做环甲膜穿刺，留置导管，注入生理盐水或 2% 碳酸氢钠以强烈刺激气管产生有效咳嗽排痰；对意识不清者可以多侧孔导管经鼻腔送入咽喉部刺激咳嗽并吸痰，无效时则应及时建立人工气道，经气管导管定期吸痰。对有支气管痉挛的患者，要积极治疗。

1）雾化吸入选择性 β_2 受体兴奋剂：因其对 β_1 受体兴奋所产生的心血管不良反应较轻，故老年患者较为适用。常用（长效）等；吸入制剂有沙丁胺醇气雾剂、特布他林气雾剂、沙美特罗气雾剂（长效）、福美特罗气雾剂（长效）等。近年来特布他林都保、奥克斯都保的问世，为难以正确掌握气雾剂使用的老年患者带来了用药的方便。

2）茶碱类药物（磷酸二酯酶抑制剂）：对近期未曾应用该类药物者，可首先给予氨茶碱 2~3mg/kg 稀释后于 20min 左右静脉滴注作为负荷量，随后以 0.5~1.0mg/（kg·h）的速度连续静脉滴注维持，轻症可用口服制剂。当氨茶碱血浆浓度 <20mg/L 时无不良反应，20~30mg/L 时常有胃肠道不适、头痛、心悸和神经兴奋性增加，30~40mg/L 时可出现抽搐、昏迷，>40mg/L 时可发生心律失常。因此，老年患者长期使用氨茶碱应定期测定其血浆药物浓度，作为调整剂量的依据，一般每天剂量不宜超过 600mg，在有心、肺、肝、肾功能不全时尤易发生中毒。

3）皮质激素：应严格掌握使用指征，只在气道阻塞具有逆转可能时考虑使用，如应用 β_2 受体兴奋剂后一秒钟用力呼气量（FEV_1）较用药前增加≥ 15%，或痰及周围血嗜酸性粒细胞计数增高者。慢性肺心病缓解期应立足于皮质激素的吸入治疗，如二丙酸倍氯米松气雾剂、氟替卡松吸入剂（长效），应注意用该类药后漱口以防止咽喉部真菌感染。慢性肺心病急性发作期伴呼吸衰竭的 COPD 患者，则需静脉滴注琥珀酸氢化可的松或甲泼尼龙，因其疗效出现较晚（用药后 6h 左右），故不可盲目增加剂量；用药超过 5d，则需逐渐减量，以免因骤然停药引起老年人肾上腺皮质功能减退甚至肾上腺危象的发生。

（3）氧疗：是通过增加吸入氧浓度，从而提高肺泡内氧分压，提高动脉血氧分压和血氧饱和度，增加可利用氧的方法。要求做到既能纠正缺氧，又能防止因吸氧不当而导致 CO_2 潴留，要争取在较短时间内使动脉血氧分压（PaO_2）上升至 60mmHg 以上，血氧饱和度（SaO_2）升至 85%~90% 左右。对于以 COPD 为基础疾病者应采用控制性低浓度给氧，如以 1~2L/min 的氧流量经鼻导管给予，或从 25% 氧浓度开始经面罩吸入；对于Ⅰ型呼吸衰竭患者，例如以弥漫性肺间质纤维化为基础疾病的慢性肺心病患者，可采用非控制性较高浓度给氧（即吸入氧浓度不加限制），一般氧浓度多在 50% 左右，但如 24h 持续吸氧，则不宜超过 50%，以免发生氧中毒性肺损伤。研究表明，长期氧疗（指每天吸氧持续 15h 以上，使 PaO_2>60mmHg 是改善 COPD 所致慢性肺心病预后的最行之有效的治疗。

（4）控制心力衰竭：轻度心力衰竭给予吸氧，改善呼吸功能，控制呼吸道感染后，症状可减轻或消失。较重者加用利尿剂亦能较快予以控制。老年肺心病患者出现心力衰竭，有时虽经积极控制感染、改善呼吸功能后仍效果不佳，可适当选用利尿剂及强心剂。

1）利尿剂：一般以间歇、小量呋塞米及螺内酯交替使用为妥，目的为降低心脏前、后负荷，增加心排血量，降低心腔充填压，减轻呼吸困难。使用时应注意到可引起血液浓缩，使痰液黏稠，加重气道阻塞；电解质紊乱尤其是低钾、低氯、低镁和碱中毒，诱致难治性水肿和心律失常。若需长时间使用利尿剂，可合用有保钾作用的血管紧张素转换酶抑制剂，如卡托普利、培哚普利等以避免肾素分泌增加，血管痉挛增强利尿作用。

2）正性肌力药物：在呼吸功能未改善前，洋地黄类药物疗效差，且老年慢性肺心病患者肝、肾功能差，因此，用量宜小，否则极易发生毒性反应，出现心律失常。急性加重期以静脉注射毛花苷丙或毒毛花苷K为宜，见效快，可避免在体内蓄积。剂量以常规剂量的1/3~1/2为宜。用药前应注意纠正缺氧，防治低钾血症，以免发生药物毒性反应。低氧血症、感染等均可使心率增快，故不宜以心率作为衡量洋地黄药物的应用和疗效的考核指征。

3）血管扩张剂：除减轻心脏的前、后负荷，还可扩张肺血管，降低肺动脉压，提高右心功能、增加回心血量和心排血量、降低体循环阻力和左心室舒张压、改善冠状动脉血流量和营养心肌等功能，老年慢性肺心病患者常常使用，但应注意这些药物在扩张肺血管的同时可使 PaO_2 下降，应动态监测，选择好药物和剂量。常用药物为酚妥拉明、硝普钠、硝酸异山梨酯、硝苯地平、多巴胺和多巴酚丁胺、卡托普利等，应从小剂量开始。使用时应注意监测血压，防止下降太多。

（5）控制心律失常。除常规处理外，需注意治疗病因，包括控制感染、纠正缺氧、纠正酸碱和电解质平衡失调等。病因消除后心律失常往往会自行消失。此外，应用抗心律失常药物时还要避免应用普萘洛尔等 β 受体阻滞剂，以免引起支气管痉挛。

（6）营养疗法：肺心病多数有营养不良（约占60%~80%），营养不良进一步降低呼吸肌强度，损害通气功能和削弱免疫功能，即营养不良与呼吸肌疲劳、感染三者常互为因果，并形成恶性循环。合理、有效的营养支持治疗可明显增强呼吸肌力及免疫功能改善，提高机体抗病能力。对于老年慢性肺心病患者，最理想的营养模式是胃肠内营养支持。一旦确定经口自然进食的量不足时，即应给予口服肠内营养配方补充营养；对于某些危重患者，需要给予完全的肠内营养支持；对于胃肠道无消化吸收功能的患者，才考虑采用静脉营养支持途径。总热能供应量为每天25~30kcal/kg不等，依据静息能量消耗及应激程度而定，要注意各种营养素的量及其配比。糖类供应量不宜过高（一般≤60%），过多 CO_2 生成会增加呼吸负荷，加重高碳酸血症；摄入蛋白质要适量，一般每天供应量为1.0~1.5g/kg；脂肪供应量占总热量的30%~40%，但如患者因病情需要静脉输注脂肪乳，则其中的长链脂肪酸可能损害肺部网状内皮的清除功能，从胃肠内途径补充脂肪则无此不良反应；各种维生素、微量元素、矿物质按需补充。

（7）并发症的处理：老年肺心病患者并发症甚多，并发三四个器官衰竭者病死率分别为>50%和>90%，应积极预防并发症发生，包括酸碱与电解质平衡失调、心律失常、上消化道出血、肾功能不全、肺性脑病、弥散性血管内凝血等。一旦发生，应早期治疗。

（8）中医治疗：肺心病急性发作期表现为本虚证实，病情多变，治疗应按急则治标、标本兼治的原则。中西医结合治疗是一种很好的治疗途径。

九、预后及预防

老年肺心病多在冬季由于呼吸道感染而导致呼吸衰竭和心力衰竭，病死率较高。主要死因依次为肺性脑病、呼吸衰竭、心力衰竭、休克、消化道出血、弥散性血管内凝血、全身衰竭等。本病病程中多数环节是可逆的，因此，积极控制感染、宣传戒烟、治理环境污染，以减少自由基的生成，并通过饮食中添加高抗氧化效能的食物及服用某些抗氧化剂来相应地提高抗氧化系统的功能，这些对保护肺心病患者的肺功能有重要意义。对已发生肺心病的患者，应针对病情发展分别加以处理，通过适当治疗，心肺功能都可有一定程度的恢复。

第十一章

急性冠状动脉综合征的介入治疗

第一节　急性 ST 抬高的心肌梗死的 PCI 治疗策略

急性 ST 段抬高型心肌梗死（STEMI）的主要病理生理机制为冠状动脉粥样硬化斑块的破裂或内皮侵蚀合并闭塞性血栓形成，导致冠状动脉前向血流的完全中断。因此，STEMI 治疗的重点是尽快恢复闭塞冠状动脉的前向血流，目前主要的治疗手段有静脉溶栓、PCI 和 CABG 等方法，以期达到尽快开通闭塞的相关冠状动脉，挽救濒死心肌细胞，缩小心肌梗死的面积，对于降低 STEMI 的病死率等主要心血管事件是至关重要的。本节主要叙述 PCI 技术在 STEMI 治疗中的运用。PCI 技术在心肌血流重建术中具有创伤性小、并发症较少、患者恢复快、住院时间短、可反复操作、效果确切且患者乐于接受等优点，临床最早应用的是单纯 PTCA 术，随着术者经验的积累、介入器材和科技的进步，随后出现了经皮冠状动脉内旋切术、旋磨术、激光成形术、冠状动脉内支架（包括金属裸支架和药物洗脱支架）置入术。STEMI 患者的发病时间和就诊时间及其他临床和非临床的因素的差异，临床上实施 PCI 的时机也不同，根据 PCI 治疗的时间和时机大致可分为直接 PCI、易化 PCI、转运 PCI、延迟 PCI、补救性 PCI、择期 PCI 等。大量的循证医学研究表明直接 PCI 和补救性 PCI 的疗效现已明确，而转运 PCI 和易化 PCI 对 STEMI 的确切疗效目前仍未有定论。下面对各种 PCI 的治疗情况做一说明。

一、急性 ST 段抬高的心肌梗死的危险分层

危险分层是 ACS 治疗中的一个重要组成部分，它贯穿了从最初疑诊、收治入住 CCU 病房及出院后的随访等全过程。STEMI 患者进行危险分层不仅对于制定治疗方案而且对于预后的评估等有重要的意义。对于急性胸痛患者的最初疑诊，根据临床表现及辅助检查（主要是心电图）等进行危险评分，可尽快判断是否发生急性心肌梗死。

而对于已经确诊的 STEMI 患者进行积极的危险评分可决定是否行 PCI 治疗及采取 PCI 治疗的具体方式，ACC/AHA 和 ESC 的指南中建议根据下列特点决定是否行血运重建治疗：①是否在治疗时间窗内，一般情况下 PCI 应在症状出现 12h 内尽早进行；②患者是否仍有缺血症状；③患者有无心衰的临床表现；④患者有无血流动力学不稳定或电不稳定的临床表现，如心源性休克、持续性室速等；⑤综合评估血运重建治疗的风险。对于未接受冠状动脉造影和血运重建的患者需要进一步危险分层，选择高危的患者接受冠状动脉造影检查，对于合适的病变进行 PCI 或 CABG。其中通过对左室射血分数（LVEF）进行危险分层很重要，ACC/AHA 指南建议所有 LVEF<40%（ESC 指南为 35%）的患者，均应接受冠状动脉造影。LVEF ≥ 40% 的患者，则需要进一步进行危险分层，高危的患者需要接受冠状动脉造影。对于已行血运重建治疗的 STEMI 患者，进行积极的危险分层有待于评价患者术后住院期间和出院后一段时间内并发症的发生率、死亡率及患者生存质量的评估。TIMI 危险积分将不同的危险因素设为不同的得分值，总分 14 分且得分值与死亡率呈正相关，可准确预测死亡风险，它能很好预测接受再灌注治疗（PCI 或溶栓）患者的预后，但对于没有接受再灌注治疗的患者，该评分则低估了死亡率。

另外，临床上还有其他使用较少的危险分层方法，如 GUSTO 危险分层方法加用了左室射血分数这

个相对客观的指标，但因其各项评分的计算较复杂，不易应用于临床。CCP 评分主要研究对象是≥ 65 岁（平均 76.8 岁）的患者，CCP 评分应用于老年人的 STEMI 患者是有一定意义，但是其应用于总体人群的普遍意义相对较差。Zwolle 危险评分是针对 STEMI 病人介入治疗后的预后而制定的，该研究显示评分≤ 3 分者为低危患者，其 2 ～ 10 天的死亡率仅为 0.20%，而且接受介入治疗的 STEMI 患者有 73.4% 为低危患者，同时该研究也指出接受介入治疗的 STEMI 患者可以安全的更早出院，从而减少住院费用。2004 年发表的 PAMI 积分方法来自于大规模临床试验，也是针对接受 PCI 治疗的 STEII 患者制定的不同的危险因素（分值不同），其中年龄、Killip 分级、心率 >100 次 / 分、糖尿病、前壁心肌梗死及完全性左束支传导阻滞为独立预测因素，PAMI 积分值对出院前、1 个月、6 个月和 1 年的死亡率均有较好的预测价值。因此，该积分方法可用于早期确定为高危患者并选择介入治疗，且可对出院前的患者进行危险评价，高危的患者干预其危险因素；特别需要说明的是，低危的患者并不一定冠状动脉病变不重，而只是在此次发病过程中导致的临床表现不严重。因此，对于这一部分患者需要进行（运动或药物）负荷试验，评价冠状动脉病变导致的缺血严重程度。ESC 指南建议如负荷试验提示大范围心肌缺血（超过存活心肌的 50%），则需要接受进一步冠状动脉造影评价。对于范围较小的缺血心肌（不超过存活心肌的 20%，特别是在梗死区域内的）可选择药物治疗。对于缺血范围介于二者之间的患者，是否需要冠状动脉造影检查则取决于患者的症状。经充分的药物治疗不能控制心绞痛症状者，需要接受冠状动脉造影检查，并对导致症状的血管进行介入治疗。CADILLAC 评分也是针对接受 PCI 治疗的 STEMI 患者制定的，研究终点为发病后 1 年的死亡率，评分指标将临床症状与冠状动脉造影结果相结合，而且也加入了对左室功能的评价，得到了预期的有意义的结果。

另外，对 STEMI 患者还应评估因恶性心律失常导致猝死的风险，猝死高危的患者需植入埋藏式自动除颤器（ICD）。ACC/AHA 2004 年 STEMI 指南建议：如果患者有自发的心室颤动或发病 48 小时后与短暂缺血无关的导致血流动力学不稳定的持续性室速，则是植入 ICD 的工类适应证（证据等级 A）。

二、急性 ST 段抬高的心肌梗死的治疗策略

（一）直接 PCI 治疗

直接 PCI 是指在 STEMI 患者发病、出现胸痛或其他症状的 12 小时内对梗死相关血管进行干预的 PCI 治疗方法。若 STEMI 患者发病已超过 12 小时，但仍有胸痛症状者亦可进行直接 PCI 治疗。目前，溶栓治疗虽简单易行，但这种方法的再灌注不够充分，再梗死率高，脑出血的发生率高且患者难以接受。而 PCI 弥补了溶栓的上述缺陷，即刻闭塞相关血管的开通率在 95% 以上，且冠状动脉再闭塞率低，使缺血的心肌组织得到了充分的血流灌注。对溶栓有禁忌证的 STEMI 患者则更应该行直接 PCI 治疗。临床实验证明直接 PCI 患者与药物静脉溶栓患者相比，出院时或者 30 天时死亡相对危险性降低 34%、绝对危险性降低 21%。一项包括 7739 例 23 个随机对照研究的荟萃分析显示，直接 PCI 能更显著降低总体短期死亡率（7% 比 9%，P=0.0002），非致死性再发心肌梗死（3% 比 7%，P<0.0001）和脑卒中（1% 比 2%，P=0. 0004），死亡、再梗死和脑卒中的复合终点事件分别为 8% 比 14%（P<0.0001）。长期随访结果直接 PCI 依然显著优于溶栓治疗，且其结果不受溶栓剂种类的影响。

虽然直接 PCI 是 STEMI 首选的治疗方法，然而目前直接 PCI 的实施并不是很容易的，受患者的情况及患者就诊地的医疗情况（医疗技术及医疗设施等）的多种因素的影响，这些因素影响了直接 PCI 的实施及其疗效。Zijlstra 等分析了在不同时间延误下直接 PCI 与溶栓治疗的效果，结果表明，溶栓治疗效果呈时间依赖性，2 小时以后其效果减弱并有较高的病死率；而直接 PCI 的治疗时间延误效应仅在不超过 60 分钟情况下才出现；如果症状发作后 2 ～ 3 小时行 PCI，则时间延误不再影响死亡率。急性心肌梗死合并心源性休克最主要的原因是患者大面积的心肌坏死所致的急性左心室功能障碍，急诊应用直接 PCI 疗效较佳，可明显降低患者住院期间的病死率。

在目前的药物洗脱支架时代，直接 PCI 在降低主要心血管事件方面仍然起着重要的作用，大量的研究结果显示了药物洗脱支架用于 STEMI 的安全性和有效性。96 例 STEI 行 PCI 并置入雷帕霉素支架，术后 TIMI 血流 3 级者为 93.3%，住院病死率为 6.2%，6 个月时，70% 造影随访无早期或晚期血栓形成、

无造影再狭窄。Lemos 研究表明药物洗脱支架不增加 STEMI 行直接 PCI 患者的支架内血栓的危险，同时能够有效减少远期不良事件的发生率。Cheneau 等的试验研究提示药物洗脱支架主要通过减少再次血管重建改善长期结果。

（二）易化 PCI 治疗

时间是选择再灌注治疗方式的极为重要的因素，直接 PCI 使闭塞的冠状动脉血流恢复更加完全和可靠，但并不是每个医院均有条件进行，即使在美国也仅有 20% 的医院具有心导管室设备，大规模注册研究显示，仅有 8% 的患者能在发病 2 小时内接受直接 PCI 的治疗，从而降低了这种方法的时效性。此外，直接 PCI 术中梗死相关血管的无复流现象亦不同程度地降低了这种方法的益处。为了发挥溶栓和直接 PCI 两种方法的优势并克服各自的局限性，有人提出了易化 PCI 的概念，希望联合药物和机械的方式使梗死相关血管再通以获得更大的益处。易化 PCI 是指首先有计划地给予减量的溶栓治疗和血小板 GP Ⅱ b/ Ⅲ a 受体抑制剂等抗栓治疗，然后再行 PCI。根据是否联合血小板 GP Ⅱ b/ Ⅲ a 受体抑制剂可细分为：①溶栓易化 PC；②血小板 GP Ⅱ b/ Ⅲ a 受体抑制剂易化 PCI；③溶栓联合血小板 GP Ⅱ b/ Ⅲ a 受体抑制剂易化 PCI。需要说明的是，不论是哪种易化 PCI，PCI 治疗不受溶栓时间的限制。

目前对易化 PCI 的研究较多，但所得出的结果却不同。早期的试验研究表明，如果直接 PCI 在时间上延误 2 小时，直接 PCI 的益处几乎被抵消，所以认为联合使用溶栓药物之后再进行 PCI 治疗可能有以下的益处：①更优的价格一效应比；②患者到导管室后可能病情更稳定；③减少不必要的导管室操作；④更好的心肌梗死溶栓后血流分级及微循环的灌注率。也有研究表明立即介入组较延迟治疗组和保守治疗组有更高的 CABG 率，在立即介入治疗组中累计 PTCA 操作的比例更高，因此认为保守治疗方案是一个很好的选择。然而随着新一代的抗血小板制剂的使用，以及 PCI 技术的不断完善、介入器材的逐步改进，溶栓联合 PCI 治疗情况又是如何呢？ ROSS 等研究结果表明溶栓联合 PCI 治疗可以有更高的早期（在到达导管室之前）血管开通率，是保护左室功能的重要因素，并且没有增加不良反应。SPEED 研究则对比评价了小剂量溶栓治疗、阿昔单抗及早期介入治疗的三联治疗对于 STEMI 患者的疗效和安全性，结论：联合溶栓、阿昔单抗及 PCI 治疗组的结果均优于单用 r–tPA 治疗组，而以半量 r–tPA+ 阿昔单抗 +PCI 组的疗效为最佳，且这种药物再灌注和机械再灌注的联合治疗不增加出血并发症的发生机会，这一试验奠定了易化或联合 PCI 在 STEMI 再灌注治疗中的优势地位。然而，下面的几个重要试验则得出了不同甚至相反的结论：Svensson 等研究了使用阿昔单抗进行易化 PCI 的研究，在 30 天的死亡、脑卒中、再梗死等联合终点的发生率在溶栓组和介入治疗组无显著性差异，甚至 PCI 后梗死相关血管的血流通畅程度更好 oKeeley 等对直接 PCI 和易化 PCI 疗效的 17 项临床试验进行了荟萃分析，结果显示，虽然易化 PCI 组冠状动脉血流在术后立即达到 TIMI 血流 3 级者多于直接 PCI 组，但两组最终冠状动脉血流达到 TIMI 血流 3 级者的比例相似；与直接 PCI 组相比，易化 PCI 组的近期死亡率较高（5% 比 3%），非致死性心肌梗死率较高（3% 比 2%），梗死相关血管的紧急血运重建率较高（4% 比 1%），大出血率也较高（7% 比 5%）。提前终止的 ASSENT–4 PCI 研究是比利时 Gasthuisberg 大学医院 van deWerf 等发起，拟入选 4000 例患者，因提前结束实际入选人数只有 1667 人，试验的阶段性结果显示：替奈替普酶和 PCI 治疗组 30 天内患者的死亡率明显高于单纯 PCI 治疗组，住院病死率（6% 比 3%，P=0.0105）和主要终点（90 天死亡、充血性心力衰竭或休克 19% 比 13%，P=0.0045）均显著增加，住院期间脑卒中显著增加。但是进一步分析发现：ASSENT–4 PCI 临床试验在去除了患者年龄、性别等干扰因素后，两组患者的死亡率并无统计学差异，因此易化 PCI 治疗组患者死亡率相对较高的原因可能与该组患者中女性和老年患者较多有关，无论如何，ASSENT–4 PCI 试验至少说明易化 PCI 与单纯 PCI 相比并没有取得更好的临床效果。

总之，易化 PCI 的临床疗效目前倾向于不如直接 PCI，STEMI 易化 PCI 的荟萃分析提示易化 PCI 增加初始 TIMI 血流 3 级的 2 倍，但远期随访易化 PCI 组的死亡率、再梗死发生率以及紧急靶血管重建率显著增加，不良事件的增加主要见于溶栓治疗基础上的 PCI。易化 PCI 对于 STEMI 并无额外的益处，应避免使用，特别是溶栓易化 PCI。

（三）转运 PCI

转运 PCI 是指将 STEMI 患者从不具备施行 PCI 条件的初诊医院转往具备施行 PCI 条件的医院立即行 PCI 治疗的一种措施。目前的荟萃分析表明，转运 PCI 优于溶栓治疗，但转运的最佳时机的把握还有待进一步的探讨，一般来说，在 STEMI 患者发病的 3 ~ 12 小时行转运 PCI 较为合适，转运过程中时间也不应太长，2 小时内为宜。多数文献报道显示，STEMI 患者行转运 PCI 的临床疗效仍优于溶栓治疗的疗效，表现为病死率和脑卒中的发生率降低，心肌梗死面积减少，但在 STEMI 发病 3 小时以内，若无溶栓禁忌证，则不主张行转运 PCI。因为，此时行溶栓治疗的血管再通率也较高，其临床疗效与行直接 PCI 疗效相当。PRAGUE 试验比较了无 PCI 设备的医疗中心 3 种再灌注策略对发生在 6 小时内的 STEMI 患者近期预后的影响，结果发现，30 天的死亡、再梗死、脑卒中等联合终点事件发生率在就地药物溶栓组、转运过程中给予药物溶栓治疗和随后的 PCI 组、仅单纯转运行 PCI 治疗组分别为 23%、15% 和 8%（$P<0.02$）；再梗死发生率则分别为 10%、7% 和 1%（$P<0.03$）。DANAMI-2 试验结果显示，转运 PCI 组的死亡、再梗死、脑卒中等联合终点事件发生率较单纯药物溶栓组下降 40%（$P=0.0003$）；同时药物溶栓组 30 天时的再次血运重建率（16.6%）也明显高于直接 PCI 组（59%，$P<0.001$）。这两个研究表明，对于 STEMI 病人进行转运 PCI 治疗，即使转运途中可能延迟治疗时间，其预后仍比溶栓治疗明显较优。在 PRAGUE 研究中病人入院到球囊扩张的时间为 245 分钟，入院到溶栓药的时间 183 分钟，而 DANAMI-2 研究中二者分别为 185 分钟和 162 分钟，转运 PCI 虽然优于溶栓治疗，但延缓可能会在一定程度上削弱转运 PCI 的益处。PRAGUE-2 研究的结论进一步说明将 STEMI 患者长途转运到能做 PCI 的中心行 PCI 是安全的，有降低 30 天死亡率的趋势，尤其对于症状发作 3 小时以上者转运治疗可以明显降低 30 天死亡率。Dudek 等研究提示，联合阿昔单抗和半量的阿替普酶是保护梗死相关血管的血流，争取为血管再灌注创造有利条件。这种药物治疗可用于远程转院 PCI 病人。Dalby 等报告显示，转院的时间小于 3 小时，同就地溶栓治疗相比，转院 PCI 治疗的复合事件终点（死亡、再梗死、脑卒中）减少 42%（$P<0.001$），再梗死减少 68%（$P<0.001$），脑卒中减少 56%（$P=0.015$），全因死亡率下降 19%（$P=0.08$）。所以当 STEMI 的患者存在溶栓禁忌证，症状发作时间尽管大于 2-3 小时以及预计延迟时间小于 60 分钟等情况，指南建议行转院 PCI。

（四）延迟 PCI

STEMI 患者发病 12 小时内未接受再灌注治疗，且患者血流动力学稳定、无缺血症状者行 PCI 治疗称为延迟 PCI。目前对延迟 PCI 治疗的效果评说不一，PRAGUE-2、PLAT 等研究提示延迟 PCI 可能有益于改善预后；也有报道心肌梗死后延迟 PCI 可改善左心室重构和收缩功能，提示延迟 PCI 虽然错过了挽救心肌的最佳时机，亦可使患者获益。然而也有一些研究报道得出了相反的结论，DECOPI 临床研究中 109 例 STEMI 患者于发病 2 ~ 15 天行延迟 PCI，尽管 6 个月随访时左心室射血分数及闭塞血管开通率均显著高于药物治疗组，但平均近 3 年的随访结果表明，延迟 PCI 组和药物治疗组一级终点事件（心因性死亡、再梗死或室性心动过速）发生率并无显著差异。BRAVE-2 研究中 182 例 STEMI 患者于发病 12 ~ 24 小时内行延迟 PCI，30 天随访结果表明，虽然 PCI 组梗死面积显著小于药物治疗组，但两组死亡、再梗死和脑卒中的复合终点发生率并无差别。上述两项研究的样本量较小，随访时间较短，而且 DECOPI 研究中延迟 PCI 组再狭窄发生率高达 49.4%，这些因素是否影响评判延迟 PCI 的治疗效果还需要大规模临床随机对照试验研究进一步证实。

（五）补救性 PCI 治疗

补救性 PCI 是指溶栓治疗失败后，患者仍有持续性心肌缺血症状而在 12 小时内实施的 PCI 治疗方法。对溶栓失败患者，行补救性 PCI 以开通溶栓后仍然闭塞的梗死相关血管，成功补救后可以使患者的临床和左室功能均有较好的改善。补救性 PCI 的临床价值已在美国 Cleveland 临床研究中得以证实，补救性 PCI 组病人的病死率与严重心力衰竭的发生率由保守治疗组的 17% 下降到 6%，说明补救性 PCI 的临床疗效优于再次的溶栓或保守治疗。早期 RESCUE 研究结果也表明，对溶栓失败后的患者行补救 PCI 与药物治疗相比可使一级终点事件（死亡、心功能Ⅲ / Ⅳ级）从 16.6% 降至 6.4%，且左心室射血分数改善更明显。Eillis 荟萃分析了 9 个随机对照研究和 4 个当时的 PCI 注册资料以及其他相关研究，结果显示，对溶栓失败后行 PCI 可减少早期严重心力衰竭；对于中、大面积心肌梗死的患者，改善 1 年的存活率，并可能减少早期再梗死。近年发表的 REACT 研究入选 427 例溶栓失败的 STEMI 患者，随机接受补救 PCI、药物保守或再次溶栓治疗，6 个月随访结果表明补救 PCI 组无事件存活率显著高于其他两组（84.6%、70.1% 和 68.7%，P<0.01），且再次血运重建率有降低趋势。2006 年，Patel 等发表的另一项荟萃分析则显示，补救性 PCI 组与保守治疗相比，死亡等主要终点的混合危险比减少 36%（P=0.048）；心力衰竭等次要终点减少 28%（P=0.06），而血栓栓塞性脑卒中比率增加（P=0.07），表明补救性 PCI 可减少死亡率，但有增加脑卒中的趋势。

总之，目前临床研究结果表明，补救性 PCI 治疗优于药物保守治疗和再次溶栓治疗，对 STEMI 患者溶栓 45 ~ 60 分钟内仍无再通征象者，应尽快行急诊冠状造影，如 TIMI 血流 0 ~ 1 级应行补救 PCI。即使溶栓成功者，由于机械性狭窄因素仍然存在，约 30% 可发生再闭塞，故对溶栓成功者，无论有无缺血症状，均应在 24 小时内行冠状动脉造影，必要时行补救性 PCI，以进一步改善预后。对于溶栓失败后发生心源性休克（年龄≤ 75 岁）或肺水肿的患者，AHA/ACC 指南推荐补救性 PCI 为较好的指征（Ⅰ b），对于年龄≥ 75 岁的心源性休克的患者或血流动力学或电活动不稳定或有持续性心肌缺血的患者，溶栓治疗失败后，指南建议补救性 PCI 为Ⅱ a/b 类适应证。

（六）择期 PCI

择期 PCI 是指对 STEMI 发病数日后，溶栓治疗后已再通，但有残余狭窄的梗死相关血管或溶栓失败及未行溶栓治疗的闭塞梗死相关血管行 PCI 治疗，其目的在于预防缺血复发，挽救存活心肌，改善左室重构及功能，改善急性心肌梗死患者梗死区或梗死节段的微循环，并提高患者的生存率。急性 ST 段抬高心肌梗死的患者出现左心功能不全，常提示梗死面积大，且多为多支冠状动脉病变、左主干病变等，是再梗死、心源性休克及死亡率增加的重要危险因子。择期 PCI 治疗的最佳时机目前有不同的看法，也研究认为在 STEMI 发病数日内行择期 PCI 的效果并不佳，原因可能在于发病早期梗死相关血管血液流变学尚不理想、血栓未机化、梗死区瘢痕尚未形成、组织脆弱，术中易造成反复再次血栓形成及心脏破裂等并发症；而在 STEMI 发病 7 ~ 14 天行择期 PCI 的时机比较理想，此时患者梗死相关血管血流动力学比较稳定，且患者多已从心肌梗死打击中恢复，精神及体力状态较好，对介入治疗的配合和耐受能力提，手术成功率高、心脏破裂等并发症发生率降低，且血栓已开始机化或自溶，术中发生无复流现象的比例相对降低。DANAMI 临床试验表明，对溶栓治疗后仍有梗死后心绞痛及运动试验阳性的患者行择期 PCI（平均时间为心梗后 18 天）可减少临床终点事件，减少抗心肌缺血药物的应用，减少不稳定心绞痛及再梗死的发生，但长期随访（平均 2.4 年）病死率在两组间无统计学意义。Caspi 等报道择期 PCI 较药物治疗可以降低 50% 的中、长期病死率。

总之，择期 PCI 治疗能改善 STEMI 患者的预后，减少死亡率和再梗死率，但对于具体病人选择 PCI 的时间应该灵活掌握，根据患者临床症状（活动性心肌缺血）及冠状动脉造影的结果等综合评价，其基本原则为：①对于溶栓治疗失败或未行溶栓治疗患者梗死相关血管仍闭塞虽无临床症状的患者，择期 PCI 亦有助于促进梗死区心肌的愈合、改善左心室射血分数、提高生存率；②对于 STEMI 患者恢复期有活动性缺血症状或持续性血流动力学不稳定者，应尽早行 PCI 治疗；③对于左心室射血分数小于 40%，有充血性心力衰竭或严重室性心律失常且经冠状动脉造影证实病变适宜 PCI 者应考虑行择期 PCI；④梗死相关血管完全闭塞但左室壁运动尚可或临床检查（心肌显像等检查）证实梗死区有较多存活心肌者，应行择期 PCI 以改善左室功能提高生存率；⑤在急性期曾发生左心衰竭，但恢复期显示左心功能代偿良好者（左心室射血分数大于 40%）也应行冠状动脉造影及择期 PCI，完全的血管重建术后可保护心功能、避免再梗死发生；⑥对于无症状的患者若有心电图 ST 段抬高及 Q 波形成梗死史、TIMI 血流≤ 2 级、多支血管病变及侧支循环中供血支狭窄大于 90% 者，亦应考虑择期 PCI 以改善患者的心功能和生存率。

（七）无复流现象与远段保护装置

无复流现象（NR）是指解除梗死血管的堵塞后，组织灌注并无改善的现象。最早在 1967 年通过研究兔子脑缺血实验发现该现象，1974 年在犬的心脏实验中亦观察到心肌组织的无复流现象。无复流现象是PCI术中严重并发症之一，在STEMI的PCI术中发生率可高达12%。对冠状动脉中存在的无复流现象的判断可以通过不同的技术来确定，包括冠状动脉造影、心肌灌注扫描（SPECT）和心肌声学造影等，目前临床应用最多的是冠状动脉造影，基本标准是梗死相关血管的堵塞已完全解除，但前向血流小于TIMI血流2级，心肌细胞血液灌注无法恢复正常，通过冠状动脉造影显示无复流的发生率约0.6% ~ 14%。如果采用灵敏度较高的心肌声学造影检测，显示无复流现象发生率为11% ~ 30%。无复流现象的发生机制非常复杂，目前尚不十分清楚，可能与微循环障碍、再灌注损伤、内皮细受损和机械压迫、化学因子的相互作用、血栓或斑块碎片堵塞远端血管等有关。还有研究报道血糖增高是STEMI术中PCI术中出现无复流的独立危险因素，是否可通过降低血糖水平以达到减少无复流发生的目的，这需要进一步的临床研究中进行证实。无复流现象的防治措施有两种方法即通过药物和机械的手段消除无复流现象，药物的使用包括钾通道开放剂（如尼可地尔）、血小板GP Ⅱ b/ Ⅲ a受体拮抗剂、钙拮抗剂、腺苷、硝普钠和 α 受体阻滞剂等；机械的方法如使用远端保护装置，主动脉球囊反搏必要时可以提高冠状动脉灌注，逆转无复流现象。临床上由于患者个体差异，对不同的药物敏感性不一样，实际操作中难以预测使用何种药物更有效，故药物的作用在临床上十分有限，而随着科学技术的进步医疗器械也不断发展，人们把更多的希望寄托于机械装置（即远端保护装置）逆转无复流现象。目前使用的远端保护装置分两种，一种为抽吸类，另一种为微孔滤网类，不同远端保护装置在使用中可以有细微的区别，但二者的原理均为预防或治疗因血栓、粥样斑块破碎脱落而引起的靶血管远端小血管栓塞，防止因栓塞而引起的冠状动脉无复流现象，改善心肌灌注，缩小心肌梗死范围。早期Grube等临床研究中共入选26例患者（其中急性心肌梗死仅2例，占7.7%），证实在冠状动脉病变和静脉桥血管病变中行PCI时，血栓保护系统可使微血管阻塞及无复流的发生明显减少。但近期Stone等研究发现，虽然远端保护装置能有效抽出血栓碎片，但并不能进一步改善微循环血流、提高再灌注成功率、减少梗死面积以及提高心脏事件的存活率。故使用机械方式减少无复流或达到彻底解决无复流现象还有待进一步的研究。因无复流现象的产生机制复杂，不论是药物还是机械的手段，都不能从根本上解决无复流现象。因此临床上应根据患者的实际情况，针对无复流现象的临床特征进行分析，找出可控、可治的危险因素加以治疗以降低无复流现象的发生率。

第二节　特殊人群急性冠状动脉综合征的PCI治疗策略

一、老年人患ACS的PCI治疗策略

（一）概述

1. 流行病学　不同的时期以及不同的国家对老年人划定的界限不同，1982年联合国老龄问题世界大会上提出60岁为老年期的开始年龄，最近世界卫生组织提出了新的划分标准：60 ~ 74岁的人群为老年前期或准老年期，75岁以上人群称为老年人，90岁以上的人群称为长寿老人；我国将45 ~ 59岁为老年前期，60 ~ 89岁为老年期，90岁以上为长寿期。20世纪90年代美国调查发现，全国12.6%的人数年龄为大于65岁，6.1%的人数年龄大于75岁；我国也已经进入老年社会。流行病学调查研究表明，冠心病的患病率随着年龄的增加而增加，老年人大约占所有ACS患者的10%，占所有心肌梗死患者的60%，尽管老年人占ACS患者的比例逐步增加，但临床上缺乏对ACS老年患者的系统研究，大规模的随机注册研究常将老年患者排除在外或仅把老年患者当作一个亚组来分析。

2. 病理生理改变及临床表现　老年人和老年ACS患者有一些独特的病理生理特征，归纳起来包括：①血管弹性下降使心脏舒张充盈障碍，致心室舒张功能不全增多，同时心肌缺血会进一步损害心室舒张功能，增加心室舒张压；②血管内皮功能的改变减少冠状动脉血流，其在急性冠状动脉综合征中起重要作用；③老年人交感神经系统对急性心肌损伤的代偿能力下降；④老年人丧失了梗死前心肌缺血的保护作用；⑤增龄伴随着心肌细胞凋亡增加，进一步减少心脏储备，而且老年人血管再生功能下降，侧支血管形成不良等。另外，老年ACS患者往往同时合并有慢性肺病、肾功能不全及脑血管疾病等，使老年

ACS 患者的临床表现非常不典型，如呼吸困难、意识障碍、乏力、消化道症状及精神状态异常等多见，而无典型的心绞痛临床表现，致老年 ACS 患者往往不能及时就医，另外老年 ACS 患者基线心电图多有异常，如束支阻滞、心室肥厚 / 扩大、伴缓慢和快速的心律失常等对 ST 段的影响可能延误早期的诊断，丧失了最佳的再灌注治疗时间窗，这些改变使老年 ACS 患者有较多的并发症和死亡率及更差的预后。早期的 TIMI Ⅲ注册研究表明，与年轻患者相比，老年 ACS 患者的死亡风险增加 3.76 倍，再发心肌梗死增加 2.02 倍。荟萃分析表明，对于 ACS 患者，年龄是近期死亡率的最强预测因子，是死亡和心肌梗死复合终点的强烈预测因子。

（二）PCI 治疗策略

目前关于冠状动脉血运重建（包括 PCI 治疗）的临床随机试验一般将 75 岁以上的老年人群排除在外，尽管冠状动脉造影和 PCI 治疗在老年人中的使用较少以及这些操作带来的风险较高，但从大型的临床随机试验的亚组分析初步表明大于 75 岁以上的老年人仍可从 PCI 治疗中获益。对非 ST 段抬高的 ACS 患者的 PCI 治疗前面已经提到，中高危患者行早期 PCI 治疗患者获益大于药物保守治疗，但低危患者并不能从早期的 PCI 治疗中获得更多的益处，考虑到老年非 ST 段抬高的 /CS 患者往往合并多种疾病，其危险因素较多，危险性高，理论上行早期 PCI 治疗能获得更多的益处。最近的二个大规模随机对照试验情况在严格抗血小板治疗的背景下对早期 PCI 治疗和有创治疗进行了比较。FRISC Ⅱ试验的亚组分析结果表明，在大于 65 岁老年患者中（1490 例），早期 PCI 治疗与药物保守治疗比较，1 年的死亡和心肌梗死的相对危险率为 0.63，且优于小于 65 岁患者（相对危险率 0.93），说明老年非 ST 段抬高的 ACS 患者能从早期的 PCI 治疗中获益更多。TACTICS 试验结果的亚组分析也表明大于 65 岁的患者早期 PCI 治疗和药物保守治疗的比值比点估计优于 65 岁以下的患者。上述两个试验的结果初步表明，对老年患者早期 PCI 治疗同样获益甚至更多于年轻患者。根据目前大量的循证医学证据，ACC/AHA 对非 ST 段抬高 ACS 的处理指南中强调对待老年 ACS 患者提出了如下建议：①应当像对待年轻患者一样，评估 ACS 老年患者的即刻和长期治疗干预（证据级别：A）。②有关老年 ACS 患者的治疗决策不仅要考虑年龄，还要以患者为中心，考虑患者的一般状况、功能和认知状态、并发性疾病、预期寿命和患者的意愿与目标（证据级别：B）。③应当注意合理调整老年 ACS 患者所用药物的剂量（证据级别：B）。④与年轻患者相比，ACS 老年患者面临的血管重建治疗早期手术风险增加，但是有创治疗策略的总体获益相当或更大，因此建议施行（证据级别：B）。⑤在 ACS 老年患者，应当考虑患者和家属的意愿、生活质量、生命终结方式和社会文化差异等问题（证据级别：C）。急性心肌梗死中老年人的比率很高，据统计，在全部急性心肌梗死患者中，年龄≥ 75 岁者几乎占 1/3。由于老年急性心肌梗死患者的症状不典型，并存病多，就诊迟等原因，使老年急性心肌梗死患者接受再灌注疗法的比例随年龄增长反而下降：65 ~ 69 岁者 64.8%，70 ~ 74 岁者 60.1%，75 ~ 79 岁者 50.4%，80 ~ 84 岁者 35.4%，≥ 85 岁者 20.4%。与常规再灌注治疗一样，对 STEMI 老年患者的再灌注治疗包括静脉溶栓和有创血运重建二种方法，大量的研究结果表明，直接 PCI 较早期溶栓能使老年 STEMI 患者获益更大，并对无溶栓指针的老年患者首选 PCI 尽快开通梗死相关血管。较早的 PiMI –I 研究中亚组分析显示，PTCA 与溶栓治疗比较，前者的死亡或缺血复发率虽无统计学意义但有下降趋势，而再梗死率及病死率显著降低（P<0.01）。GUSTO – Ⅱ b 也证实≥ 70 岁 STEMI 患者直接 PCI 术后 30 天的病死率低于溶栓治疗。Zijlstra 等进行的临床 Meta 分析显示，与溶栓疗法比较，直接 PCI 在减少 30 天病死率方面，在≥ 70 岁者比 <70 岁者更有效。Nallamothu 等认为，在能迅速、熟练进行 PCI 的大型医院，PCI 疗效超过溶栓疗法。Zeymer 等分析 ACOS 方案中 154 个医院≥ 75 岁的 2045 例 STEMI 患者，直接 PCI 使住院及 1 年死亡率明显降低，而溶栓能改善出院死亡率。因此对高龄者的早期血管重建，应优先考虑直接 PCI。CADILLAC 是迄今为止研究老年心肌梗死患者机械性再灌注治疗结局的规模最大的随机对照试验，共入选 9 个国家 76 个医学中心的 2681 例急性心肌梗死患者（除外合并心源性休克患者），结果表明，老年急性心肌梗死患者 PCI 成功率与年轻者相似；按年龄分析临床结局时发现，老年组（>65 岁）30 天和 1 年病死率、卒中或大出血率明显高于较年青组；而 PCI 后 30 天及 1 年再狭窄、再梗死、亚急性血栓形成、梗死相关血管血运重建率等与年龄无关，总的说，老年人可明显从常规置入支架中受益，另外常规给予阿昔单抗，虽然安全，却无明显益处。虽然直接 PCI 使老年人急性心肌梗死病死率下降，但年龄 >75 岁者住院病死率仍为 <75 岁者的 7 倍。

总之，无论溶栓治疗还是急诊 PCI，均已成为提高老年急性心肌梗死患者存活率的重要手段，选择何种再灌注治疗方案应根据患者病情和就诊条件充分权衡利弊后决定，以便最大限度地挽救存活心肌。溶栓时辅助应用血小板 GPnb/ Ⅲ a 受体拮抗剂在老年人 STEMI 的疗效尚未得到证实。

二、女性的 ACS 的 PCI 治疗策略

（一）概述

女性冠心病发病率较男性偏低，45 岁以前女性冠心病患病率显著低于男性，45 岁以后女性患病率逐年增高，至 60 岁时男女患病率之比已无明显差别。据研究统计女性初发冠心病时间较男性平均晚 10 年，出现 STEMI 或猝死等严重心血管事件较男性晚 20 年。这种保护机制尚不十分明确，一般归因于生理性雌激素对女性冠心病的预防作用，但对绝经女性雌激素替代治疗预防冠心病已明确其无效甚至有害女性健康。和男性相比，女性的一些重要的危险因素在逐步增加（如高血压、肥胖、糖尿病、吸烟及喜静的生活方式等），部分危险因素与 ACS 的相关性较男性更高，糖尿病使女性的冠心病的风险增加 3 ~ 7 倍，而在男性为 2 ~ 3 倍。在脂代谢方面，女性的 HDL 降低比 LDL 升高有更强的危险因素，高三酰甘油血症也是女性冠心病的独立危险因素，绝经后女性冠心病的发病率是绝经前同龄女性的 2 ~ 3 倍。女性吸烟也是一个值得特别关注的因素，它与口服避孕药物之间有不利的相互作用。上述种种因素可能与女性高龄患者 ACS 发病率高、病变重、预后差等有关，也可能与目前女性 ACS 的死亡率仍相对稳定有关。

临床表现上，女性 ACS 患者比男性 ACS 患者更加不典型，无心绞痛发作而代之亦不典型颈部、背部或其他部位的疼痛或放射痛，恶心、呕吐、乏力和呼吸困难也是女性 ACS 患者常见的临床表现。在合并高龄、糖尿病等危险因素的女性中，较男性更易出现无症状性心肌梗死、易发生再梗死且部分患者以心力衰竭为首发临床表现。女性 ACS 患者的不典型症状往往导致其就医较晚，常规心电图的表现上女性患者往往有更多的 ST 段和 T 波的不典型改变，运动负荷试验有更多的假阳性，这些因素致女性 ACS 患者较少且较晚接受再灌注治疗。研究表明对非 ST 抬高的 ACS 患者女性比男性预后要好，而对于 STEMI 女性患者则较男性 STEMI 患者预后更差，可能与 STEMEI 女性患者往往合并高龄、糖尿病及高血压病等危险因素，易出现心力衰竭、出血及恶性室性心律失常甚至心室壁破裂等并发症有关。故女性 STEMI 患者短期及长期预后均较差。有报道提出：小于 50 岁的女性患者心肌梗死后早期病死率是同龄男性的 2.1 倍，这种性别差异随年龄递增而递减，至 74 岁以后差异基本消失。冠状动脉造影资料显示：女性冠状动脉较细，病变累及前降支或其他单支病变较男性多，也有报道示女性中无明显冠状动脉狭窄较多。

（二）PCI 治疗策略

循证医学已经证实 PCI 比溶栓治疗能更有效地降低 STEII 患者的死亡率及再梗死率，但这种益处在女性急性心血管事件发生后并没有被充分利用，约比男性少 55%。女性再灌注比例少，与女性发病时年龄较大、心梗后就诊时间延迟、缺乏典型的临床表现及心电图 ST 段抬高不明显等有关。导致经 PCI 治疗后女性患者住院的死亡率高于男性患者，存在这种差异的因素是女性患者本身，还是另有其他的因素，有待进一步的研究证实。女性 ACS 患者往往同时并发糖尿病、高血压、年龄大、动脉相对细小、并发症较多及较晚和较少行 PCI 治疗等因素。Adamian 等研究共纳入 2360 例病人，其中男性 2113 例，女性 247 例，结果表明，住院期间、1 个月、6 个月的主要心血管事件男性分别为 0.9%、1.3% 和 4.7%，而女性分别为 3.6%、4.8% 和 9.8%，女性患者明显高于男性患者。Kelsey 的研究也支持上述结论。carevo 研究提示虽然女性患者住院死亡率高于男性，但总生存率及无事件生存率和男性相似，在校正行 PCI 的女性患者的部分临床因素后，研究发现性别对 PCI 治疗的临床结果影响较小或无影响。TACTICS 试验将男性患者（n=1463 例）和女性患者（n=757 例）随机分配到早期有创治疗组或药物保守治疗组，有创治疗组和药物保守组相比较，6 个月的主要心血管事件在男性（15.3% 比 19.4%）和女性相似（17.1% 比 19.6%），表明有创治疗无明显性别差异。上述试验的矛盾结果促使研究者进一步的设计大规模、随

机临床对照试验，已趋达到一致的结果。支架的广泛使用和辅助药物治疗的不断进步，已经改善了现在PCI患者地预后，特别是药物洗脱支架地问世，以及药物洗脱支架在小血管中的使用显示，男性和女性的长期结果良好，这在女性患者中尤其重要。在ACS患者的支架治疗中，死亡率的性别差异始终存在，期望支架完全消除性别带来的差异，还有漫长的路要走。无论如何，目前大量地临床研究证明PCI治疗使ACS女性患者明显受益，故目前的ACC/ZAHA关于ACS治疗建议强调指出，若无禁忌证，应该同等地对男女患者进行治疗。

三、糖尿病患者ACS的PCI治疗策略

（一）概述

糖尿病是一种常见病、多发病，目前在全球范围内其患病率不断增加，临床上分为1型糖尿病和2型糖尿病，前者多侵犯患微血管和大血管，后者主要侵犯大血管。糖尿病是一种复杂的代谢性疾病，其中50%的患者并发冠心病，20%～35%患者并发ACS，糖尿病使形成冠心病的风险增加2～6倍，糖尿病已成为是冠心病的独立危险因素，又称为冠心病的等危症。Mak等研究证实，在排除年龄等多项危险因素影响后，糖尿病患者发生ACS的风险比非糖尿病患者高2倍。21世纪，随着糖尿病患者的不断增加，连同其伴随的心血管事件成为全球性的健康危机。糖尿病患者易并发冠心病的机制复杂，目前认为可能与血小板作用紊乱、内皮细胞功能障碍、纤维蛋白溶解系统紊乱、脂代谢紊乱以及过度的炎症反应等有关，上述因素引发冠心病甚至ACS。而并发ACS的糖尿病患者易出现慢性心力衰竭和再发心肌梗死，这是导致患者死亡的两大主要原因。

糖尿病患者心脏主要的病理改变为：微血管病变，内皮细胞增生、变性、基底膜增厚；心肌肥大，弥漫性心肌纤维化和心肌细胞局灶性坏死；心肌间质、冠状动脉粥样硬化。冠状动脉的病理改变经尸检和冠状动脉造影证实：多存在左主干病变、多支血管病变、小血管病变及弥漫长病变。这些改变导致心肌僵硬，心室顺应性减退，另外由于广泛的心肌细胞坏死、心肌淀粉样变、冠状动脉广泛病变致心肌的血流储备受损，心脏的收缩和舒张功能均降低，诱发心力衰竭，同时广泛的冠状动脉粥样硬化、冠状动脉内斑块的更加不稳定性使冠状动脉弥漫病变，导致缺血事件和复发性缺血事件的发生。这些心脏缺血性事件的其临床预后较非糖尿病差。糖尿病患者的心肌梗死的急性期和恢复期死亡率、再梗死率、心衰发生率等心血管事件明显增高，研究表明糖尿病并发冠心病患者5年死亡率超过非糖尿病的冠心病患者2倍以上。而且糖尿病常常与女性、老年等因素密切关联，老年女性糖尿病患者并发ACS属于高危冠心病范畴，其危险性更高、并发症更多，而治疗方案棘手且效果差、预后不良。

（二）PCI治疗策略

介入治疗早期即单纯的PTCA时期，由于PCI治疗的并发症、死亡率及再狭窄率明显增高，糖尿病合并多支血管病变、小血管病变等均是PTCA的禁忌证。大量的临床研究提示与非糖尿病冠心病患者相比，糖尿病冠心病患者的死亡率、再血运重建率、再发心梗，心力衰竭发生率均高于前者，糖尿病冠心病患者冠状动脉的再狭窄率、晚期管腔丢失和晚期血管闭塞率亦均高于非糖尿病冠心病患者。糖尿病冠心病患者行单纯PTCA治疗其主要的心血管事件发生率高于药物保守治疗和CABG治疗患者。金属裸支架和血小板GP Ⅱb/Ⅲa受体拮抗剂的使用降低了PCI的并发症，提高了操作的安全性，尤其是降低了再狭窄率，但糖尿病患者并发ACS的早期血运重建术后的靶血管重建率、支架内再狭窄率、心脏事件的发生率仍高于非糖尿病患者。FRISC Ⅱ研究中，非糖尿病患者早期行PCI治疗和药物保守治疗相比，患者的心脏事件发生率（7%比12%，P=0.0018）和死亡率（2%比3.5%，P=0.027）明显低于保守治疗组，但糖尿病患者早期PCI治疗组和保守治疗组的心脏事件发生率分别为17%和28%（P=0.06），死亡率分别为7%和11%（P>0.05），糖尿病患者早期行PCI治疗并没有获得更大的益处，但对于65岁以上的患者以及心肌坏死的血清标志物升高的高危患者，早期的介入方案似乎更有利。PRESTO大规模临床随机对照试验（2694例糖尿病患者比8798例非糖尿病患者）研究表明，糖尿病是支架术后9个月病死率的独立危险因素。上述试验表明在冠状动脉支架时期，糖尿病仍然是决定冠状动脉介入治疗后疗效的重要因素之一。STEMI的糖尿病患者因易于发生急性左心衰竭而倾向于优先使用直接PCI，与静

脉溶栓相比，直接 PCI 显著降低了 STEMI 的糖尿病患者的死亡率和再次心梗发生率。Villareal 研究比较了糖尿病患者行支架置入（n=468 例）和 CABG（n=762 例）血运重建的疗效，结果提示：住院死亡率和心肌梗死的发生率 CABG 组高于支架组（P<0.05），分别为 5.5% 比 0.4% 和 5% 比 1.5%，但靶病变重建率低于支架组（0.4% 比 3.2%）。Pereira 等进行的随机对照试验纳入病例数较少（支架组 44 例、CABG 组 46 例），随访 1 年，结果提示支架组发生的主要心血管事件和 CABG 组无统计学差异（22.7% 比 19.5%）。

ACC/AHA 指南中建议 CABG 用于 PCI 失败或有机械性并发症的糖尿病 ACS 患者，对于左主干病变、三支血管病变等复杂冠状动脉病变，建议行 CABG 治疗。

药物洗脱支架的使用被称为介入治疗的第三次里程碑，已经有大量的临床试验证实药物洗脱支架在降低支架内再狭窄方面优于金属裸支架。在口服降糖药或饮食控制的糖尿病患者，其心血管事件发生率较非糖尿病患者下降更多（63% 比 61%），而对于使用胰岛素治疗的糖尿病患者合并冠心病时行药物洗脱支架（雷帕霉素）治疗后，支架内再狭窄下降 77%。DIABETES 是一个多中心、随机、对照临床试验，比较药物洗脱支架（雷帕霉素）和金属裸支架在糖尿病患者的冠状动脉病变 PCI 后的疗效，两组均进行有效的药物治疗（59% 以上的患者使用血小板 GP Ⅱ b/ Ⅲ a 受体拮抗剂的使用），随访 9 个月，结果表明：支架内管腔丢失，药物支架组明显低于金属裸支架组 [（0.06 ± 0.4）mm 比（0.47 ± 0.5）mm]，靶血管重建率和主要的心血管事件，药物洗脱支架组也明显低于金属裸支架组（7.3% 和 11.3% 比 31.3% 和 36.3%），而药物洗脱支架组未出现支架内血栓发生，金属裸支架组有 2 例出现了支架内血栓，说明在糖尿病合并冠状动脉病变的患者中使用雷帕霉素药物洗脱支架能有效降低支架内再狭窄，其使用也是安全有效的。对紫杉醇药物洗脱支架的研究，Dawkins 等综合分析了 TAXUS Ⅱ、Ⅳ、Ⅴ、Ⅵ系列研究，在糖尿病患者中使用 TAXUS 支架与金属裸支架相比，靶血管重建率在口服降糖药组和胰岛素治疗组分别降低 59% 相 66%，支架内再狭窄下降 65%，这些结果也说明使用 TAXUS 支架是安全有效的。RESEARCH 注册研究结果显示：6 个月的再次血运重建药物洗脱支架和裸支架分别为 2.7% 和 7.1%。荟萃分析发现 6 个月和 1 年的死亡率和 MI 发生率药物支架与裸支架无显著差异。

在糖尿病患者的冠状动脉中，单支原位病变（denovo）的 PCI 治疗，药物支架已经显示出其安全性和有效性，而对于糖尿病患者的冠状动脉中多支血管病变的使用药物支架的情况又是如何？ ARTS Ⅱ 试验研究目的是评价雷帕霉素支架在糖尿病患者多支冠状动脉血管病变中的安全性以及该药物洗脱支架与 ARTS 工试验中金属裸支架和 CABG 疗效的比较，治疗 30 天的主要心血管事件药物洗脱支架组显著低于金属裸支架组（4.4% 比 12.5%）P=0.02），1 年的死亡率三组无明显差异，心肌梗死的发生率药物洗脱支架组与 CABG 组无差异但显著低于金属裸支架组（0.6% 比 6.3%，P=0.01），需再次血运重建率药物治疗组显著高于 CABG 组（12.6% 比 4.2%，P=0.027），无主要心血管事件生存率药物支架组与 CABG 组相似（84.3% 比 85.4%，P>0.05），但显著高于金属裸支架组（84.3% 比 63.4%，P<0.01）。ERACI Ⅲ的试验研究结论与 ARTS Ⅱ 相似，糖尿病多支血管病变患者药物支架置入组 1 年无主要心血管事件高于 CABG 组和金属裸支架组（分别为 88%、80.5%、78%，P<0.05），再次血运重建率与 CABG 组相似但低于金属裸支架组。上述结果表明，在药物洗脱支架时代，由于药物洗脱支架在糖尿病患者并发冠状动脉病变中的使用的安全性和有效性，将大大拓宽 PCI 治疗的适应证，而有些特殊人群中更复杂的病变如无保护左主干病变、三支血管病变合并左心功能不全时等，药物洗脱支架能否适用还有待进一步的临床研究。

总之，总结目前的文献，支持运用与总人群相似的临床方法处理合并有糖尿病的 ACS 患者，对于大多数 ACS 的循证医学证据表明，糖尿病患者比非糖尿病患者获得更大的益处。虽然药物洗脱支架的应用和抗血小板药物的应用能明显改善糖尿病患者 PCI 的效果，但合并糖尿病的 ACS 患者病人的预后取决于血糖的控制情况，糖基化血红蛋白的水平每升高 1%，缺. 血性心脏病的危险增加 10%，美国糖尿病协会建议治疗的目标是将糖基化血红蛋白控制在 7% 以下，尤其对 2 型糖尿病患者。另外，生活方式的改变，积极控制多种心血管疾病危险因素，强化降职、积极控制血压等 ACS 的二级预防也将影响着治疗的远期效果。

参考文献

[1] 刘梅颜，陶贵周．心理心脏病学科进展［M］．北京：人民军医出版社，2013.
[2] 何胜虎．心血管内科简明治疗手册［M］．武汉：华中科技大学出版社，2015.
[3] 陈信义，赵进喜．内科常见病规范化诊疗方案［M］．北京：科学出版社，2015.
[4] 王学红，卢雪峰．诊断学．第8版［M］．北京：人民卫生出版社，2013.
[5] 陈灏珠，林果为．实用内科学［M］．北京：人民卫生出版社，2009.
[6] 董吁钢，何建桂，等．心血管内科疾病临床诊断与治疗方案［M］．北京：科学技术文献出版社，2009.
[7] 杨天伦．心血管内科学住院医师手册［M］．北京：科学技术文献出版社，2009.
[8] 吕勇，张军华，等．常见心血管病［M］．青岛：青岛出版社，2010.
[9] 潘朝曦，叶海霞，等．心血管病的防治与康复［M］．苏州：苏州大学出版社，2010.
[10] 罗心平，施海明，等．实用心血管内科医师手册［M］．上海：上海科学技术出版社，2010.
[11] 胡大一．中国心血管疾病康复/二级预防指南（2015版）［M］．北京：北京科学技术出版社．2015.
[12] 刘汉金，栾桂霞，等．常见心血管疾病及其相关疾病的诊治与护理［M］．青岛：中国海洋大学出版社，2011.
[13] 陈再莫，等．内科学［M］．北京：人民卫生出版社，2008.
[14] 李小鹰，林曙光．心血管疾病药物治疗学［M］．北京：人民卫生出版社，2013.
[15] 葛均波，曹克将，等．现代心脏病学［M］．北京：复旦大学出版社，2010.
[16] 邓长金，舒春明，等．临床心血管内科常见疾病与诊治［M］．湖北：湖北科学技术出版社，2011.
[17] 臧伟进，吴立玲．心血管系统［M］．北京：人民卫生出版社，2015.
[18] 郑长青，孙志军．心内科用药常规与禁忌［M］．北京：人民军医出版社，2012.
[19] 李小鹰，林曙光．心血管疾病药物治疗学［M］．北京：人民卫生出版社，2013.
[20] 庄建．心血管领域新进展［M］．长沙：中南大学出版社，2015.
[21] 沈卫峰，张瑞岩．心血管疾病新理论新技术［M］．北京：人民军医出版社，2015.
[22] 王志敬．心内科诊疗精粹［M］．上海：复旦大学出版社，2015.
[23] 李学文，任洁，高宇平．心血管内科疾病诊疗路径［M］．北京：军事医学科学出版社，2014.
[24] 李艳芳，聂绍平，王春梅．ACC/ESC心血管疾病研究进展［M］．北京：人民军医出版社．2015.
[25] 黄振文，邱春光，张菲斐．心血管病诊疗手册［M］．郑州：郑州大学出版社，2015.
[26] 郭继鸿，王志鹏，张海澄，等．临床实用心血管病学［M］．北京：北京大学医学出版社．2015.
[27] 曾和松，王道文．心血管内科诊疗指南．［M］．北京：科学出版社，2016.
[28] 乔树宾．冠心病诊疗进展［M］．北京：人民卫生出版社，2013.
[29] 李树仁．心内科急危重症［M］．北京：军事医学科学出版社，2011.
[30] 顾复生．临床实用心血管病学［M］．北京：北京大学医学出版社，2015.